Carl-Auer

Systemische Therapie und Beratung

In den Büchern der Reihe zur systemischen Therapie und Beratung präsentiert der Carl-Auer Verlag grundlegende Texte, die seit seiner Gründung einen zentralen Stellenwert im Verlag einnehmen. Im breiten Spektrum dieser Reihe finden sich Bücher über neuere Entwicklungen der systemischen Arbeit mit Einzelnen, Paaren, Familien und Kindern ebenso wie Klassiker der Familien- und Paartherapie aus dem In- und Ausland, umfassende Lehr- und Handbücher ebenso wie aktuelle Forschungsergebnisse. Mit den roten Bänden steht eine Bibliothek des systemischen Wissens der letzten Jahrzehnte zur Verfügung, die theoretische Reflexion mit praktischer Relevanz verbindet und als Basis für zukünftige nachhaltige Entwicklungen unverzichtbar ist. Nahezu alle bedeutenden Autoren aus dem Feld der systemischen Therapie und Beratung sind hier vertreten, nicht zu vergessen viele Pioniere der familientherapeutischen Bewegung. Neue Akzente werden von jungen und kreativen Autoren gesetzt. Wer systemische Therapie und Beratung in ihrer Vielfalt und ihren transdisziplinären und multiprofessionellen Zusammenhängen verstehen will, kommt um diese Reihe nicht herum.

Tom Levold
Herausgeber der Reihe *Systemische Therapie und Beratung*

Michel Ackermann

Am Nerv der Beziehung

Familientherapie und Polyvagaltheorie

2024

Themenreihe »Systemische Therapie und Beratung«
hrsg. von Tom Levold
Reihengestaltung: Uwe Göbel
Umschlaggestaltung: B. Charlotte Ulrich
Umschlagmotiv: © Adobe Stock/ElenaMasiutkina
Redaktion: Veronika Licher
Satz: Drißner-Design u. DTP, Meßstetten
Printed in Germany
Druck und Bindung: CPI books GmbH, Leck

MIX
Papier | Fördert gute Waldnutzung
FSC® C083411
www.fsc.org

CPI klimaneutral
Mehr Bäume. Weniger CO_2

Erste Auflage, 2024
ISBN 978-3-8497-0547-3 (Printausgabe)
ISBN 978-3-8497-8499-7 (ePUB)

Bibliografische Information der Deutschen Nationalbibliothek:
Die Deutsche Nationalbibliothek verzeichnet diese Publikation in der Deutschen Nationalbibliografie; detaillierte bibliografische Daten sind im Internet über http://dnb.d-nb.de abrufbar.

Informationen zu unserem gesamten Programm, unseren Autoren und zum Verlag finden Sie unter: **https://www.carl-auer.de/**
Dort können Sie auch unseren Newsletter abonnieren.

Carl-Auer Verlag GmbH
Vangerowstraße 14 • 69115 Heidelberg
Tel. +49 6221 6438-0 • Fax +49 6221 6438-22
info@carl-auer.de

Inhalt

Vorwort

Dieses Buch erkundet Räume familientherapeutischer Sprachen. Die Erkundung ist als schreibendes (Ver-)Suchen konzipiert. Es wird eine Suche sein, die stetig konstruiert, hypothetisiert und sprachlich neu formuliert. Dabei sollen Begegnungen im Raum der Familien, der Beziehungen und der Therapien möglich werden. Wir erleben diese – so ist es geplant – am »Nerv der Beziehung«, unter systemisch-therapeutischer, neurophysiologischer, philosophischer *und* praxisnaher Perspektive.

In diesen Räumen begegnen uns Alltagssprache ebenso wie therapeutische Fachbegriffe, bis hin zu wissenschaftlichen Begrifflichkeiten. Diese zeigen sich dort, wo es uns gelingt, ein besonderes Bewusstsein der Sprachlichkeit in ihnen zu erzeugen. Denn wir reden weniger im wortwörtlichen Raum der therapeutischen Praxis. Wir reden im Raum des Bewusstseins unseres Selbst, welches sich im Laufe unserer Selbstentwicklung durch Sprache selbst *hergestellt* hat – durch Sprache und ihre vielen Möglichkeiten, Identität [→ Identität] zu erzeugen –, indem sie in Sprache und Sprachlichkeit Unterschiede erzeugt, die bestenfalls auch »einen Unterschied machen«.

Die Erkundung familiensprachlicher Räume meint also die Erkundung der Räume unserer Selbsterkundung in therapeutischer Sprache. Letztere *kann* als prekär betrachtet werden, wenn wir in den therapeutischen Sprachräumen keinen sicheren Halt finden. Es geht dabei um eine Sicherheit, die den »Möglichkeitssinn« (Musil) der Sprache als Erlebbares in der Wirklichkeit verankert, eine Wirklichkeit, die wir »mit Gewissheit« als real annehmen können.

Um aber Gewissheit zu erlangen, braucht es, dies sei hier unterstellt, in solcher Sprachlichkeit die Verbindung zur Körperlichkeit unseres Selbst. Diese kann emotional [→ Emotion] aufgeladen oder auch überwiegend physisch wahrnehmbar sein, z. B. durch das schlagende Herz. Aber lassen sich der Körper und seine neurophysiologisch verankerte Steuerung in unserem Nervensystem als selbstsprechende Entität therapeutisch versprachlichen? Würden wir dabei nicht doch wieder in den Verästelungen sprachlichen *Denkens* landen, begleitet von der Sehnsucht, in Meditation, Achtsamkeit und allerlei verhaltensbezogener Selbstoptimierung uns selbst *jenseits* des Geredes in unserem Kopf als wie auch immer »wirklich« zu erleben? Für Menschen, die psychisch leiden, ist dies mehr als eine philosophische oder esoterische Frage.

»Reden reicht nicht« – dies scheint der schwer auflösbare Widerspruch zwischen einem denkenden Reden (im Außen der Therapie) und der oft verzweifelt »hinterherfühlenden« Innenwahrnehmung unseres Selbst, das sich noch immer nicht finden kann. Und es scheint so, als reiche auch eine therapeutisch sehr *beredte* Sprache (und ihr *emotional gefärbtes* Sprechen) in Therapie und Beratung oftmals nicht aus, um spürbare Veränderungen herzustellen. Zu viel mit-uns-selbst-redend, haben wir noch immer zu wenig gelernt, unsere Sprachlichkeit als Medium der Annäherung, der Bindung und des gegenseitigen Auffangens zu nutzen, statt als einsames Selbstmitteilungsorgan oder auch als Beziehungsschutzwall. Wir haben vielleicht nicht gelernt, als sprachlich denkende Wesen die *sprachliche Verbindung* in einer integrierten Bindungs- und Beziehungssprache zu halten und zu stärken.

Mein eigener Zugang zu diesen Fragen war und ist einer der Sprachskepsis: Ich komme aus der Welt der Musik. Kommunikation als allgemeinere Grundlage unserer zwischenmenschlichen Beziehungen schien mir eine sicherere Grundlage zu sein als die Welt des Sprechens und der Sprache. Denn noch vor den Wörtern kommt unser aller Bedürfnis nach geteiltem Erleben einer wie auch immer angelegten Verbindung mit- und zueinander. Insofern lag die Polyvagaltheorie (PVT) auf einer Wegstrecke, die meine Suche ist, auf welchen Ebenen Sprache, Kommunikation und ihre körperlichen (physiologischen) Grundlagen dafür zusammenhängen. Die Polyvagaltheorie könnte in spezifischen Dreiecken (Triaden) therapeutischer Begrifflichkeit das fehlende Puzzleteil sein. Denn es fehlte der Körper, der mit ins (systemisch-therapeutische) Boot einsteigen sollte. Dafür wollte *ich* jedoch nicht auf die bekannten »Besänftigungsstrategien« körpertherapeutischer Ansätze zurückgreifen. Das mag abwertend klingen, soll aber lediglich darauf hinweisen, dass *ich* selbst »Indien« nicht kennenlernen wollte, indem Indien mein Reiseziel wäre (»Indien« soll hier für den Körper stehen). Im Gegenteil, vielleicht bliebe ich, irgendwo zwischen »Selbst« und »Wahrnehmung«, in meinen Sinneserfahrungen von Neu-Delhi an der Oberfläche stecken und machte Erfahrungen, die mir nur die Illusion einer Begegnung vermitteln würden. Bezogen auf das Körperthema hieße das, dass ich zwischen Oberflächenerfahrungen und einem Wissen aus Erfahrung um tiefere

Zusammenhänge unterscheiden wollte; was nichts gegen existenzielle Oberflächenerfahrungen aussagen soll (was ist schon oben, was in der Tiefe?). Dennoch: In einer solchen Unterscheidungswahrnehmung ist ein Spaziergang durch den Wald (die Oberflächenerfahrung) mehr als nur ein Spaziergang: Er wirkt unmittelbar auf unser autonomes Nervensystem (ANS) ein und sorgt durch dort entstehende Entlastungen für eine veränderte (neurophysiologisch zu beschreibende) Kapazität, sich im Kontakt mit sich selbst *und* mit anderen *sicherer* zu fühlen. Mein Wissen um diese Wirkung wird dabei wiederum die Wirkung verbessern: Es geht um *erfahrenes* Wissen, nicht um Ratschläge. Es geht um mehr als den »*mens sana in corpore sano*«. Denn der »gute alte« Dualismus wird nicht nur irreführend, sondern im Zweifelsfall ruinös sein, wenn es um meine Chancen geht, in einem integrierten Bewusstsein meiner Selbst gesund zu bleiben. Die Polyvagaltheorie von Stephen Porges (Porges 2023) bietet hier, an dieser Stelle zwischen einem Körper, der auf »unerkannte« Weise sein (und mein) »psychisches Selbst« mit sich führt, und dem Wissen, dass wir darüber immer noch recht wenig wissen, veränderte Perspektiven, eine andere Perspektive der Wahrnehmung.

Als Familientherapeut können mich diese Themen nicht unberührt lassen. Denn in unserer Arbeit *reden* wir recht viel. Und die Erfahrung zeigt, dass das Reden oft nicht ausreicht, obwohl der sprachliche Austausch wichtig ist – mehr als das: Er hilft, Ideen und Geschichten miteinander zu entwickeln, Vorstellungen übereinander und Erwartungen aneinander in veränderten Wörtern und Sprachbildern zu verankern. Aber der Übergang zur Realität des Alltags, dem kommunikativen Handeln, bleibt oft schwer zu fassen. Es ist, als ob das Problem schelmisch um die Ecke schaut und uns suggeriert: »Reden reicht (aber) doch nicht ...!« Was nun, was tun?

Wir haben nur die Chance, unser Selbst als verändert zu erfahren und in dieser veränderten Erfahrung unsere Beziehungen ändern zu können. Die veränderte Erfahrung braucht im Umgang, in der Kommunikation miteinander ein (bisher so nicht erfahrenes) Sicherheitsgefühl, mit und ohne Sprache. Unser Körper braucht das sichere Empfinden, eine Situation verändert erleben zu können, ohne damit in Stress, Angst oder Wut zu geraten. Eine solche »Sicherheitsanlage«, die in uns allen als sozialer Anker verfügbar ist, beschreibt die Polyvagaltheorie in Bezug auf unsere evolutionär ausgeprägten Möglichkeiten, soziales Miteinander als sicher und entspannend zu erleben.

Ohne dieses Gefühl von Sicherheit, das mehr ist als ein oberflächliches (sic!) »Ich bin *safe*«, kann eine systemische Familientherapie nicht so wirksam sein, wie wir es erhoffen.

Dieses Buch soll nicht in erster Linie Wissen vermitteln. Es dient vielmehr und mit großer Leidenschaft: Ihrer Inspiration. Hier nun, um Ihr eigenes Sicherheitsgefühl für das Buch zu stärken, eine kurze Gebrauchsanleitung:

- Mein Ziel war es weniger, nach dem eigenen Lesen vieler (eher mehr) Fachbücher, Essays, Studien, Blogbeiträge etc. eine quellengefütterte Wiedergabe all dieser Erfahrungen zu ermöglichen. Vielmehr habe ich, ganz wie in einem therapeutischen Prozess, Ahnungen und Hypothesen verfolgt, einerseits. Andererseits wurde der Versuch unternommen, die Gratwanderung zwischen wissenschaftlich konnotierten Begrifflichkeiten und ihrer unvermeidlichen Diffusion in der Alltagssprache *nicht* zu verschleiern – indem z. B. der Begriff »Emotion« *auch* in einem alltäglicheren Raum belassen wird, wo jede(r) das versteht, was der eigenen Erfahrung entspricht. Gleichzeitig gab es das Bemühen, unsere begriffliche »Alltagslogik« subjektiver (und damit wertvoller) Erfahrung mit aktuellen Forschungsständen abzugleichen – und in diesem Spannungsfeld kommt als »schwarmintelligentes« Allgemein- und Fachwissen Wikipedia hier und da auch mal zu Wort. Und es kann, wenn es denn gelingt, in diesem Prozess eine Sprache entstehen, die ihre Bedeutungsebenen nicht nur als Informationsträger erhält, sondern aus sich selbst heraus Bedeutungen generiert, die auf eine besondere Weise konkret bleiben – indem diese Sprache abstrakte Begrifflichkeiten weder meidet noch sie im Elfenbeinturm ihrer Herkunftsgenres belässt. Die Leserin und der Leser (und alle dazwischen … – der Raum des »Dazwischen« wird bedeutsam werden in diesem Buch) sollen weder durch fahrlässige Vereinfachung noch durch unnötige Verkomplizierung bevormundet werden. Sie sehen hier auch: »Schreiben allein reicht nicht …«
- Dort, wo Anmerkungen, Begriffsdefinitionen und Hinweise auf aktuelle Forschungsstände nötig erschienen, wurden sie in Anmerkungen oder als weiterführende Literatur im Anhang zur Verfügung gestellt. Quellen im Sinne von Zitaten oder Bezüge

zu Beschreibungen (oder Begriffen) anderer Autor:innen finden sich im Literaturverzeichnis.

- Pfeile mit Begriffen wie [→ Sprache] verweisen auf das Glossar am Ende des Buches vor den Endnoten und dem Literaturverzeichnis.
- Metaphern *sehe* ich als Sehnsuchtsinseln der Sprache. Habe ich aber den Flug gebucht und bin auf einer Schotterpiste im vermeintlichen Paradies gelandet (natürlich regnet es gerade und die Atmosphäre ist drückend), stelle ich möglicherweise fest: Meine Vorstellung über den Ort, das Wort oder einen Begriff war zu ungenau, vielleicht auch eine Täuschung. Ein Beispiel: Gerne werden heutzutage Gehirnareale, die unser Erinnerungsvermögen zu »beinhalten« scheinen, als »Speicher« beschrieben. Das liegt in unserer Welt allzu nahe. Erinnerung ist aber kein Ort einer Speicherung, sondern ein interaktiver neurobiologischer Prozess. Die Dinge sind leider (und glücklicherweise) komplizierter. Deswegen bleiben Metaphern ein Sehnsuchtsort *der Sprache;* wir wollen Bedeutungen und Konzepte ineinander überführen, aber eben auch die Wortwörtlichkeit der Bedeutung entlasten. Das ist, ich gestatte mir hier dieses *Mem*, »gut und richtig so«: denn »Bilder allein reichen nicht«. Aber sie sind sehr wichtig. Es bleibt kompliziert und ist, in mancher Hinsicht, auch wieder überraschend klar und einfach.
- Schreiben bedeutet in diesem Buch ein formulierendes Erkenntnissuchen. Dabei gehe ich bewusst (und überwiegend) von Zusammenhängen aus, die sich in einem Feld zwischen »vermutlich allgemein bekannt«, »in dieser Formulierung weniger bekannt oder verstanden«, »vermutlich unbekannt oder nur ungenau verstanden« und »bestenfalls entdeckt und kreativ aktualisiert« bewegen. In diesem Feld gibt es zwischen Information und Redundanz gewissermaßen Phasenverschiebungen, die an manchen Stellen mitlesende und inspirierte Geduld erfordern. Denn Konzepte, die Inspiration und vertieftes Verstehen von Begrifflichkeiten und ihren Kontexten leisten können, erfordern meines Erachtens diese Gratwanderung aus wiederholend-bestätigender (Weiter-)Formulierung und bestenfalls hoch informativer Umformulierung.
- Die Thematisierung von »Sprache« im Kontext therapeutischer, psychologischer und biopsychologischer Begriffe erforderte in

diesem Buch ein Einbeziehen von Perspektiven und Begriffen aus Fachgebieten wie der Emotionsforschung, der Persönlichkeitspsychologie, der Tiefenpsychologie, der Philosophie und anderer mehr. Dieser »genrefreie« Ansatz einer Beschreibung (oder besser: »Erschreibung«) der hier entwickelten Themen soll auch dem systemischen Ansatz dienlich sein. Ein systemisches Denken, das sich im »Glashaus« einer auf sich selbst gerichteten Sprache, ohne Bezug auf andere Fachrichtungen, bewegt, kann nach meinem Ermessen dem Risiko, redundant und überwiegend selbstbezüglich zu argumentieren, nicht gerecht werden.

- Die Fallbeispiele in diesem Buch beruhen auf beruflichen Erfahrungen in der Familientherapie, sind jedoch im Einzelnen fiktiv bzw. stark abgeändert. Ähnlichkeiten mit realen Personen sind, auch aufgrund einer (spezifisch differenten) Ähnlichkeit vieler familiärer Problemlagen, im Zweifelsfall möglich, aber nicht beabsichtigt.
- Die eingerahmten Absätze sind i. d. R. eine Art Fazit des zuvor Gesagten.
- Die kursiv gesetzten Passagen, teilweise mit Icons als spielerisches Hinweisschild, sind als vertiefende Erläuterungen gedacht. Sie können sie auch erst einmal überspringen und später zur Vertiefung lesen.

Michel Ackermann
Berlin, im April 2024

1 Familie – ein co-regulierendes oder dysregulierendes System

1.1 Familien im Kontext

1.1.1 Familien-Zeit

Im 21. Jahrhundert ein Buch über Familientherapie zu schreiben, schien mir anfangs, drücken wir es mal so aus, kein sehr hippes Projekt zu sein. Als wollte ich über therapeutische Ansätze für den Verbrennermotor berichten, der ja bekanntlich ein Auslaufmodell sein soll. Als wollte ich einen Song im Stil der Rolling Stones produzieren. Beides wären andererseits Projekte, die in einer Recyclingkultur wie der unseren durchaus aktuell sein könnten: Die Frage des Zeitgemäßen oder des Veralteten ist heute eine der Aktualisierung. Es geht nicht um das Schon-da-Gewesene. Es geht um die Frage, wie sich Auslaufmodelle aktualisieren können: zum Beispiel in neuen Antriebsmodellen. Oder in neuen Melodieführungen in einer Instrumentierung im Stones-Stil. Und ja, Familie – sie hat sich in den vergangenen Dekaden vielfach aktualisiert. Sei es in der Normalisierung des sog. Patchwork-Systems, sei es in der, wenn auch langsamen, Anerkennung von alleinerziehenden Familien. Sei es in der erst kürzlich erfolgten Legalisierung der Homo-Ehe.

Die Aktualisierungen betreffen aber nicht nur formale Bereiche, die lediglich vereinzelt erforschte Umwertungen zur Folge haben können.[1] Sie betreffen auch die Verschränkungen des Systems Familie mit dem System Gesellschaft, ihrer Politik und Kultur. In Letzterer geht es auch um die omnipräsente Dominanz der Medien als Kulturmittler, die eine über Jahrhunderte währende Vorherrschaft der Familie in diesem Bereich in wenigen Dekaden aufgeweicht haben. Der Zeitspeicher Familie *kann* durch die Terabytes der Datenspeicher in Handys und Rechnern ergänzt oder gar ersetzt werden. »Verdrängt« oder »entwertet« wären an dieser Stelle vielleicht auch angemessene Vokabeln. Andererseits wissen wir über diese Prozesse noch zu wenig, um sie vorschnell bewerten zu können.[2]

Statt aber zu fragen, was Familie im Jahr 2024 sein kann, wäre es im Sinne der beschriebenen Aktualisierungstendenz erhellender zu fragen: Welche gesellschaftlichen und kulturellen, welche sozialen und psychischen Informationen sind heutzutage im System Familie codiert? Weniger technisch und in einem »Schnittstellenwort« aus Medien und systemischer Therapie ausgedrückt: Welche gesellschaftlichen Narrative [→ Narrativ] aktualisieren heute die inneren und äußeren Bilder der diversen Familien-Modelle? Begnügen wir uns beim Antworten an dieser Stelle mit ideengebenden Stichwörtern, die uns im Verlaufe unserer familientherapeutischen Reise wieder begegnen könnten:

Familie als analoger Anker – in ablösender Auflösung – als Oase innerhalb der Medien-Großfamilie – als retroromantisches Understatement – als vergessene Demut – als »enträumlichte« Schatztruhe des Privaten – als Spiegelkabinett ohne Bilder (aber mit Handy-Pics) – als Babylon neuer Generationensprachen – als weltweite Seelenwanderung – als Indikator von veränderten Lebenswelten – als Hafen zur angebundenen Freiheit.

Und es ließen sich wohl noch viele andere (poetisch) veranlagte Wortpaare finden, die ein System beschreiben, welches sich in der unaufhaltsamen Aktualisierungstendenz der Kulturtechniken zwischen Anpassung, Rückzug, Auflösung und/oder Erweiterung einrichtet. Der Zeitspeicher Familie, unser kulturelles und familiäres Gedächtnis, kann uns als narrativ angelegtes System helfen, in diesen Einrichtungs-, Anpassungs- oder Veränderungsvorgängen Hinweise und Ideen zu finden, um sie als Ressourcen auch familientherapeutisch nutzen zu können.

1.1.2 Familien-Bilder

Bevor wir uns den co-regulierenden und dysregulierenden Wirkmechanismen des Systems Familie unter der Perspektive der Polyvagaltheorie (PVT) zuwenden, gestatten wir uns einen Blick auf das, was Familie im Sinne einer Metapher bedeuten kann. Dies erscheint mir wichtig, weil bildhafte Sprache [→ Sprache] nicht nur in Therapien ein wichtiger systemischer [→ systemisch/System] Teil unserer Erfassung von Wirklichkeit ist. Die Doppelfunktion jeglichen Bildes (Konkretion und Verallgemeinerbarkeit) hilft, den immer lauernden Fallen einer zu großen Vereinfachung oder auch der unnötigen Verkomplizierung zu entgehen. Das heißt: Wir wollen Familie nicht nur irgendwie als System verstehen. Wir wollen viel genauer verstehen, auf welche Weise Familie ein hochspezifisches Beziehungssystem im Zwischenraum vieler weiterer Systeme ist – und was das für unsere Selbstregulation (im Sinne der PVT) bedeuten kann.

Familie wurde einst (durchaus weltanschaulich konnotiert, s. u.) als »Keimzelle der Gesellschaft« bezeichnet.[3] Wir könnten heute auch von der (lebensweltlich, an Identität [→ Identität] ausgerichteten und sozial unter Druck stehenden) »DNA« der Gesellschaft sprechen. Und bedienen damit einen Zeitgeist, der Menschen wieder stärker als (neuro)biologisch veranlagte Wesen betrachtet, anders als im vergangenen Jahrhundert, als der psychologisch-analytische Blick, neben den systemischen [→ systemisch/System] Ausgleichsversuchen, ein bestimmender war (ein Blick, dessen prägende Kraft weiterhin stark in uns allen wirkt). Das dem Diktum der »Keimzelle« zugrunde liegende Weltbild geht bis auf das 18. Jahrhundert zurück, welches den Menschen als biologische Maschine begriff, begleitet von philosophischen Ansätzen, die diesen verengenden Blick auf ihre Weise zu erweitern oder zu bestätigen suchten.[4]

> Wir können heute die Familie auch als emotional veranlagten »Körperbau« der Gesellschaft beschreiben. Und würden hoffen, damit weniger »biologistische« Assoziationen zu bewirken, als einen augenzwinkernden Verweis auf unsere körperkultliebende Gesellschaft zu geben, die sich im »optimierten« Körper zeigt, in Tattoos, der Fitness oder gar dem glutenfreien Brötchen.

Und wir nehmen damit Bezug auf den Umstand, dass Systeme ver*körper*te Systeme sind. Verkörperte Emotionen *könnten* eine Brücke zu menschlichem Bewusstsein bilden (mindestens aber zu menschlichem Selbstausdruck in ihm) oder auch zu einer wie auch immer zu verstehenden Seele. Der Körper, Emotionen in und aus ihm heraus *und* das autonome Nervensystem können als eigenes, kognitiv veranlagtes System aufgefasst werden – ein System mit komplexen Relationen zu unserer sozialen Kognitionsfähigkeit im Kortex des Gehirns und unserem »Verhalten« [→ Verhalten]. Dieser »Körper« begegnet uns später wieder in der Polyvagaltheorie, die uns neue Erkenntnisse und Ansätze für die (Familien-)Therapie ermöglichen kann.

Beziehe ich wiederum meine Metaphern-Lust auf eine technische Funktion von Familiensystemen, stellt sich das Bild der »Schnittstelle« ein. Wikipedia [12.6.2024] beschreibt diesen schönen Begriff, der in Berlin auch einem Friseurgeschäft als Namen dient, so:

> »Eine **Schnittstelle** (englisch Interface […]) ist ein Teil eines Systems, das der Kommunikation dient. Der Begriff stammt aus der Naturwissen-

> schaft und bezeichnet die physikalische Phasengrenze zweier Zustände eines Mediums. Er beschreibt bildhaft die Eigenschaft eines Systems als Black Box, von der nur die ›Oberfläche‹ sichtbar ist; nur über diese ist eine Kommunikation möglich. Zwei benachbarte Black Boxes können nur miteinander kommunizieren, wenn ihre Oberflächen ›zusammenpassen‹.«

Das Liebespaar lernt sich kennen – und kann zunächst (leider auch: ziemlich lange) nur die Oberfläche des Gegenübers wahrnehmen. Wir können nur schwer von außen nach innen schauen, weil schon das Konzept von innen und außen ein kompliziertes ist. Beim Übergang von der begonnenen Paarbeziehung zum System Familie passieren konsequenterweise die ersten größeren Verwerfungen im neuen System, welches im Grunde noch aus zwei vorherigen Systemen besteht und sich nicht als neu zu erkundende »Schnittstelle« zu begreifen gelernt hat. Aber hören wir noch mal Wikipedia [12.6.2024] zu:

> »Daneben bedeutet das Wort ›Zwischenschicht‹: Für die beiden beteiligten Boxes ist es ohne Belang, wie die jeweils andere intern mit den Botschaften umgeht, und wie die Antworten darauf zustande kommen. Die Beschreibung der Grenze ist Teil ihrer selbst, und die Black Boxes brauchen nur die ihnen zugewandte Seite zu kennen, um die Kommunikation zu gewährleisten [leider meistens nicht mehr als das; Anm. M. A.]. Das entspricht der lateinischen Wortherkunft inter ›zwischen‹ und facies ›Aussehen‹, ›Form‹ für englisch *face* ›Gesicht‹.«

Ich sehe die streitenden Gesichter eines Elternpaars vor mir, das nur die jeweils zugewandte Seite der Kommunikation mit dem anderen kennt, ohne genauere Kenntnis darüber, dass diese riskante Kommunikation »auf der Grenze« möglicherweise ein großer Teil der Unmöglichkeit ist, den chronischen Streit in einem gegenseitigen Verstehen zu schlichten. Das, was zwischen den beteiligten Gesichtern (Mimik, Ausdruck, Stimme) passiert, also im *»interface«*-Bereich, könnten wir als die Psychologie des Familiengeschehens, die eben auf der Grenze oder in der Zwischenschicht der Kommunikation entsteht, beschreiben. Auch hier kann uns die Polyvagaltheorie Hypothesen und erforschte Zusammenhänge liefern, um die Schnittstelle (hier: unserer familiär veranlagten Kommunikation) in den vielfältigen Ausdrucksformen unseres Selbst anders zu begreifen.

1.2 Familiensprachen

1.2.1 Sprachlabor Familie

Über die Metapher dieser Überschrift gelangen wir von allgemeineren Beschreibungen zu weiteren *Playern* des Systems: Die »Sprache« spielt im Familiensystem eine multimodale (verschiedene Sinneskanäle nutzende) und multifunktionale Rolle. In diesen Rollen erlernt sie sich in der familiären Kommunikation selbst, im »Sprachlabor«, wo sie sich in Familienmelodien kontextbezogen entwickelt und in sprachlich-symbolisch konnotierten Mustern der Kommunikation weiterverarbeitet wird. Dabei gilt, um hier die abstrakte Formulierung noch zu toppen:

> Sprache ist ein multimodales, emergentes System im Zwischenraum ihrer Körper, ihrer Lebenswelten, des Körperlichen selbst, der Sprachfamilien, Meta- und Familiensprachen [→ Sprache].

Den Begriff »Emergenz« wollen wir hier durch ein Beispiel aus der Musik konkretisieren. Denn es ist zu befürchten, dass der Begriff vorschnell als ein beliebiges »Herauskommen« (von lat. *emergere* = auftauchen) durchgewunken wird. Woraus aber sollte ein System heraustreten? Wie käme es dazu und warum sollte das eine Rolle für unser Thema spielen?

Hören Sie sich eine Komposition des Minimal-Music-Komponisten Steve Reich an. In den Melodie-Mustern, die sich unablässig wiederholen, vermögen wir zunächst nicht viel mehr als einen Klangteppich zu hören, der uns je nach musikalischer Sozialisation beruhigend oder auch nervig erscheinen kann. Wenn wir beim Hören durchhalten, realisieren wir mit der Zeit, dass auf der Oberfläche des musikalischen Klanggewebes *mehr* erklingt, als in den zugrunde liegenden Mustern selbst zu hören ist. Es handelt sich um ein Phänomen, das *resulting patterns* genannt wird: Musikalische Muster und Motive erklingen, die gar nicht komponiert, nicht gezielt beabsichtigt wurden. *Resulting patterns* sind emergente Phänomene, Erscheinungen, die aus etwas hervorgehen, das als solches diese Erscheinungen in seiner Ausgangsstruktur nicht beinhaltet (hat).

(Familien-)Sprache wäre, so betrachtet, ein *resulting pattern* aus Vorgängen, deren kommunikative Anlage zunächst viel einfacher und maximal effizient auf ganz bestimmte Kontexte bezogen funktioniert hat. Deren vielfache Wiederholung und Variation in ihren Ursprüngen hat später zu den systemischen Eigenschaften der »Sprache« geführt, die heute von Linguisten (zu wenig in der Familie) untersucht werden.

> Sprache hat sich also aus vorveranlagten kommunikativen Vorgängen herausentwickelt. Ihre Muster waren nicht geplant, sondern sind auf der Oberfläche von kommunikativen Schnittstellen (sic!) erschienen.

Für unser Sprachlabor Familie ist dies von Bedeutung, weil Familien symbolisch aufgeladen und voll von bewussten oder unbewussten Geschichten, Annahmen, Erwartungen und »Weitergaben« (sog. »Delegationen«) sind, noch bevor ein einziges Wort im Alltag gesprochen wurde. Dieser vorhandene Sprachschatz in Familien bremst und beschleunigt die aktualisierende Sprachlichkeit des Alltagslebens. Die vorhandenen Familienmelodien überlagern sich mit Sprachmelodien (»Jargons«) der umgebenden Lebenswelt. Das wird zunächst oft als Störung oder Irritation wahrgenommen, z. B. wenn Ausdrücke aus dem Jugendlichen-Jargon auftauchen wie »Ey, Dicker« oder »Alter, ey«. Diese führen aber letztlich zu aktualisierten Mustern im Sprachlabor Familie, denn die Jugendsprache wird sich mit den familiär übermittelten Erwachsenenanteilen später in veränderten Mustern im »Gesamtkunstwerk der familiären Kommunikation« verwandeln (leider kommt nicht immer ein Kunstwerk dabei raus). Wir können auch sagen:

> Familie führt mehrgenerationale Sprachmuster mit sich und bringt aktualisierte Sprachmuster aus sich heraus – im Abgleich dieser und während der Co-Regulation [→ Co-Regulation] ihrer Nervensysteme.

Auch dort, wo soziale Netzwerke wie Instagram oder TikTok das Bewusstsein in einer »Verkörperung« von Jugendlichen scheinbar im Griff haben, kann dies nur auf einem Hintergrund der vorgeprägten familiären Sprachlichkeit stattfinden. Diese wurde zuvor im Sprachlabor Familie (v)erarbeitet, körperlich verankert und emotional reguliert (oder auch nicht).

1.2.2 Emotionen und Sprache

Wir haben von Sprachmustern gesprochen, weil Sprache ein wirkmächtiges Werkzeug nicht nur unserer Kommunikation, sondern (darin enthalten) auch unseres emotionalen Ausdrucks ist. Sprechen wir z. B. Wörter wie »Scham« oder »Verantwortung« mehrmals laut und kräftig aus, werden wir auch ohne jeden relevanten Kontext feststellen, wie unsere Emotionen angesprochen werden. Selbst wenn wir versuchen, innerlich unberührt zu bleiben, werden wir bei mehrmaliger lautstarker oder auch absichtlich leise flüsternder Wiederholung uns diesem Effekt der inneren Ansprache kaum entziehen können. Wer es dennoch schafft, unberührt zu bleiben, mag es mit Wörtern wie »Liebe« oder »Verletzung« oder auch »Sex« versuchen. Wir brauchen eine hohe Fähigkeit zur Selbstregulation, um bei emotional suggestiven Wörtern ohne innere Regung, neutral zu bleiben. Oder wir tragen eine Veranlagung in uns, die uns ermöglicht, die Sprachverarbeitung weit von unserer Emotionsregulation zu trennen (zu dissoziieren?). Grundsätzlich wird das Gelingen dieser kleinen Versuchsanordnung zum Thema »Sprache und Emotionen« auch damit zusammenhängen, ob und wie wir in der Lage sind, Wörter in kürzester Zeit innerlich mit entsprechenden (narrativ aufgeladenen) Bildern zu assoziieren.[5]

Familienmelodien (s. o.) – als Ausdruck von Sprachlichkeit *und* Emotionen – sollten jedenfalls (und bestenfalls) zur Fähigkeit unserer Selbstregulation und Co-Regulation mit anderen führen. Denn:

> Es gibt nur wenige Kontexte im Leben, wo Emotionen in ihrer empfindlichen Verbindung aus psychischer und körperlicher Selbstbehauptung und in ihrer Sehnsucht nach Wärme und Nähe zu anderen Menschen so wichtig und wuchtig sind, wie sie es in Familien und ihren (Paar-)Beziehungen sind.

Hier haben wir uns zum ersten Mal gespürt, hier haben wir gelernt, uns emotional zu regulieren, allein oder auch miteinander – wenn es denn gelang.

1.2.3 Neurozeption – Emotion – Co-Regulation

Das wirft zwei Fragen auf. Was sind Emotionen [→ Emotion], wissenschaftlich betrachtet? Und was bedeutet das Konzept der Co-Regulation, wie es die PVT uns erklärt? Beginnen wir mit letzterem Begriff. Nach Stephen Porges[6] Polyvagaltheorie bedeutet Co-Regulation [→ Co-Regulation], dass Säugetiere in der Lage sind, den physiologischen Zustand ihres Körpers – auch im Sinne einer ausgeglichenen Energiebilanz – im sozialen Austausch miteinander zu regulieren. Dies gilt laut Porges' Forschung auch für das »Säugetier Mensch« – die wir körperlich verankerte Sprachlaute zur Kommunikation nutzen. Umgangssprachlich ausgedrückt: Wir können uns gegenseitig runterbringen oder auch »auf die Palme« bringen. Heißt auch: Wir können uns im sozialen Kontakt ein Gefühl der Sicherheit [→ Sicherheit] geben, indem wir entsprechende Signale austauschen und uns damit entspannen. *Und* wir können uns gegenseitig in einen Alarmzustand versetzen, wenn unser autonomes Nervensystem durch den Sympathikus mobilisiert wird und wir uns u. U. in einer sog. »Kampf-oder-Flucht-Reaktion« verhalten.[7]

Letzteres ist lange bekannt (Cannon 1915). Weniger bekannt war – das hat Porges in den 1990er Jahren veröffentlicht und über Dekaden weiter erforscht – der Umstand, dass nicht nur der Sympathikus Auswirkungen auf unser »Verhalten« hat, sondern auch sein Antagonist, der sog. Parasympathikus. Er sorgt mit einem weit verzweigten Netz an Nerven (überwiegend Nervenbahnen der sog. Vagusnerven [→ Vagusnerv]) dafür, dass wir uns nicht nur auf der physiologischen Ebene (Verdauung, Hitzeregulation, Tonus der Muskulatur etc.) regulieren können, sondern auch im sozialen Umgang mit anderen. Stellen Sie sich vor, unser autonomes Nervensystem würde bei sozialem Kontakt die Herzrate und den Blutdruck *immer* und automatisch erhöhen. Erkrankungen unseres Herz-Kreislauf-Systems wären vorprogrammiert.

> Wir brauchen also einen physiologischen Mechanismus, der uns bei erlebter und gefühlter Nähe im sozialen Austausch so reguliert, dass unser Körper keinen Stress [→ Stress] dabei erleidet. Das erscheint trivial, ist aber physiologisch betrachtet eher kompliziert.

Denn unser Herz schlägt auch schneller, wenn wir uns über einen Menschen freuen, ohne dass wir damit einen ungesunden Zustand fürchten müssen. Es scheint also »sympathikogene« Zustände unseres autonomen Nervensystems zu geben, die wir als aufregend *und* entspannend wahrzunehmen gelernt haben. Andere wiederum bedeuten »Stress« [→ Stress] für uns, der – mit negativen Emotionen verbunden – auf Dauer nicht heilsam sein wird.

Emotionen wiederum sind nicht nur eine sozial-kognitiv ausgerichtete Überlebensreaktion unseres körperlichen Gesamtsystems. Sie haben – laut Polyvagaltheorie – auch einen »direkten Draht« zum autonomen Nervensystem (ANS), das uns auf einer vorbewussten Ebene[8] im Zusammenspiel mit der sog. Amygdala im limbischen

System des Gehirns signalisieren kann, ob wir uns in Sicherheit oder Gefahr befinden. Stephen Porges hat diese »detektierende« Fähigkeit des autonomen Nervensystems »Neurozeption« [→ Neurozeption] genannt – die »mitlesende« Anlage unseres Körpers, unser Umfeld auf Signale der Gefahr oder Sicherheit auszuwerten – viel schneller, als unser bewusstes Wahrnehmen und Denken das umsetzen könnten.

Die aktuelle Emotionsforschung[9] bestätigt indirekt diesen Blickwinkel auf Emotionen, die auch als direkte Auswirkung neurophysiologisch angelegter Regulationskreisläufe gesehen werden können:

> Emotionen sind (in dieser Perspektive) das Erlebnis und Ergebnis einer inneren und äußeren Kommunikation des Körpers (seiner Neurozeption) auf umgebende Sicherheit oder Gefahr, die in kognitiven Prozessen weiter zugeordnet und sprachlich bezeichnet werden können [→ Emotion].[10]

Dies trifft auch auf sog. Basis-Emotionen (ein weiteres wissenschaftliches Konzept zum Thema Emotion) zu: »Angst« oder »Wut« beispielsweise sind die Sprachkörper, die wir als Menschen für entsprechende Reaktionen des Körpers (und seinem Bezug auf Angst oder Wut auslösende Objekte oder Situationen) entwickelt haben.

Die von Stephen Porges so benannte »Neurozeption« hat für unsere (emotional konnotierte) Selbstregulation und, damit zusammenhängend, für die Möglichkeit unserer gegenseitigen Co-Regulation (s. o.) weitreichende Folgen. Denn: signalisieren Feedbackschleifen über das autonome Nervensystem und die Amygdala (limbisches System) uns eine bedrohliche Lage, muss das nicht immer der Realität entsprechen. Unsere Neurozeption signalisiert in diesen Fällen Gefahr, obwohl die Umstände der Realität dafür keinen ausreichenden Anlass bieten. Dies ist (leider) auch ein Ergebnis unserer evolutionären »Gefahren-Geschichte«. Der aufheulende Motor in der Nachbarschaft, die übertrieben kreischenden Kinder im Hof, die kurz angebundene Antwort des Partners – all das kann ausreichen, um unsere Gefühle aufzuwühlen, wenn unser Nervensystem überreizt ist und deswegen Gefahr für unseren Körper signalisiert. Natürlich kann das auch ein nur kurzfristiges Stresserleben sein, bevor wir wieder in einen ausgeglicheneren Zustand zurückkommen. Aber oft hält der Zustand zu lange an, vielleicht zusätzlich geschürt durch Substanzmittel, Medienübernutzung, Ernährungsgewohnheiten, aber eben auch durch dysfunktionale Muster der Kommunikation miteinander, – und wird dadurch zu einem erhöhten Arousal [→ Arousal], das gesundheitsschädigend werden kann. Wir leiden dann an einer (chronifizierten) Überreizung, wo schon der kleinste Reiz dazu führt, dass wir aus dem inneren Gleichgewicht herausfallen, *und* dazu führt, dass eine heilende »Co-Regulation« mit anderen nicht mehr möglich wird, weil unsere innere Überreizung schon zu weit fortgeschritten ist.

! *Wichtig für das Verständnis dieses Begriffes im Kontext der Polyvagaltheorie ist, dass die »Co-Regulation« ein zunächst vorwiegend präverbales interaktives Geschehen ist, weil unsere Co-Regulation durch vorbewusste Signale unserer Neurozeption von sozialer Sicherheit erst ermöglicht werden kann. Sie ist also, im Sinne aktiver Sprachhandlungen (z. B. Appelle oder Aufforderungen) in der Regel ein kaum willentlich steuerbarer Prozess der Interaktion. Darüber hinaus zeigt der Begriff keine billige »Holisierung« (vgl. Abschn. 1.3.1) im Sinne einer wie auch immer umgangssprachlich zu verstehenden gemeinsamen »Kuscheligkeit« an, selbst wenn er neurophysiologisch mit Kuscheln einhergehen kann. Er ist auch politisch bedeutsam – z. B. im Kontext von Randgruppen und marginalisierten Gruppen der Gesellschaft – als deren gewährleistete und körperlich spürbare Möglichkeit, sich in »diversen« gesellschaftlichen Kontexten im Miteinander sicher fühlen zu können. Statt dort ggf. Mikro-Aggressionen in der Kommunikation und im Wunsch nach Teilhabe und Zusammensein ausgesetzt zu sein. (Zum Beispiel durch Bemerkungen wie: »Woher kommst du ursprünglich?« – die auf harmloses Interesse ebenso wie auf die Meta-Botschaft »Eigentlich gehörst du ja [noch] nicht wirklich dazu« schließen lassen können.)*

Kompensationsversuche zur Selbstregulation *können* die Folge einer ausbleibenden Co-Regulation im sozialen Miteinander sein: Ess- oder Zwangsstörungen, Suchtverhalten, sozialer Rückzug und Ähnliches mehr wären symptomatische Lösungsversuche, um den entstehenden Stress abbauen zu können. Das mag alltagspsychologisch allzu »logisch« erscheinen – unter der Perspektive der zugrunde liegenden neurophysio*logischen* und emotionalen Mechanismen, die wiederum zu einem dysregulierten Verhalten und belasteter Kommunikation führen können, wird die Beschreibung deutlich komplizierter. Bezogen auf Familien-Systeme können wir festhalten:

Familiensysteme dys- oder co-regulieren unser Verhalten und Emotionen von frühestem Kindesalter an. Daraus entstehen langwierige und schwierige oder auch entspannte und nachhaltige Muster einer individuell oder gemeinsam erfahrenen sozialen Verbundenheit. Stephen Porges hat für diese Verhaltens- und Ausdrucksmuster eine »neuronale Plattform« beschrieben (Porges u. Furman 2011), das von ihm so benannte »*Social Engagement System*« (»System für soziale Verbundenheit«) – ein System, das die kommunikative Funktionalität unserer Kranialnerven im Zusammenspiel mit dem autonomen Nervensystem beschreibt.[11]

In Familien lernen wir, unseren körperlichen Zustand (beeinflusst durch das ANS) *und* unsere Emotionen zu regulieren, wenn unser Körper und unser vorbewusstes körperliches Gewahrsein in ihm (unsere »Neurozeption«) im Raum der Familie lernen konnte, freudvolle und entspannte Nähe von sozial gefährlichen Situationen zu unterscheiden. Ist dies nicht ausreichend der Fall gewesen, haben wir unter Umständen ein »Problem«.

1.3 Hintergrund und Vordergrund

1.3.1 Begriffe – Konzepte

»Philosophie versichert sich des Nichtbegrifflichen im Begriff […]. Dass der Begriff Begriff ist, auch wenn er von Seiendem handelt, ändert nichts daran, dass er seinerseits in ein nichtbegriffliches Ganzes verflochten ist, gegen das er durch seine Verdinglichung einzig sich abdichtet, die freilich als Begriff ihn stiftet, […].«

T. W. Adorno (1967, S. 23 f.)

Bevor wir uns in Abschnitt 1.3.3 einem Fallbeispiel zum Abschluss des ersten Kapitels zuwenden, sollen an dieser Stelle einige begriffliche Hintergründe erläutert werden.

Die Polyvagaltheorie schließt als Theorie Konzeptualisierungen von Wirklichkeit mit ein, die wiederum bestimmte Begrifflichkeiten einsetzen, um eine in sich möglichst stimmige Gesamtkonstruktion zu erzeugen. Kein Begriff, kein Konzept ist denkbar ohne eine dahinter liegende Weltsicht – eine Auffassung von Wirklichkeit – ein Paradigma. Wirklichkeitsbeschreibungen wiederum ändern sich in Paradigmenwechseln, je nachdem, worauf in Kultur, Wissenschaft und Gesellschaft der Fokus des Denkens gelegt wird.

Einige der Fokuspunkte der PVT (Neurozeption, Co-Regulation, Emotion) haben wir bereits beschrieben, ohne ihr »Hintergrundrauschen« in der Wirklichkeitsbeschreibung genauer anzuschauen. Allgemein formuliert bietet die Polyvagaltheorie Konzepte, den in den meisten Therapieformen mittelbar oder unmittelbar enthaltenen »Leib-Seele-Dualismus« anders aufzulösen oder zu integrieren – je nach Blickwinkel und Weltbild.

Dieser Dualismus (vgl. hierzu auch die Ausführungen von A. Reckwitz[12]), so natürlich (weil unserer Selbstwahrnehmung immer wieder auch entsprechend) er einerseits erscheinen mag, kann in therapeutischen Prozessen unbemerkt mitschwingen und ein unüberwindlicher Graben werden: Klientin und Therapeutin wissen dann zu wenig, wo sie im gemeinsamen Prozess ansetzen sollen, weil nicht klar genug ist, auf welche Weise ihr sprachlicher Austausch durch vorbewusst-»verkörperlichte« Prozesse jenseits einer bewussten Zugriffsmöglichkeit beeinflusst wird – aber … das Entdecken unbewusster Anteile oder »verdrängter« Gefühle wird keine Option sein, wenn unser Körper (z. B. aufgrund traumatischer Erfahrungen) eine Versprachlichung keinesfalls zulassen kann und »will«. Hinzu kommt, dass es nach neueren Studien (vgl. Love 2024) keineswegs klar ist, dass ein »Aufdecken« von wie auch immer »unbewussten« oder »verdrängten« Gefühlen dem Heilungsprozess per se zuträglich sein muss.

Der »Leib-Seele-Dualismus« beruht auf dem sog. »Substanz-Dualismus« (»res extensa« und »res cogitans«). Dessen Auswirkungen auf unser aller »Selbst« sind kaum zu überschätzen. Hat er doch u. a. dazu geführt, dass wir unserem erkennenden Denken eine eigene »Entität« zuschreiben. Dieser Seinszustand hat dann mit unserem körperlichen Dasein u. U. nur noch wenig zu tun. Mindestens sind wir in der Lage, dadurch unseren Körper als fremd, unserem Denken äußerlich zu beschreiben oder wahrzunehmen. Er gehört nur noch »bedingt« (oder »dinghaft«) zu uns und steht unter unserer denkenden Kontrolle – was er selbstverständlich so nicht »wirklich« tut. Und es kommt schlimmer: In einer (oft verzweifelt bemühten) Rückholbewegung versuchen wir beide (die »res extensa« des Körpers und die »res cogitans« unseres Denkens) wieder zusammenzubringen, indem wir beide Kategorien (körperlich und psychisch) in problematischen Konstruktionen unserer Wirklichkeitsbeschreibung (»ganzheitlich«) zusammenzufügen suchen. Wir finden uns, infolge des »Leib-Seele-Dualismus«, in prekären »Holisierungen« ein, in Versuchen allzu »gewollter« Ganzheitlichkeit und den ebenso »gewollten« Zusammenführungen materieller und immaterieller Kategorien – die wir uns alsbald als körper- und sprachlich veranlagte »Identität« verkaufen; ein Prozess der Verdinglichung, der bereits den *Rebound* zu »seelischen« (und also dualistisch ausgerichteten) Prozessen der Selbstidentifizierung in sich trägt.

Unser Körper ist aber nicht das Denken und das Denken nicht der Körper. Descartes lag hier natürlicherweise richtig. Allerdings ist das Denken eben gerade *keine* vom Körper unabhängige Entität (»res cogitans«). Es existiert als Ausprägung unseres Seins in und durch unseren Körper. Und es ist gerade dadurch nicht mit ihm identisch: People of Colour »denken« nicht farbig, sog. Weiße »denken« nicht weiß – abseits von allen Prägungen und Ausprägungen des Verhaltens, abseits von sozialen Verhältnissen, gesellschaftlichen Einflüssen und Normen, die einen Einfluss auf unser Denken haben. Diese *sind* aber weder unser Denken noch *sind* sie unser Körper, noch sollten sie als solche ausschließlich unsere Identität [→ Identität] bestimmen, zu deren dualistischer Beschreibung wir heute immer noch genötigt werden. Die oben gemeinte »Rückholbewegung« aus dem Dualismus (der meine denkende »Seele« aus dem Körper ausgesperrt hat) führt, so zumindest meine Beobachtung, oftmals zu einer schwierigen Liaison von körperlichen und sprachlichen Prozessen: In dieser Liaison bleibt nicht nur eine entspannte Wahrnehmung [→ Wahrnehmung] auf der Strecke. Es finden in ihr »Beziehungskonflikte« oft destruktiver Natur statt. Denn beide, der Körper und das sprachliche Denken, wollen in der Folge unserer Leib-Seele-Konstruktionen recht behalten. Wir pendeln schwankend, oft innerlich instabil und orientierungslos, zwischen zwei Kategorien unseres Seins, eben weil wir sie für unabhängige Seinszustände halten. Sie sind aber weder unabhängig noch irgendwie ganzheitlich verbunden. Sie sind vielmehr in Beziehung miteinander, mittelbar verbunden, autonom und abhängig zu gleich. Konflikte können entstehen, wenn ich dualistisch oder holistisch denke. Dualismus und Holismus ersetzen aber keine hilfreichen Relationen oder Relata (vgl. hier Abschn. 1.3.2), d. h., sie bieten als generalisierende Konzepte keine Beschreibungsmöglichkeiten über die gegenseitige Bezogenheit von Systemen. Sie sind lediglich Ideen über unser Sein, über unsere Wirklichkeit, die so »einfach« nicht stimmen können.

In der Geschichte der Systemik ist ein biologisch-systemisch begründeter Anti-Dualismus durch Gregory Bateson schon in der Mitte des letzten Jahrhunderts formuliert worden. Seine Bücher *Ökologie des Geistes* (Bateson 1981) und *Geist und Natur* (Bateson 1987) sind für mich hier mit das beeindruckendste Zeugnis. Nicht nur, weil Bateson die Lücken zwischen unvereinbar wirkenden Konzepten verschiedener Forschungsrichtungen oft schon in unscheinbaren Nebensätzen zu schließen in der Lage war. Sondern auch, weil er derjenige war, der als einer der Ersten auf der systemischen Ebene erkannte, dass Wirklichkeit in Formen von »Beziehungen« zu beschreiben ist, Beziehungen, die aus unterschiedlichen Sprachperspektiven (z. B. in Metaphern) behandelt und verstanden werden können.

1.3.2 Dysregulierende Beziehungen

Gregory Batesons Denken markiert ein Dreieck aus Kultur, Sprache (sprachlich induziertes Verhalten) und Kommunikation (Abb. 1). Die drei Pfeiler treten über Beziehung und Bezogenes zwischen Dingen (»Relata«) in komplexe Musterbildungen ein. Enthalten sind Ausdrucksformen des Verhaltens, die sich wiederum in kommunikativen Mustern (der Sprache, des Verhaltens, der Kultur) abbilden – und die bei indigenen Völkern (die Bateson beobachtete) durch Rituale und hierarchische Abläufe der Kommunikation in ein Gleichgewicht geführt werden.

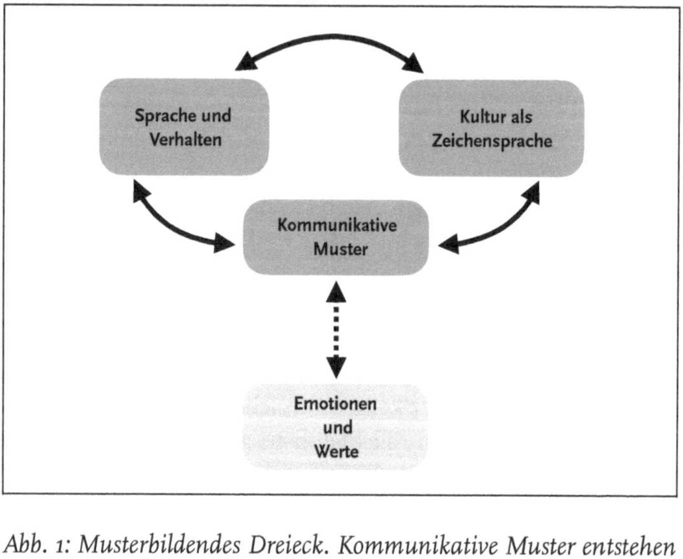

Abb. 1: Musterbildendes Dreieck. Kommunikative Muster entstehen aus Sprache und Verhalten, ebenso wie aus den »Zeichensprachen« der Kultur. Emotionen und Werte (Bewertungen) entstehen aus dieser Kommunikation im »Dreieck« und wirken auf dieses zurück (inspiriert durch G. Bateson).

Bateson beobachtete in seiner Forschung kommunikative Muster, die sich (entgegen dem Gleichgewicht) dysregulierend und eskalierend verhalten. Dies bezeichnete er als »Schismogenese«. Er meinte damit dysregulierende und eskalierende Kreisläufe einer (symmetrischen oder komplementären) Kommunikation (Willemse u. von Ameln 2018).

> Sprache und Kultur sind für Bateson evolutionsbiologisch zu begründende Muster lebendigen Verhaltens. Sie entstehen durch repetierende Musterbildungen in bestimmten Kontexten des Lebens – als Anpassung an die Umwelt, aber nicht mit dem »bewussten« Zweck einer Anpassung, sondern im spielerischen Informationsaustausch von Systemen, die ihr Gleichgewicht suchen.

Dadurch bedingen sich »Verhalten« und »Kommunikation« gegenseitig: Jede Kommunikation ist ein Verhalten, jedes Verhalten bedeutet letztlich eine Kommunikation. Dies ist insofern wichtig für unser Buch, als eben der Begriff des Verhaltens, wie wir sehen werden, in der Polyvagaltheorie näher an dem der Kommunikation ist, als das in anderen Konzeptionen der Fall ist – und deswegen auch in unseren Erwägungen oft miteinander konzipiert werden soll. Wo also »Verhalten« geschrieben steht, geht es gleichzeitig auch um spezifische Vorgänge der Kommunikation, auf dem Hintergrund der neurophysiologischen (und therapeutisch umsetzbaren) Konzepte der Polyvagaltheorie.

Allgemein wurden die Zielvorgaben (z. B. im Sinne des Fortschrittsgedankens) unserer Zivilisation von Gregory Bateson kritisch gesehen. Sie verursachen in »Schismogenesen« Leid und Zerstörung (z. B. beim Wettrüsten). Es fehlen regulierende Rituale in der Gesellschaft und Politik, die unsere Eskalationsneigung auffangen und in eine gegenseitige Co-Regulation [→ Co-Regulation] führen können.

Die Polyvagaltheorie kann Batesons systemischen Blickwinkel ergänzen: Stephen Porges beschreibt die (auch evolutionsbiologisch beschriebenen) Grundlagen sozialen Verhaltens in der neurophysiologischen Beschreibung des autonomen Nervensystems von Säugetieren. Er begründet auf dieser Ebene der Beschreibung, warum es schwer sein kann, aus eskalierenden (dysregulierenden) Kreisläufen der Kommunikation auszusteigen. Und er beschreibt, welche Möglichkeiten es gibt, in einer gegenseitigen Co-Regulation der Dysregulation und Eskalation entgegenzuwirken. Dabei geht es *auch* um einen »biopsychosozial« relevanten Hintergrund für soziale Zu- oder Abwendungen, die unsere Gesundheit stärker beeinflussen, als es normalerweise (vor *diesem* Hintergrund) diskutiert wird (Porges u. Porges 2023). Nicht zuletzt ermöglicht Stephen Porges' Theorie auch der Psychosomatik einen erweiternden Ansatz. Der dort vertretene ganzheitliche Ansatz (vgl. Galliker 2017)[13] entgeht allerdings schon durch den Begriff selbst (»Psyche« und »Soma«) oftmals nicht dem Missverständnis, dennoch im Leib-Seele-Dualismus verankert zu sein (vgl. Ackermann 2024).

1.3.3 Fallbeispiel 1

Ein 10-jähriges Mädchen (Anne) hat starke Konflikte mit ihrer Mutter. Die Eltern sind seit ihrem 3. Lebensjahr getrennt. Das Mädchen möchte mehr beim Vater sein, der das befürwortet. Um sich durchzusetzen, greift sie zu starken Druckmitteln. Sie rennt von der Mutter fort, will in ein Heim kommen, behauptet, von der Mutter geschlagen zu werden. Es kommt zum Eingreifen des Jugendamtes. Familien-Therapeutinnen sollen in ersten Schritten klären, wie die Situation zu beruhigen ist.

Der Fall zeigt uns auf mehreren Ebenen, wie verdeckte und offene Konflikte zwischen getrennten Eltern die betroffenen Kinder stark dysregulieren. »Dysregulation« im Vokabular der Polyvagaltheorie meint: Wir können nicht in einen sicheren und entspannten Kontakt mit uns selbst und mit anderen Personen kommen. Unser autonomes Nervensystem (ANS) reagiert auf Gefahrensignale im Kontakt mit unserer Umwelt und entlastet sich in andauernden »Schleifen« aus kompensatorisch angelegten (aber unsere Selbstwahrnehmung verunsichernden) Verhaltensweisen und überfordernden Emotionen. Unsere Fähigkeit zur Mentalisierung (das Sicherheit gebende und »mitlesende« Einfühlungsvermögen in andere Menschen) [→ Mentalisierung] leidet oder befindet sich im Zustand der »Hyper-Mentalisierung«: Wir sind auf andere Menschen fixiert und versuchen verzweifelt, im Verstehen und Interpretieren von anderen Menschen Halt zu finden. Wir verlieren uns selbst. Eskalieren Kontaktsituationen fortlaufend und können die bezogenen Emotionen nicht mehr verarbeitet werden, werden wir u. U. dissoziierte Persönlichkeitsanteile ausbilden.

Für die 10-jährige Anne verursachen die Spannungen zwischen den Eltern dementsprechend weit mehr als die bekannten starken

Loyalitätskonflikte von Trennungskindern. Jahrelang haben ihre Eltern Konflikte auch in Terminen am Familiengericht nur bedingt beilegen können. Mit Anne ist über die Hintergründe nicht gesprochen worden oder sie waren nur schwer für sie zu verarbeiten. Es herrscht weiter ein Schwebezustand, der sich auch in einer fehlenden Umgangsvereinbarung zeigt. Anne nutzt diese systemische Achillesferse, um nunmehr selbst für Klarheit zu sorgen (diese unbedingt zu wollen), indem sie ihren Platz beim Vater fordert bzw. einen Gerechtigkeitskampf für den Vater führt; denn der Vater ist beim Kindesumgang immer auf den Goodwill der Mutter angewiesen gewesen, hat sich diesem letztlich gebeugt. Anne sucht auch für sich selbst einen Zustand der Sicherheit *bei einem* der beiden Elternteile zu erreichen. Ihr innerer Druck, das Elternsystem durch eigenes Ausagieren zum Handeln zu bringen, ist hoch; in der persönlichen Begegnung wirkt das Kind auf uns dissoziiert (leises, motorisch unruhiges und abwesend wirkendes Sprechen). Dann wieder neigt sie gegenüber der Mutter zu Gefühlsausbrüchen wie eine pubertierende 16-Jährige. Ihr Entwicklungsstand schwankt zwischen altersgemäßem Verhalten und einer aufgesetzt und überfordert wirkenden Sprachlichkeit einer Jugendlichen.

Die Faktoren, die zu Annes destabilisierender Dysregulation beitragen, sind jedoch vielschichtig. Auf der Oberfläche haben sie (für uns als Familientherapeut:innen) fühlbar mit der unverarbeiteten Trennungsgeschichte der Eltern zu tun. Im Hintergrund gerät Anne aber auch durch ein für sie Verwirrung stiftendes »Sprach- und Verhaltenslabor« des elterlichen Systems unter Druck. Sie muss als Sprachrohr zwischen den Eltern vermitteln und hat dabei den »Auftrag«, die negativen Gefühle der Eltern untereinander ebenso auszugleichen, wie sie diese unbedingt mitteilen soll – ein paradoxer Auftrag: Das Mädchen ist die Botin für die starken (teilweise unterdrückt wirkenden) Gefühle der Eltern, die nicht ausgesprochen, aber dennoch jederzeit gemeint sind. Gleichzeitig signalisiert vor allem der Vater auf der Ebene des Verhaltens eine Unterwerfung gegenüber der disruptiven Kommunikation der Mutter. Die »Schismogenese« (das wechselseitige Aufschaukeln) zwischen Dominanz und Unterwerfung verlangt nach Auflösung – ein überlastender Auftrag für ein 10-jähriges Mädchen.

Dysregulation als physiopsychisches Symptom (im Sinne der PVT) ist im vorliegenden Fall aber auch aus einer systemischen Analyse der familiären Kommunikationsmuster begreifbar (die Beobachtungen bis zu diesem Punkt haben sich an den bisher beschriebenen Konzepten orientiert). Wir nutzen dazu das 1979 entwickelte »Circumplex-Modell« von Olson und McCubbin.[14] Die Typisierung der Muster erfolgt hier nach den Kategorien »Kohäsion«, »Flexibilität« und »Kommunikation« und meint die Beschreibung von rollen- und verhaltensbezogener Kommunikation im familiären System. In Abb. 2 sind die Tendenzen mütterlicher- und väterlicherseits markiert.

	chaotisch	flexibel	strukturiert	rigid
Durchsetzungsvermögen	passiver und aggressiver Stil	i. A. durchsetzungsfähig	i. A. durchsetzungsfähig	passiver und aggressiver Stil
Kontrolle	beschränkte Führung	egalitär, mit fließenden Übergängen	demokratisch, mit stabiler Führung	autoritäre Führung
Disziplin	laissez-faire, nachsichtig	demokratisch, unvorhersehbare Konsequenzen	demokratisch, unvorhersehbare Konsequenzen	autokratisch, übermäßig streng
Aushandeln	endlose Verhandlungen, wenig Problemlösungen	positives Aushandeln, gute Problemlösung	demokratisch, unvorhersehbare Konsequenzen	begrenztes Aushandeln, wenig Problemlösung
Rollen	dramatische Rollenwechsel	Rollenbildung und -teilung, fließender Rollenwechsel	Rollenteilung kommt vor	Rollenrigidität: stereotype Rollen
Regeln	dramatische Regelveränderungen, wenig implizite oder explizite Regeln, selten durchgesetzt	einige Regelveränderungen, eher implizite, oft gesetzte Regeln	wenig Regelveränderungen, eher explizite als implizite Regeln, meistens durchgesetzt	rigide Regeln: viele explizite, wenig implizite Regeln, streng durchgesetzt
System-Feedback	v. a. positive, wenig negative Rückkopplungen	mehr positive als negative Rückkopplungen	mehr negative als positive Rückkopplungen	v. a. negative, wenig positive Rückkopplungen

Im beschriebenen Fall: **Vater** **Mutter**

Abb. 2: Circumplex-Modell (nach Olson a. McCubbin 1982; zit. in: Schneewind 2021).

Die Erfassung der Kommunikationsmuster nach einem klaren Modell bietet je nach Kontext und Fall den Vorteil, dass die Neigung, sich bei ihren Beschreibungen zu sehr ins Ungefähre zu verlieren, ein wenig gebändigt wird. Zudem wurde dieses Modell ursprünglich entwickelt, um die Lücke zwischen der Familienforschung (Theorie) und ihrer Anwendung in der Familientherapie konzeptuell zu schließen. Da die Polyvagaltheorie ein

Ansatz aus der (physiologisch-verhaltensbezogenen) Forschung ist, bieten sich hier Schnittstellen.

Die Abbildung zeigt, dass die Kommunikationsmuster des Vaters sich überwiegend im Bereich »chaotisch-flexibel« einordnen lassen, die von der Mutter in dem Bereich »strukturiert-rigid«. Schwer zu verarbeiten für die Tochter dieser Eltern erschien uns besonders der Umstand, dass die jeweiligen Muster von Vater und Mutter durchaus auch in ihr jeweiliges Gegenteil kippen konnten (Annahme der Familientherapeut:innen aufgrund von Berichten der Eltern und Ereignissen während der Intervention). Oder die Kommunikation der Eltern bewegte (und entlastete sich dabei auf gewisse Weise) durch »Flexibilität« hinsichtlich der elterlichen Konsequenz im Erziehungshandeln (siehe Markierungen in Abb. 2), die aber für Anne wenig einschätzbar und deswegen weiter verunsichernd wirkte. Die Kommunikationsmuster der Familie waren für Anne kaum zu verstehen, die Bindungsqualitäten, im hier verwendeten Modell »Kohäsion«, d. h., die als zuverlässig erfahrene Wirksamkeit der aufeinander bezogenen Kommunikation, war für sie nur als unsichere oder in der Tiefe widersprüchliche wahrzunehmen.

Fazit: In diesem Familiensystem zeigt sich eine starke emotionale und verhaltensbezogene Dysregulation der Tochter, die durch polarisierte (und polarisierende) Kommunikationsmuster und widersprüchliche Erziehung der Eltern ausgelöst worden ist. Ob und inwieweit die unverarbeitete Trennungsgeschichte der Eltern mit diesen polaren Strukturen in direktem Zusammenhang steht, können wir an dieser Stelle nur vermuten: Hier überlagern sich für das Kind verunsichernde Erziehungsmuster mit ungeklärten Fragen in der Trennungsgeschichte. Die fehlende Balance im System wird in den hilferufenden Aktionen der Tochter eingefordert. Eine gegenseitige Co-Regulation der Familienmitglieder (im Sinne von gegenseitigen Signalen des Vertrauens und beruhigenden Kommunikationsmustern für die Tochter) ist nicht möglich und Dysregulation die Folge – weil die Polarisierungen und offenen Fragen zur Trennung der Eltern dem System (und darin vor allem dem Mädchen) weiterhin Gefahr signalisieren.

Familientherapeutisch wird es hier Ansätze brauchen, die der Familie helfen, die eigene Kommunikation mit Bezug auf Gefühle der Bedrohung wahrnehmen zu lernen (Psychoedukation und Reflexion in gemeinsamen Gesprächen). Die Möglichkeit, für zu wenig (in den Raum einer Körper- und Sprachlichkeit) integrierte Gefühle eine Sprache (und Sprachlichkeit) zu lernen, kann später in behutsamen Selbsterfahrungen angegangen werden. An dieser Stelle würden polyvagaltherapeutisch orientierte Ansätze versuchen, bei den Eltern in Einzelsitzungen eine bildhaft orientierte innere Zwiesprache mit eigenen (körperlich und sprachlich) dysregulierten Anteilen vorzuschlagen.

2 Familien zwischen Körper, Kommunikation und Verhalten

2.1 Körper sprechen in Beziehungen

2.1.1 Beziehungskörper

Um Watzlawicks Diktum »Man kann nicht *nicht* kommunizieren« zu variieren, könnten wir im Kontext von Familie sagen: Wir können nicht *nicht* in Beziehung sein. Selbst wenn wir uns verstoßen, exkludieren, uns in allen erdenklichen Formen kommunikativer Gewalt begegnen, scheint die Bezogenheit aufeinander von familiären Bezugspersonen umso stärker zu wirken. Beziehung markiert (in Familien) gerade als zerrüttete oder abgebrochene einen erheblichen Grad an Bezogenheit, der auf die ursprüngliche, die gewesene Beziehung verweist. Ja, in einem gewissen Sinne ist die familiäre Beziehung immer eine stark vergangenheitsbezogene Beziehung. Denn wie wir gesehen haben, speisen sich familiäre Beziehungen durch Muster der Kommunikation, deren bezogene Werte, Emotionen und ggf. Verhaltensauffälligkeiten ohne die Dichte entsprechender Erzählungen aus den vorangehenden Generationen schwer vorstellbar ist.

Das wirft die Frage auf: Welche Merkmale (oder sollten wir sagen: Erkennungsmuster?) weisen familiäre Beziehungen auf? Gibt es Muster der Kommunikation, ausgeprägte Strukturen der Sprachlichkeit und des Verhaltens, die uns das positive Vorhandensein einer Beziehung (die auch in der Vergangenheit liegen kann) anzeigen? Und würden sich solche Merkmale kategorisieren und flexibel priorisieren lassen? Mehr dazu wird im Folgenden beschrieben. Zunächst versuche ich etwas Ordnung in die Begrifflichkeiten zu bringen durch *beziehungsbezogene* Begriffe in konkreteren Beispielen.

Beginnen wir mit dem Begriff der »Körperlichkeit« – denn ohne ein körperliches Selbstempfinden aus sensomotorisch angelegten Erfahrungen werden wir weder zu uns selbst noch zu anderen Menschen in Beziehung gehen können. Der »Start-Begriff« ermöglicht uns eine hierarchisch flexible Konzeption von Ebenen unserer Selbst- und Fremdwahrnehmung (Abb. 3). Hierarchisch-flexibel meint, dass je nach Entwicklungsstand eines Individuums unterschiedliche Ebenen dieses Modells in den Vorder- oder Hintergrund geraten können.

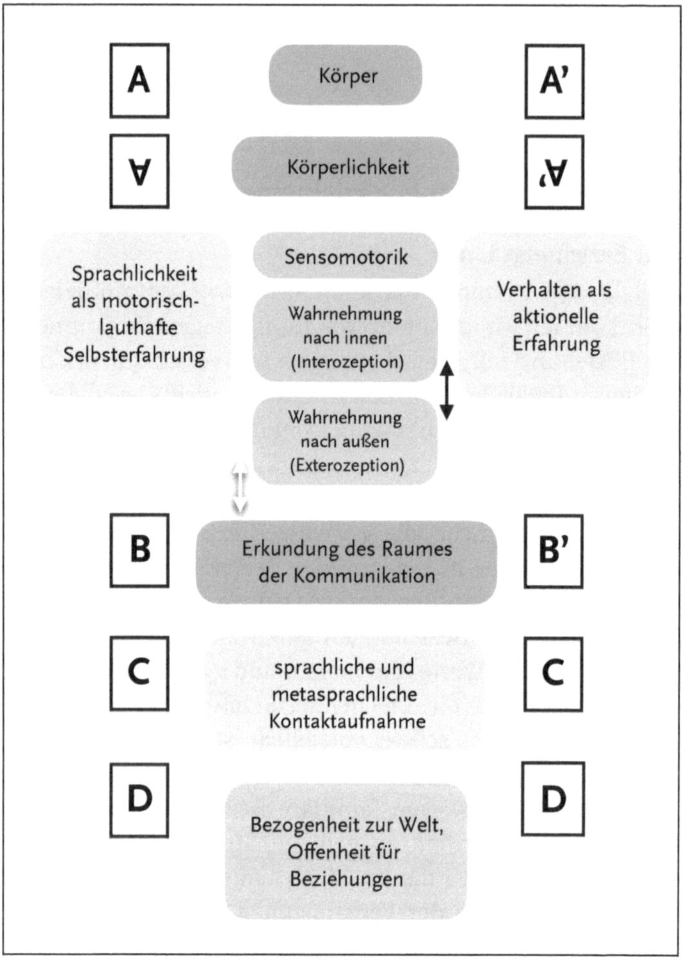

Abb. 3: Ebenen der Selbst- und Fremdwahrnehmung

Ein Beispiel: Übersiedelt eine Familie ins Ausland, werden sich die Ebenen C und D in den Vordergrund bewegen, u. U. auch für ein Kleinkind, selbst wenn es entwicklungsbedingt noch stark mit den Ebenen A und B beschäftigt ist. Das Kind wird ggf. einen Entwicklungssprung machen, wenn es über einen längeren Zeitraum durch ein intensiveres Sprachverhalten der Eltern zu anderen (fremdsprachigen) Menschen sich stärker an der Exterozeption [→ Exterozeption] orientiert. Solch ein Entwicklungssprung *kann* auch Verzögerungen in der Entwicklung von Beziehungsfähigkeit bedeuten, etwa wenn die verstärkte Selbstorientierung nach außen hin eine notwendige interozeptive Sicherheit (des Selbsterlebens) sozusagen »überschreibt«: Körper- und Sprachlichkeit geraten in Dysbalancen, was ein stabiles Selbsterleben in Beziehungen erschwert.

> Bezogenheit und Beziehung sind in dem Modell in Abb. 3 natürlicherweise nur in Verbindung zu Körper und Körperlichkeit möglich; die Ebenen B und C aus Kommunikation, Sprache und Verhalten bewirken je nach Situation, Kontext und Entwicklungsstand, ob im Ergebnis die Beziehungen als »verkörpert«, d. h. körperlich (entspannt oder gestresst) erlebt und erfahren werden. Und ob sie letztlich funktionieren oder nicht.
>
> »Metasprachlich« meint hier (siehe Abb. 3) unsere menschliche Fähigkeit, Sprache nicht nur zum Transfer von Botschaften und Bedeutungen zu nutzen, sondern im Kontakt mit anderen auch das Sprachspiel (z. B. in Kinderreimen), die Wortklänge ebenso wie das gemeinsame Sprechen über die Sprache zu suchen – und gerade auch auf diese Weisen so etwas wie ein sprachliches Bewusstsein unserer Selbst zu entwickeln.

Das hier verwendete Modell wäre allzu evident, wenn nicht trivial, wenn ich es hierarchisch als nicht flexibel betrachten würde. Eben die Flexibilität der Ebenen kann mir klarmachen, dass auch bei erwachsenen Menschen die entwicklungsbedingten Ebenen sehr unterschiedlich gewichtet sein können.

Unsere Sprachlichkeit – und hier sind Sprachlichkeit von Sprache ebenso wie Körper und Körperlichkeit unterschieden – kann uns in Familien nur in Beziehung miteinander führen, wenn wir in unseren frühesten Beziehungserfahrungen mit den jeweiligen Bezugspersonen unser Selbst in einer flexiblen Beweglichkeit der kommunikativen Erfahrungsebenen (Abb. 3) stabilisieren konnten.

Die im Verlaufe dieses Buches erarbeiteten Relationen von Körperlichkeit und Sprachlichkeit werden hier allgemein weniger als psychische Kategorien, in denen das Subjekt betrachtet werden soll, verstanden. Es geht um die »systemisch« [→ systemisch/System] zu beschreibende Wirklichkeit und »Praxis« (von Körper- und Sprachlichkeit) in Familiensystemen und ihre Kommunikation mit den Außensystemen der Gesellschaft. Dieser Ansatz findet sich beispielsweise auch in der »Praxistheorie« als Beitrag zur Sozialtheorie von A. Reckwitz. In seinem Ansatz

> *drückt sich der Körper durch Affekte aus (»doing affect«) und wird in seinen Emotionen und Affekten »... nicht psychologistisch als Eigenschaft von Individuen, gleichsam als deren privater psychischer Zustand angenommen werden, sondern im Sinne eines doing affect als Bestandteil der Praktiken selbst gesehen werden, [...]« (Reckwitz u. Rosa 2021, S. 60 ff.).*

»Sprachlichkeit« allgemein meint auch unsere Sprachfähigkeit, welche sich auf der Grundlage von sensomotorisch ausgerichteter Eigen- und Fremderkundung herausgebildet hat, ein Umstand, der sich später in Sprachlauten und sprachlichem Verhalten ausdrückt. Die Ein*beziehung* des Körpers und unserer Körperlichkeit ergibt sich aus der sensomotorischen Anlage unseres Körpers im Zusammenspiel mit dem autonomen Nervensystem. Dieses arbeitet einerseits, wie der Name schon sagt, autonom. Andererseits bezieht es fortlaufend Informationen des Körpers aus der Sensomotorik mit ein, zum Beispiel, wenn sich durch eine ruckartige Bewegung meines Arms zur Abwehr einer Wespe meinen Herzschlag erhöht. Oder wenn mein parasympathisches System durch die körperliche Kontaktaufnahme einer anderen Person mit Entspannung reagiert. Das können im ersten Schritt auch Kontakt anbahnende Worte in ihrer prosodischen Qualität sein.

> »Melodische Motorik« wird als Prosodie der Sprache in einer inneren *Mit*-Bewegung gelesen, die eine körperliche Erfahrung und ggf. Entspannung ermöglicht. Dies wird wiederum die Gesamtwahrnehmung unserer Umwelt beeinflussen und unsere Möglichkeiten der Kontaktaufnahme erleichtern oder einschränken ...

Die Tücken der Kommunikation zeigen sich dort, wo Körperlichkeit sich in Verhaltensweisen zeigt, deren Botschaften nicht »sicher« gelesen werden können – z. B., wenn unsere Sprachlichkeit nicht kongruent zur Körperlichkeit ausgedrückt werden kann bzw. wenn unsere (vorbewusst wirksame) Neurozeption andere Signale empfängt, als sie das Gegenüber aussendet oder auszusenden vorgibt.

2.1.2 Social Engagement System

Kommunikation kann uneindeutig sein, wenn nicht paradox. Unser Verhalten scheint unseren Worten zu widersprechen, die uns widersprüchlich erscheinen können, weil das Gesagte nicht dem Gemeinten entspricht. Oder unsere Körpersprache und Mimik drückt aus, was dem Kontext der Kommunikation, nicht aber der Persönlichkeit des Menschen zu entsprechen scheint[15], z. B. wenn ich durch einen mir als impulsiv (aggressiv) bekannten Menschen freundlich und höflich angesprochen werde, aber spüre, dass die Körpersprache meines Gegenübers etwas anderes ausdrücken könnte.

Schon im »Körperbau« der Familie ist die Entwicklung einer beziehungsförderlichen Kommunikation eine Herausforderung. Zumal zu den oben besprochenen Vorgängen der Selbst- und Fremdwahrnehmung heute die technischen Sprachen der Medien dazukommen, die unsere Wahrnehmung beeinflussen.

Der »Körperbau« der Familie hat (um diese Metapher zu präzisieren) verschiedene Wahrnehmungsräume der Kommunikation. Letztere bewegt sich zwischen Körper, Sprache und Verhalten und ihren (ineinander übergehenden und ineinander enthaltenen) Weisen, sich auszudrücken, sich ihren benötigten Raum zu erobern und sichere Rollen und Funktionen einzunehmen.

Dabei geht diese Kommunikation oftmals weniger zielgerichtet als spielerisch, zufällig vor sich – oder auch willkürlich impulsgesteuert, seltener strukturiert-ritualisiert. Auf welchen Ebenen der Kommunikation (siehe Abb. 3) wir uns jeweils befinden, bleibt oft uneindeutig, da sich die Ausdrucksformen und zugehörigen Ebenen schnell vermischen, unklar bleiben können. Doch gerade in der Familie sehnen wir uns oft nach Eindeutigkeit und Klarheit in unseren Beziehungen, nach einer Sprachlichkeit, die uns eindeutige Signale der Sicherheit geben und so zu unserem gesamten Wohlbefinden beitragen soll.

Welche Bedeutung kommt nun Stephen Porges' Konzept des »Social Engagement Systems« [→ Social Engagement System] auf den beschriebenen Hintergründen zu? Der Begriff lässt sich schwer direkt ins Deutsche übertragen, denn mit »System für soziale Verbindung« (oder »... für sozialen Einsatz«) können Assoziationen geweckt werden, die so nicht gemeint sind: Es geht nicht um ein gesellschaftliches Sozialsystem, sondern um die Fähigkeit unseres Körpers, mit Unterstützung der (para)sympathischen Funktionen des autonomen Nervensystems soziale Sicherheit zu suchen *und* sie selbst zu signalisieren. Es geht um eine *präverbal* angelegte Kommunikationsfähigkeit unseres Körpers, der uns über diese Fähigkeit zu Lebewesen macht, die sich an sozialer Sicherheit und *Verbundenheit* orientieren. Daher bevorzuge ich die Bezeichnung »System für soziale Verbundenheit«.

Die soziale Anbindungsfähigkeit unseres Körpers wird durch eine »neuronale Plattform« gesteuert. Sie verbindet das weit aufgefächerte parasympathische Nervengeflecht des Vagusnervs mit den Innervierungen unserer Gesichtsmimik, unseres Mittelohrs, der Schluck- und Saugmuskulatur, des Stimmapparates und weiteren kommunikationsrelevanten Organen und Muskeln im Kopf- und Halsbereich (z. B. mit der Kopfneigung und Senkung) (vgl. Porges u. Porges 2023).

Mit anderen Worten: Die menschliche Kommunikation ist über den Vagusnerv mit der Physiologie des Körpers verbunden. Sie können das selbst spüren, indem Sie z. B. die Gesichtsmimik aktivieren und zwischen einem strahlenden Lächeln und heruntergezogenen Mundwinkeln alle 8–10 Sekunden umschalten. Achten Sie dabei auf Ihre unwillkürlichen Atembewegungen und Ihre Herzfrequenz, ebenso auf die Haltung Ihres Kopfes und des Nackens. Letztere neigen dazu, die Mimik unwillkürlich zu unterstützen. Bei heruntergezogenen Mundwinkeln wird es Ihnen schwerer fallen, die Halsmuskulatur entspannt aufzurichten oder in eine aktivierende Einatmungsbewegung zu kommen.

Unser Körper ist mit unserer Fähigkeit zur sozialen Kommunikation auf eine sinnhafte Weise verbunden. Dieser Umstand ist, gerade in unserer individualistisch ausgerichteten Kultur, in mehrfacher Hinsicht bedeutsam:

- Unsere (westliche) Gesellschaft hat individuelle Autonomie, Ablösung aus als einengend empfundenen Bindungen [→ Identität] und Loyalitäten, Abgrenzung und Selbstdurchsetzung in ihr Programm eingeschrieben (bisweilen auch als »Freiheit« [miss]verstanden). Unabhängig von diesbezüglichen Bewertungen bleibt dabei unsere Fähigkeit zur Verbindung mit anderen teilweise auf der Strecke,[16] wenn Autonomie und Verbundenheit als ausschließende, statt als sich gegenseitig bedingende Seinszustände erfahren werden.
- Eine sozial gesunde Funktionalität gerät nicht nur in Familien, sondern auch in anderen Kontexten des Zusammenlebens (Lebenswelten) in Schräglagen, weil unsere Wahrnehmung die

Fähigkeit, Verbindungssignale anderer Menschen instinktiv zu lesen, durch die Ablenkungsfunktion der Medien und andere systemische Belastungen verlieren kann (vgl. Lorenz-Spreen et al. 2019).

- Mehrgenerational weitergegebene Traumatisierungen durch Krieg, Flucht, Gewalterfahrung u. a. führen in Familien zu teilweise nachhaltig gestörten Bindungs- und Beziehungsmustern. Das »Social Engagement System« verliert dadurch seine Bindungskraft. Die Folge sind sich in Auflösung und Zerrüttung befindende Familien- oder gar Gesellschaftssysteme.

An diesen Punkten erscheint mir ein gesellschaftliches Umdenken über das, was »sozial« heißt, und über die Dinge, die unsere Gesellschaft jenseits der Ökonomie zusammenhalten, notwendig. Der Ansatz von Porges' Polyvagaltheorie und das Konzept des »Social Engagement Systems« sind dabei keine Heilsversprechen oder Wundermittel. Aber Porges liefert ein schlüssiges Konzept, unser Bewusstsein und Wissen über das, was menschliches Zusammenleben bedeutet, zu erweitern: Das Konzept des »Social Engagement Systems« kann uns begreiflich machen, warum soziales Verhalten im Kern weniger ein Problem der Anpassung, des Trainings oder der ethischen Grundhaltung ist. Es ist eine Mitgift unserer Evolution als menschlich-soziale Wesen: Wir haben (und das oft äußerst knapp) bis zu diesem Zeitpunkt überlebt, weil wir kooperiert und uns Sicherheit und Vertrauen signalisiert haben. Nicht, weil wir uns verunsichert und bekämpft haben.[17]

2.1.3 Don't fall back … Fazit zum Social Engagement System

Das »Social Engagement System« (SES) ist eine hilfreiche Konzeption von Stephen Porges, weil diese uns ermöglicht, besser zu verstehen, auf welchen Grundlagen soziales Verhalten eine dem Überleben dienliche Erfindung unserer menschlichen Evolution ist.

> Diese Konzeption verbindet unseren Körper und seine Physiologie im Zusammenspiel mit den Vagusnerven auf eine Weise mit unserem Gehirn und unseren Schädel-Nerven (Kranialnerven), die es uns ermöglicht, im sozialen Miteinander mehr als nur »Schwarz oder Weiß« wahrzunehmen. Wenn wir kämpfen, können wir das z. B. auch spielerisch tun. Wenn wir uns zurückziehen, können wir dennoch in Verbindung bleiben.

Ein solche Kapazität sozialen Verhaltens wird laut Porges vom autonomen Nervensystem unterstützt, indem unser Körper (u. a. die Herzrate) flexibel auf Wahrnehmungen von Sicherheit und Unsicherheit im sozialen Kontakt reagiert.

Wenn wir aber aus den prosozialen Kontaktanlagen des »Social Engagement Systems« (SES) herausfallen, fallen wir zurück in schwer zu steuernde Verhaltensmuster, deren neuronale Verbindungen in subkortikalen (evolutionär älteren) Gehirnteilen reflexhaft ausgelöst werden – Verhaltensmuster, die uns nur Kampf oder Flucht ermöglichen oder uns in als lebensbedrohlich erlebten Situationen erstarren lassen (vgl.: *»freeze«*-Zustand; siehe Abschn. 3.5.5). Das SES ist, vor diesem evolutionsbiologischen Hintergrund und nach der Konzeption der Polyvagaltheorie, eine evolutionär *jüngere* Anlage, die uns *prosoziale* Kapazitäten ermöglicht. Diese ermöglichen uns im Zusammenspiel mit der »Neurozeption« [→ Neurozeption], dass wir als sozial orientierte »Säugetiere« eine (nach innen und nach außen gerichtete) Verbindung zwischen einem *instinktiv* ausgelösten Überlebensverhalten sowie einem intuitiv *und* intentional steuerbaren Bindungs- und Beziehungsverhalten herstellen können. Diese durch das SES herstellbare Verbindung kann uns aber auch signalisieren, dass wir in (Lebens-)Gefahr sind, wenn wir uns aus sozialen Kontexten ausgeschlossen fühlen: Unsere Neurozeption, das vorbewusste Mitlesen unseres Körpers, sendet eben *auch* Gefahrensignale, wenn wir uns sozial ausgeschlossen fühlen. Was klarmacht, dass das im Internet ebenso wie in der Berufs- oder Schulwelt grassierende *Mobbing* durch unser körperliches Gefahrenabwehrsystem als überlebensbedrohlich »gelesen« wird. Unsere prosozialen Anlagen im SES sind mit unserem Fight-Flight-(Überlebens-)System eng verbunden.[18]

2.1.4 Beziehungssicherheit in Familien

Beziehungssicherheit ergibt sich nach den Prämissen der Polyvagaltheorie durch eine gegenseitige »Neurozeption« und »Co-Regulation« auf der »neuronalen Plattform« des SES (vgl. Abb. 4). Die situativen Signale der Umgebung und der Kommunikation werden in einem vorbewussten (»hier stimmt irgendetwas nicht«) Prozess auf Sicherheit oder Gefahr hin ausgewertet. Das bedeutet nicht, dass die Steuerungsfähigkeit unseres bewussten Erkennens dem ausgeliefert wäre. Es kann aber bedeuten, dass die bewusste Steuerung unseres Körpers, seiner Emotionen und deren kognitive Auswertung deutlich schwerer werden kann. Ein Hochseilartist kann in der Lage sein, die Gefahrensignale aus den beschriebenen Kreisläufen (autonomes Nervensystem im Zusammenspiel mit dem limbischen System im Gehirn) mit der Bewertung seines rationalen Denkens (und der Erfahrung seines Könnens) als beherrschbar einzustufen. Auslöschen können wird er sie nicht, was zur kontinuierlichen Risikoeinschätzung auch sinnvoll ist.

Wir hatten schon gefragt, welche Erkennungsmerkmale positive familiäre Beziehungen haben könnten. Hierfür lassen sich Signale der Co-Regulation und Sicherheit als Basis ansehen. Ein beruhigender und gelassener Tonfall, freundliche Mimik, bezugnehmende und einladende Gesten, entspanntes Zuhören und eine geteilte und heitere Aufmerksamkeit gehören dazu. Wer hätte dies gedacht? Aber »in der Praxis« ist es weniger klar, dass diese Signale kaum vorzutäuschen sind oder sich in einer widersprüchlichen Kommunikation als »unlesbar« erweisen.

> »Jedes Kind« merkt sofort, ob ein Tonfall ein körperlich in Sicherheit verankerter Tonfall ist oder nur einer »aufgesetzten« Absicht entspringt.

Tonfall und Prosodie (die Melodie der Sprache), Körpersprache, Gesten und Verhaltensmuster in ihrer jeweiligen kontextbezogenen Anlage der gesamten Kommunikation ergeben für unsere sozial hochsensitive Wahrnehmung ein stimmiges und glaubwürdiges Bild oder eben auch nicht. Die Detektion einer solchen Stimmigkeit geschieht nach Porges' Polyvagaltheorie durch die von ihm so bezeichnete »Neurozeption«.

Es geht somit weniger um »Erkennungsmerkmale« von guten Beziehungen als vielmehr um atmosphärisch zu fassende Melodien, Muster und Strukturen der Kommunikation, besonders ausgeprägt in Familien, aber natürlich nicht nur da. Unsere »Neurozeption« auf der Plattform des SES fungiert als eine Art Rückversicherung in den komplexen Laboren der Kommunikation, die selbst in (oft auf harte Weise) simplifizierten Familienmustern ihre Widersprüchlichkeit und Komplexität nicht verlieren. Das kann beides, eine gute und eine schlechte Nachricht sein.

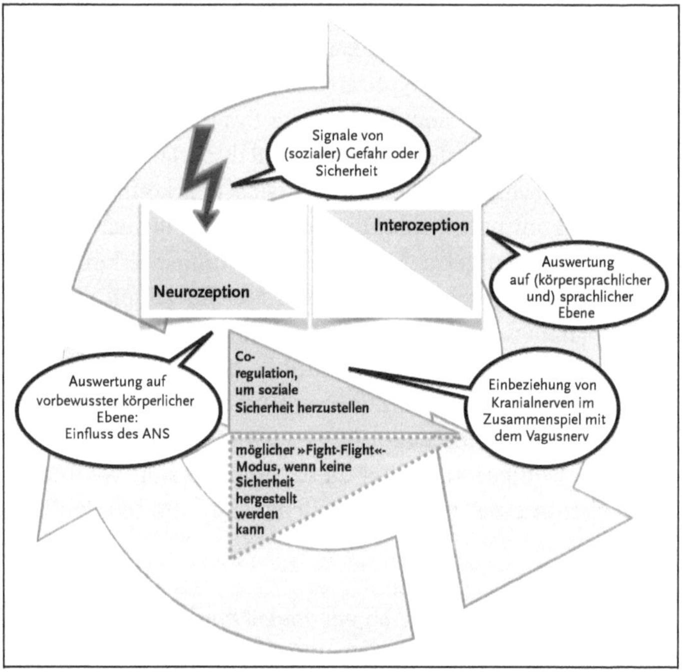

Abb. 4: Auswertungssystem von Wahrnehmungsvorgängen: Die Auswertung erfolgt auf körperlicher Ebene (Neurozeption) durch das autonome Nervensystem und auf sprachlicher Ebene, wo interozeptive Wahrnehmungen, die auf die Neurozeption reagieren, ausgewertet werden. Das autonome Nervensystem interagiert über den Vagusnerv mit weiteren Kranialnerven, die Mimik, Kopfneigung, Mittelohr sowie Stimm- und Schluckorgane innervieren. Es beeinflusst über diese »neuronale Plattform» also unsere soziale Kommunikation. Aus diesen Auswertungsprozessen von Wahrnehmungsvorgängen resultieren Verhaltensweisen wie die sog. »Co-Regulation« oder das Agieren im »Fight-Flight«-Modus.

Abb. 4 zeigt, dass Co-Regulation schon im Bereich der »Neurozeption«, also in einem vorbewussten Bereich ihren Anfang nimmt. Ebenso aber ist sie ein Teil unserer bewusst vollzogenen Kommunikation. Die Kommunikation des gesamten Systems, inklusive implizit [→ Implizites Lernen] einbezogener symbolisch-kultureller Marker, der dort wirkenden Normen, Stressoren oder Kompensationsmechanismen einer Gesellschaft und ihrer Familien, kann die beschriebenen

Prozesse verstärken oder abschwächen. Hier geht es zunächst um die Kommunikation innerhalb der Familie in Bezug auf eine gemeinsam erlebte »Sicherheit«.

Zu letzterem Thema ist (leider) anzufügen, dass es statistisch kaum einen unsichereren Ort für Beziehungen gibt als die Familie. »Fast alle zwei Minuten wird in Deutschland ein Mensch Opfer von häuslicher Gewalt. Jede Stunde werden mehr als 14 Frauen Opfer von Partnerschaftsgewalt.«[19] (Zur »Definition« von häuslicher Gewalt vgl. auch Bojaruniec 2023.)

Nirgendwo sonst ist die Wahrscheinlichkeit, Gewalt in psychischer oder physischer Form zu erfahren, so groß. Nicht nur deswegen sind Familientherapien ein existenziell wichtiges Thema. Wo aber liegen die Gründe für diesen traurigen Umstand? Ein Umstand, der auch, aber bei Weitem nicht nur ein Problem der sozialen Lebenswelten und Schichten ist.

2.2 Systemische Psyche

2.2.1 Kann das System Familie psychisch erkranken?

Im bisherigen »Begriffskarussell« dieses Buches kam das Wort »Psyche« nur selten vor. Als Nominalisierung des »Psychischen« verstanden, bleibt der Begriff diffus, sofern er nicht »systemisch« begriffen wird. Denn:

- Der Begriff Psyche setzt im Subjekt zunächst ein operational geschlossenes System voraus. Das bedeutet, unser aller subjektives Erleben der Welt bleibt eine Welt, in der wir »eingeschlossen« sind. Anders als ein Patient mit Locked-in-Syndrom haben wir glücklicherweise die Sprache, um diesen Zustand des »Eingeschlossenseins« zu überwinden.
- Jedes psychische Problem beruht aber auf diesem vorausgesetzten Umstand: Mein eigenes Erleben der Welt ist von dem Erleben anderer auf eine Weise verschieden, die zu Problemen führen kann (oder muss?). Ob diese Annahme der operationalen Geschlossenheit wirklich (!) stimmt, wissen wir letztlich nicht.
- Denn: Wir können nicht sicher sein, ob wir hier etwas voraussetzen, dessen Beweis wir fortlaufend durch unsere Annahme

und die daraus folgenden Kommunikationen bestätigen. Mit anderen Worten: Die Annahme meiner *differenten* (und heutzutage mehr und mehr in Kategorien der »Identität« [→ Identität] beschriebenen) Psyche impliziert bereits das erste daraus folgende »Problem«.

- Oder die operationale Geschlossenheit ist eine zutreffende, aber in großen Teilen unerhebliche Beschreibung. Die Differenz zur sog. Psyche anderer Menschen ist zwar gegeben, aber möglicherweise nur deswegen relevant, weil wir sie beständig auf eine »bedeutsame« Weise als different formulieren.

Wenn ich beim Individuum infrage stelle, ob der Begriff Psyche zielführend ist, warum sollte es bei einem System wie der Familie anders sein? Warum sollte ein Familiensystem eine Psyche haben und also auch psychisch erkranken können? Da der Meta-Begriff Psyche in sich selbst nur als systemisch gedachter sinnvoll ist (da begreifbar nur aus einer Reihe anderer Begriffe), ist er in einem System, z. B. dem der Familie, unter Umständen ebenso anwendbar und kommt möglicherweise einem System sogar hilfreicher zustatten als einem individuellen Subjekt.

> Insofern könnten wir die »Psyche« allgemein als systemisch [→ systemisch/System] beschreibbaren Raum auffassen, in dem ein Individuum (oder ein System) auf einer symbolischen, sprachlich-körperlichen und narrativen Ebene wirksam werden kann, indem dieses Individuum (oder dieses System) sich in diesem Raum selbstorganisierend und »fremdorganisierend« ausrichtet und positioniert.

Betrachte ich ein Familiensystem als psychisch erkrankt, hat das mindestens den Vorteil, dass ich sog. Symptomträger entlasten kann. Aber auch systemische (Familien-)Therapien sind letztlich Therapien für das Subjekt, seine individuelle Innenwelt der Empfindung und des Selbsterlebens. Und die Frage ist, ob ich den Fokus des therapeutischen Ansatzes auf den Möglichkeitsraum einer veränderten Wirklichkeitskonstruktion und eine veränderte Kommunikation mit der Umwelt richten will. Hier geht es um »Exterozeption« und eine Veränderung des daraus folgenden Selbsterlebens durch entsprechende Musteränderungen in der Kommunikation (vgl. Abschn. 3.8.2). Oder ob ich den Fokus mehr auf die »Interozeption« und »Introspektion« [→ Interozeption] lege, wodurch ich im Zweifelsfall eine starke Autonomie des Individuums in seiner systemisch [→ systemisch/System] zu betrachtenden Abhängigkeit bewirke, in einer Stärkung des Selbst, der Weiterentwicklung der eigenen personalen Rolle im Leben etc. Beide Blickwinkel erscheinen sinnvoll, zumal systemische Therapien zunehmend auch als Einzeltherapien Anerkennung finden (was zunächst widersinnig sein mag). Tatsächlich sind die Unterschiede auf einen zweiten Blick noch entscheidender, als es oben durchklingen mag. Das diskutieren wir im folgenden Abschnitt.

2.2.2 Subjekt im System

Den Blick auf das System und die Position des Subjektes in ihm zu richten, bedeutet, den Blick auf im Außen beschreibbare Muster, Rollen, Verhaltensweisen etc. zu lenken, in der Annahme, dass diese Muster durch uns selbst konstruiert [→ Konstruktivismus] wurden. Wir wollen herausfinden, wie wir uns im Kontext bestimmter Situationen (in der Familie) verhalten, und daraus Erkenntnisse für unsere Positionierung und unsere Kommunikation ziehen.

Wir wollen unsere Wirklichkeit in einer veränderten Gesamtkonstruktion des Systems erleben und unseren eigenen Teil in den kommunikativen Abläufen und Mustern der als veränderungsbedürftig erlebten gegenwärtigen Wirklichkeit verstehen lernen.

Der Blick auf unser inneres Erleben hingegen, auf unsere urpersönliche Biografie und Entwicklung (Individuation) findet unter anderen Prämissen statt. Wir sehen uns in einem Prozess der Ablösung von Umständen und möglicherweise einschränkenden Systemen unserer bisherigen Lebenswelt. Wir wollen uns unabhängiger fühlen, unser eigenes Geschick, allen familiären oder gesellschaftlichen Widrigkeiten zum Trotz, lenken und bessern. Wir wollen uns nicht im und mit dem System verändern, sondern ein Stück weit auch gegen das oder trotz des Systems, das uns geprägt und möglicherweise genötigt oder geschädigt hat. Wir sind nicht so sehr daran interessiert, das System zu verstehen oder die Muster der Kommunikation darin. Wir wollen uns selbst verstehen und sehen unser »Geschick« als ureigene Aufgabe der Weiterentwicklung, ... *soll das System (Familie, Gesellschaft) sein, wie es will. Ich will mit mir selbst mehr im Einklang sein, kann mich stärken und verändern. Ich kann mir ein Stück innere Freiheit und Unabhängigkeit von den äußeren belastenden Umständen erkämpfen ...*

Letztere Haltung hat meiner Erfahrung nach gerade für etwas ältere Bürger der ehemaligen DDR eine große Rolle gespielt, oft auch noch deutlich spürbar für deren Kinder und Enkel. Hier kann es manchmal weniger sinnvoll sein, einen zu stark systemischen Blickwinkel zu nutzen. Zu groß ist aufgrund der erlittenen diktatorischen Umstände das Bedürfnis nach einer zunächst nur »individuell zu verstehenden« Freiheit – ganz losgelöst von den gesellschaftlichen Umständen, die in der DDR meines Wissens eng verzahnt mit den familiären Strukturen waren, schon dadurch, dass es immer – ob implizit oder explizit – Thema war, wie eng man mit den systemischen Strukturen der staatlichen Kontrolle und Einflussnahme verbunden war.

Es scheint zunächst keine andere Vermittlung zwischen der Konkretion des subjektiven Erlebens und der Abstraktion der systemisch veranlagten Kommunikation möglich zu sein als durch den Körper. Der zwar unauflösbar zum Subjekt(iven) gehört und damit auch ein subjektives Erleben impliziert, gleichzeitig aber ohne die Sicherheit eines sozialen Miteinanders, ohne die eigene »sichere« körperliche und sprachliche Positionierung im System selbst nicht existieren kann. Daraus folgt *nicht*, dass die therapeutische Brücke zwischen systemischen und individualpsychologischen Ansätzen eine Körpertherapie sein *muss*. Wir würden – in dualistisches Denken zurückfallend – eine heilende Integration zwischen subjektivem (interozeptivem) Erleben und systemischen [systemisch/System] Faktoren im Außen in vielen Fällen eher verhindern als befördern.

An dieser Stelle sei eine kurze »Intervention« zum Thema Freiheit (die subjektiv erlebt wird!) und Familie (die meiner Beobachtung nach oft auch als eine Art »Zwangskontext« erlebt wird) erlaubt: »Familie« ist, noch immer, für die meisten Menschen ein Wert an sich, den zu hinterfragen aus vielerlei Gründen müßig ist. Inklusive aller Erweiterungsmodelle und Aktualisierungen scheint sie ein Grundmodell für unsere Bedürfnisse nach Eingebundenheit zu liefern, welches so einfach nicht ersetzbar ist. Gleichzeitig ist dieser Wert stark mit dem Wert Verantwortung verbunden. Es ließe sich sogar sagen, ohne Verantwortung ergibt familiäre Sicherheit und Anbindung wenig Sinn. Doch Verantwortung kann (und wird) immer wieder mit individuellen Bedürfnissen und Sehnsüchten nach Erweiterung, nach Freiheit und Ungebundenheit kontrastieren. Es gibt flüchtige Väter, flüchtige Mütter, »früh fliehende«, auf Ablösung drängende junge Erwachsene ebenso. Der (letztlich politische) Konflikt zwischen Freiheit und Verantwortung fängt bereits in der Familie an. In ihm bündelt sich die allgemeine und existenzielle Frage, inwieweit wir als Menschen individuell oder kollektiv denken – und uns danach ausrichten. Das Bedürfnis, uns selbst *mit uns selbst* zu erweitern und dabei zeitweise eine familiäre Anbindung und Einbindung loszulassen oder mindestens flexibel zu gestalten, wird uns nicht verlassen, solange wir einzelne *und* zusammengehörige Wesen sind. Antworten finden wir, so scheint es mir, dort, wo wir uns als (in den jeweiligen Kontexten angemessen) verlässlich-angebunden und genau deswegen als sozial wirksam erfahren – und dies in unserer (dyadisch veranlagten) Körperlichkeit, die in *vielerlei* Sprachen nach Ausdruck sucht und im Ausdruck viele Räume einer *individuellen* Sprach- und Körperlichkeit erkundet.

2.2.3 Unser Körper ist (k)ein duales System

Wir tragen keinen wie auch immer auszumachenden »Geist« in uns, auch haben wir streng genommen keine »mentalen« Fähigkeiten (vgl. Gough 2021). Was wir unter Letzteren verstehen, ist unsere kognitive Fähigkeit, zwischen Verhaltensimpuls und geplantem Handeln eine weite Spanne des *Nach*denkens nutzen zu können (Elefanten beispielsweise haben diese Fähigkeit auch).[20] Wir können unsere kognitive Fähigkeit zeitversetzt einsetzen und dadurch eine Spanne eröffnen, die uns ein weites Spektrum an rationalen und irrationalen Denk- und Verhaltensmustern erlaubt. Dabei ist »irrational«, bezogen auf unsere Gesundheit, nicht nur negativ zu bewerten. Es könnte teilweise auch das Gegenteil der Fall sein (vgl. Barnes 2019).

Diese Erkenntnis löst aber nicht die für jeden Menschen zugängliche Erfahrung auf, dass unser Denken *nicht* mit unseren körperlichen Zuständen identisch ist.

> Diese Erkenntnis bedeutet nur, dass Menschen zwischen kognitiv-sprachlichen und (kognitiv-)körperlichen Prozessen unterscheiden können, eine äußerst nützliche Errungenschaft unserer Evolution.

Wenn jedes körperliche »Zipperlein« in mir negative Bewertungen und daraus folgende Gedanken zur Folge hätte, wären wir nur noch damit beschäftigt unsere körperlichen Wunden zu lecken. Dies kann man manch-

mal bei älteren Menschen beobachten, die ihre Interozeption zunehmend in den Vordergrund rücken und so ihr (sprechendes) Denken über sich selbst mit den Auswertungen ihrer Interozeption (Innenwahrnehmung) verschmelzen.

Unsere Fähigkeit, kognitive Prozesse »top-down«[21], vom Gehirn zum Körper, und »bottom-up«, vom Körper zum Gehirn, wahrzunehmen und bis zu einem gewissen Grad auch zu steuern, ist, so betrachtet, ein dyadisch ausgerichtetes (aber kein duales oder dualistisch zu verstehendes) System.

Stephen Porges' Polyvagaltheorie bietet therapeutische Umsetzungsmöglichkeiten, mit den (scheinbaren) Widersprüchen körperlicher Wahrnehmung und unseren (»top-down«) gesteuerten Auswertungen dieser Wahrnehmungen umzugehen. In einem »dyadischen System unserer Körperlichkeit« können wir unsere Sprachlichkeit (und unser Denken in ihr) als lebendiges Zusammenspiel erfahren:

> In einer so verstandenen Körper- und Sprachlichkeit wären die empfundenen Wahrnehmungen und die resultierenden Emotionen, Gefühle und Gedanken inkludiert. Sie werden keine wie auch immer getrennte Ebene zu den körperlichen Prozessen in uns beschreiben, sondern in den erwähnten Top-down- und Bottom-up-Prozessen in einem spürbaren Wechselspiel erfahren und begriffen.

Aber auch in einem derartigen dyadischen System gilt es vermutlich anzuerkennen, dass all unsere Fähigkeiten der Erinnerung, des *Nach*denkens und der subjektiven Erfahrungen (die zu *objektivem* Wissen werden *können*) – dass all diese Fähigkeiten in frühen Entwicklungsphasen »aus dem Körper heraus« (»bottom-up«) entwickelt wurden, ein Umstand, der für therapeutische Ansätze wichtig ist. Unsere Gedanken sind in erster Linie lebenswichtige körperliche Fähigkeiten, die uns ermöglicht haben, Emotionen, *(Nach-)*Denken und Planen ebenso wie Vorstellungen getrennt von oder gleichzeitig mit unseren Körperempfindungen wahrzunehmen, ohne das jedoch zu *müssen.*[22]

Ein Beispiel: Die körperliche (phobische) Abwehrreaktion vieler Menschen auf Spinnen kann durch Prozesse der Wahrnehmungskontrolle gemildert bis hin zu überwunden werden. Auch das ist eine Gabe der Überlebensstrategien unserer Menschheitsgeschichte: Unser Körper hat dafür gesorgt, dass wir seinen eigenen Überlebensreaktionen nicht hilflos ausgeliefert sind. Wir können diese selbst steuern lernen. Das ist unsere »geistige« Fähigkeit des *Nach- und Voraus*denkens sowie Lenkens (Handlungsplanung), die uns unser Körper geschenkt hat. Was wir selbst als »Denken« erleben, ist unsere Fähigkeit, Erfahrungen und Erinnerungen situativ und kontextbezogen abzurufen, um die Gegenwart zu bewältigen und ggf. auch zu verändern. In Situationen und Kontexten, die wir als belastend erleben, folgt unser »körperlich-mitdenkendes« Wahrnehmungssystem sowohl den Erfahrungen einer subjektiv erlebten und verarbeiteten (biografisch »konstruierten«) Wirklichkeit als auch einer als objektiv erfahrenen äußeren Realität.

In folgendem Fallbeispiel diskutieren wir die komplexe Verflechtung des subjektiven Bedarfs an Einzeltherapie mit angezeigter systemischer Familientherapie. Auch werden hier die oben besprochenen Themen des dyadischen Systems der Körperlichkeit deutlich und Möglichkeiten der polyvagaltherapeutischen Ansätze erörtert.

2.2.4 Fallbeispiel 2

Familientherapie wird u. a. eingesetzt, wenn in Familien dysfunktionale kommunikative Abläufe Probleme erzeugen (die allerdings oft mit zu einem Lösungsszenario gehören), wenn Konflikte zwischen Elternpaaren chronifiziert sind oder wenn psychiatrische Diagnosen und Auffälligkeiten bei den Kindern bzw. den Eltern vorliegen, die zu Problemen in den Familienkontexten führen.

Die Herausforderung für den therapeutischen Prozess liegt zunächst in der Zuordnung des Bezuges (nicht der Ursache!). Was kommt in welchen Kontexten woher – und ist hier möglicherweise das System »psychisch« erkrankt oder wäre die betroffene (diagnostizierte) Person auch ohne die familiäre Dynamik betroffen? Ein Henne-Ei-Problem (vgl. Abschn. 2.2.2). Auch wenn auf der Umsetzungsebene die Frage nach Einzeltherapie oder systemischer Familientherapie oft schon vorab geklärt ist, indem beides verordnet wurde, ersetzt das nicht unsere Antwort auf die Frage, ob wir mehr das Subjekt anschauen oder die Dynamik des Systems. Oder die subjektive Dynamik im Zusammenspiel mit der kommunikativen Ausrichtung anderer Menschen im System. Unterschiedliche Perspektiven erlauben es, die subjektive Ausrichtung im System so zu betrachten, als ob in dieser eine Art systemisch [→ systemisch/System] induzierter »Isolationshaft« für eben dieses Subjekt entstünde. Oder ob wir das Ganze als systemisches Resultat einer subjektiven »Verwerfung« sehen, einer dysregulierenden Dynamik des Widerstandes, die das kollektive System dazu bewegen soll, sich im Sinne des Subjektes neu auszurichten (siehe Fall 1, Abschn. 1.3.3).

Unser Auftrag im vorliegenden Fall war, die Beziehungsebene zwischen einem 12-jährigen Mädchen (Diagnose Autismus-Spektrum-Störung) und seiner Mutter zu klären. Das war jedenfalls der Wunsch der Mutter. Da das Jugendamt von einer (wie auch immer problematischen) Dynamik in der ganzen Familie (getrennt lebende Eltern, wöchentliches Wechselmodell) ausging und schon einige Hilfen nicht ausreichend gegriffen hatten, sollte es nun auch mit Familientherapie versucht werden.

Schwer zu durchschauen war in diesem Fall die Auftragslage hinsichtlich des Systems Familie, so verständlich auch der Wunsch der Mutter nach einer isolierten Betrachtung der Beziehung zu ihrer Tochter war. Denn die Eltern stritten schon seit Jahren wg. des Wechselmodells und die gegenseitigen Erwartungen hinsichtlich Erziehung und Verantwortungsübernahme lagen weit auseinander. Glücklicherweise schienen die Kinder (zwei Geschwister, Mädchen/Junge) selbst deutlich weniger Probleme zu haben als ihre Eltern miteinander in der geteilten Verantwortung, eine Position, die der Vater, wenn auch nicht mit Klarheit und Entschlossenheit, letztlich vertrat: »Alles ist halb so wild«, sagte er, was die Sorgen der Mutter nur noch vergrößerte und auch ihre Wut auf den Expartner (in seiner zugeschriebenen unzureichenden Verantwortungsübernahme oder auch nachlässigen Weichheit gegenüber der Tochter). Wir befanden uns in einer »komplementären Schismogenese«. Die Kommunikation des einen Elternteils verstärkte die polarisierende Antwort des anderen und umgekehrt. Die Kinder duckten sich weg, wo es ging.

Würden wir den »Körperbau« dieses Familiensystems betrachten, könnte uns der Blickwinkel des oben beschriebenen dyadischen Systems helfen. Denn zwischen den hochrational veranlagten sprachlichen Kompromissversuchen der Eltern (»Top-down«-Prozesse der Kommunikation) und den oft grenzenlos wirkenden Emotionsverarbeitungen durch »Bottom-up«-Regulationen des Körpers (in der Konzeption der PVT: beeinflusst durch Rückkopplungsschleifen zwischen autonomem Nervensystem und der Amygdala im limbischen Systems des Gehirns [vereinfacht beschrieben]) schien es bei beiden Elternteilen keine funktionierende Brücke zu geben.

Die oben vorgeschlagene »Körperlichkeit« im dyadischen System wäre hier ein Ansatz, Wechselspiele zwischen als irrational erfahrenen Reaktionen einerseits und den als »quälend-vernünftig« erlebten Kompromissen andererseits zu initiieren, fast müssten wir sagen, zu stimulieren. In Wechselspielen könnten die Verwerfung und viele Eskalationen der Vergangenheit zwischen den Eltern einen sicheren Rahmen bekommen, indem die Einflüsse des autonomen Nervensystems (z. B. die Mobilisierung im Fight-Flight-Zustand) gemeinsam beobachtet und (interozeptiv) ausgewertet, erspürt und integriert würden. Die kraftraubende Balance des Elternsystems zwischen »psychisch instabil« und »erzwungen rational« könnte anders – in der Co-Regulation als »sicher« spür- und erfahrbar – austariert werden.

Die Verarbeitungen der früheren Eskalationen im Familiensystem wirkten auf uns in diesem Fall wie ein Tabu der »Körperlichkeit«: Unmittelbare und im Verhalten ausgelebte Gefühle – Affekte [→ Affekte]) als Ausdruck der Körperlichkeit – durften *so* nicht sein, weil in der Vergangenheit Handgreiflichkeiten zwischen den Eltern zu einer »hyperkontrollierten« Kommunikation in einem bemühten Top-down-Prozess der Wahrnehmungs- und Handlungskontrolle als »Lösung« geführt hatten, ein überaus anstrengender Prozess der kontrollierenden Kommunikation, der jederzeit vom Schatten des Irrationalen früherer Eskalationen begleitet war.

Das Kommunikationsmuster zwischen sprachlich-vernünftigem Austausch und körperlich nicht angebunden wirkender Emotionsregulation war in einem Bewertungskreislauf innerhalb der hoch belastenden (und spürbar wirksamen) Vergangenheit gefangen. Vernunftfähigkeit war zwar eine Ressource beider Eltern. In diesem Fall trug jedoch eine Emotionen und Nähe *vermeidende* Anlage zur »Dysregulation« innerhalb einer vertrauensgestörten Gesamtsituation bei. Das Bemühen der Mutter, aus einem als destruktiv erlebten Muster einer zu stark rationalisierenden Sprachlichkeit auszusteigen und »gar nichts mehr mit allem zu tun haben zu wollen«, rief einerseits nach Entlastung in hochfrequenter Einzeltherapie, dies wohl auch, um hier eigene biografische Erlebnisse verarbeiten zu können. Andererseits war ihr mütterlicher Wunsch, in guter Verbindung mit dem Familiensystem zu sein (in wenigen Momenten auch mit dem Expartner), ebenso spürbar für uns. Nur eine rückversichernde »Co-Regulation« innerhalb eines entspannteren Wahrnehmungssystems hätte in diesem Fall Linderung bieten können – z. B. in einem Prozess der als selbst*sicher* empfundenen Abgrenzung und Autonomie, auch gegenüber der belasteten Vergangenheit, *und* der gemeinsam erlebten *Verbindung* in einer »sicheren« (emotional erlebten) »Körperlichkeit« in der Co-Regulation mit den Familienmitgliedern.[23]

Dürfte ich einen Wunsch für dieses Familiensystem äußern, so wäre es (im Sinne der poetischen Wortspiele in Abschnitt 1.1.1 dieses Buches) der Wunsch, die Familie möge zusammen Inseln für eine »selbstvergessene Demut« finden und diese hin und wieder zusammen bewohnen. Vielleicht müsste sie auch lernen, ihr konflikthaftes Wechselmodell im Sinne eines »romantischen Understatements« zu feiern, den Streit als hoffnungsvolle Kraft umzudeuten, in Richtung Ab- und Auflösung der dysfunktionalen Strukturen. Auch unter der Perspektive, dass die Kinder schnell erwachsen werden und für sich selbst aktualisierte Muster einer eigenen Kommunikation erkunden. Jeder Konflikt, der heute passiert, kann morgen *auch* zu neuen Lösungen und gestärkter Resilienz aufseiten der Kinder führen, wenn wir sie mit den familiären Geschichten nicht zu sehr alleinlassen. Dafür braucht es jedoch unverzichtbar die *Co-Regulation* in einem entspannten Selbsterleben *miteinander* im Kreis der Familie.[24]

3 Bindung und Beziehung: zwischen Theorie, Metapher und Neurophysiologie

3.1 Anbindungen

3.1.1 Wir bleiben da – Wir gehen weg

Vor einiger Zeit sah ich im Fernsehen eine Dokumentation über die frühesten Menschen (»Hominiden«). Es wurde dargestellt, wie diese ihre sicheren Habitate in den Bäumen verließen und den sich über lange Zeitspannen entwickelnden aufrechten Gang nutzten, um in freiem Gelände neue Reviere zu erkunden. Aber, so berichteten die Wissenschaftsjournalisten, nicht alle Hominiden gingen damals mit. Wahrscheinlich zogen es einige vor, zurückzubleiben und die Sicherheit und den Schutz der gewohnten Umgebung in den Bäumen zu behalten. Es könnte eine Ursituation in unserer Entwicklungsgeschichte zum Homo sapiens gegeben haben, eine tiefe Erfahrung, nach der wir uns wie auf einer Kippwaage zwischen Anbindung und Sicherheit sowie Neugier und Exploration hin- und herbewegen. Ob sich unser Bedürfnis nach Anbindung aus den frühkindlichen Bindungsgeschehnissen entwickelt hat, unsere Neugier wiederum aus den frühkindlichen Ablösungsversuchen von der ersten Bezugsperson, kann hier nur vermutet werden. Sich eine bestehende Grundanlage zwischen Sicherheitsbedürfnis und Erkundungslust vorzustellen, kann dagegen als durchaus naheliegend betrachtet werden. Hinzu kommt:

Wir lösen uns aus der Sicherheit (von Bezugspersonen), um in der Exploration der Umwelt eine andere Art von Sicherheit und Verbindung zu entdecken. Vielleicht brauchen wir die Veränderung und das Risiko, das mit jeder Veränderung einhergeht, um diejenigen werden und bleiben zu können, die wir sind.

Ohne die *Selbst*-Erfahrung in neuen Erfahrungen würde uns das »Unveränderte« der Gefahr aussetzen, seine eigenen Ressourcen zu schnell zu verbrauchen, um in einer beweglichen und veränderungsbereiten Weise Sicherheit herstellen zu können – dies kann biografisch ebenso wie evolutionär gelten. Das allzu Bekannte bietet dem menschlichen Erkundungstrieb zu wenig neue Lern- und Erfahrungsimpulse.[25]

> Familien signalisieren uns einen sicheren Hafen, den sprichwörtlichen Rückzugsort, das warme Nest, den »analogen Anker«, von dem aus wir uns zu explorativen und nach außen hin selbstwirksamen Menschen entwickeln »sollen«, wenn auch nicht immer wollen.[26] Widersprüchliche Botschaften im Sinne von »Löse dich ab und sei selbstständig, aber bleibe dabei immer eng verbunden« (wir könnten es das »Lieschen/Hänschen-Klein-Syndrom« nennen) gehören hier zu den konfliktreichen Themen zwischen Anbindung und Ablösung. In diesen Themen erkundet unser »Verhalten« [→ Verhalten] das in Abschnitt 2.2.3 beschriebene »dyadische System«: Familienbindung wird als »körperlich-essenziell« erfahren, unsere Ablösung hingegen in sprachlichen »Neuerfindungen« unseres Selbst vorangetrieben.

Stephen Porges beschreibt in seiner Polyvagaltheorie, warum Säugetiere sich im Bereich des sozialen (Bindungs-)Verhaltens anders orientieren als Reptilien (die uns evolutionär vorangegangen sind). Der hier mitgedachte Begriff des »Verhaltens« markiert einen Unterschied zu dem, was wir umgangssprachlich darunter verstehen. Hier scheint mir der Verhaltensbegriff des Behaviorismus immer noch mitzuschwingen, z. B. wenn berichtet wird, dass unser Verhalten eher »mit uns geschieht« und dabei oft nicht leicht zu steuern zu sein scheint, auch wenn in therapeutischen Kreisen die *kognitive* Kontrolle für eine Neuausrichtung des Verhaltens betont wird. Wir sind, wenn nicht im engeren Wortsinn *konditioniert*, so doch durch Erziehung, Umwelt und Anlage und das dort erlernte oder implizit mit ausgeprägte Verhalten »irgendwie« *gesteuerte* Wesen, die – eine Art Zugeständnis – auch die Anlage zur Selbststeuerung in sich tragen. Porges' Verhaltensbegriff zieht demgegenüber aus der Neurophysiologie unseres Körpers (nicht aus der sozialpsychologisch geprägten Anlage unseres »psychischen Selbst«) andere Konsequenzen:

Unser Körper verhält sich auf vorsprachlich[27] angelegten (evolutionär älteren) neuronalen »Plattformen« als »neurozeptiv« orientiertes »Gefahrenabwehrsystem« und auf einer evolutionär jüngeren Ebene als an sozialen Belangen der gegenseitigen Co-Regulation und Verbindung orientiertes »Sozialsystem«, welches implizit und explizit durch unser Verhalten und durch unsere Sprache (das »sprachliche Verhalten«) gesteuert wird.

Porges' Verhaltensbegriff basiert also darauf, dass die körperlichen Prozesse sowohl körperlich (neurophysiologisch) als auch durch Prozesse im Kortex des Gehirns (top-down) gesteuert werden können. Eine gewisse »Verunklarung« des Verhaltensbegriffes aus konditionierter Anlage einerseits und wahrnehmungs- und kognitionsbezogenen Prozessen andererseits wird hier aufgelöst – was m. E. eine gute Nachricht ist. In Porges' Verhaltenskonzept äußert sich auch das oben beschriebene »Bleiben und Gehen« auf erhellende Weise: Wir *bleiben*, wenn wir in unseren Beziehungen Sicherheit und Anbindung finden. Wir *gehen* hinaus zu anderen Erfahrungen und Verbindungen, wenn unsere ebenso sozial ausgerichtete Anlage nach Spiel und Exploration ausgeübt werden will.

> Die Anlagen unserer Neurophysiologie richten uns sowohl konservativ als auch an Veränderung und Entwicklung orientiert aus – bezogen auf das soziale Miteinander. Diese Orientierung ist eine in uns allen verfügbare Kapazität auf der Grundlage eines »biologischen Imperativs«, der uns an einem sozial wirksamen Überleben ausrichtet. Das ist die Botschaft der Polyvagaltheorie, deren Implikationen für uns therapeutisch nutzbar sind.

3.1.2 Bindung – und was sie bedeuten kann

Das entwicklungspsychologische Feld der »Bindung« ist gut erforscht und mittlerweile auch in der systemischen Community verankert (Trost 2018). Deswegen begnügen wir uns hier mit dem Hinweis, dass »Bindung« [→ Identität] als Begriff und Konzept seit den Anfängen seiner Erforschung zu John Bowlbys und Mary Ainsworths Zeiten zwischen Verhaltenspsychologie, humanistischer Psychologie und systemischen Ansätzen sowie der Psychoanalyse und Sozialpsychologie Verbindungen herstellen konnte wie sonst kaum ein Begriff. Die Sichtweise auf nur *ein* Individuum, losgelöst von familiären und sozialen Kontexten, war hier kaum noch möglich. Auch wenn die psychoanalytischen Konzepte den Blick auf die dyadischen Transaktionen zwischen »Ich« und »Du« in der frühen Individualentwicklung fokussieren, ist es inzwischen ausreichend belegt, dass Störungen in der Bindungsentwicklung von systemischen [→ systemisch/System] Faktoren in Familie und Gesellschaft stark beeinflussbar und somit auch therapierbar sind (vgl. die Studie zum Zusammenhang von Erziehung, Bindungsstil und der Entwicklung von Persönlichkeitsstörungen von Emami et al. 2024).

Bindungsstörungen (ein problematischer Begriff aus meiner Sicht, vielleicht wäre »Verstörungen« besser) sind zwischen Bezugsperson und Kind, aber auch innerhalb der Familie und ebenso im erweiterten Umfeld zu betrachten und zu behandeln. Zwischen dyadisch ausgeprägten Bindungsmustern, im Verhalten von Kleinkindern zu beobachten, und den *mittelbaren* Anbindungs- und Beziehungsmustern der Kommunikation in Familie und Gesellschaft wird sich ein »Zwischenraum«[28] einstellen, in dem Bindung und Ablösung vollzogen wird – heutzutage frühzeitig auch im »digitalen« Zwischenraum des Internets, das uns die konfliktreiche Mühe, zwischen Körper- und Sprachlichkeit zu vermitteln, abnehmen kann: »Virtualität« [→ virtuell/Virtualität] wird hier als verkörperte »Wahrnehmung« erlebt.

Im »Körperbau« der Familie finden wir (noch ist es so) zunächst unseren Körper als »körperlichen und sprachlichen« Mittler zwischen Emotionen, Sprachlichkeit und Verhalten und – in Co- und Selbst-Regulation – das autonome Nervensystem als »Thermostat« unserer neurophysiologischen Kreisläufe, die mobilisierend und herunterregelnd als »intervenierende Variable« (Porges 2023) betrachtet werden können. Um über unseren Körper die Bindung zu einer uns zugewandten Person aufnehmen zu können, bewirkt unser Körper durch die Auswertung seiner Energiebilanz, dass wir genau dies tun sollten. Anders können wir nicht überleben. Darmrohr (Energiezufuhr) und Nervensystem (Kommunikation) sind auf sinnfällige Weise die ersten Organe der Embryonalentwicklung. Sie sorgen in ihrer Anlage für eine Verknüpfung unserer Interozeption mit den kommunikativen »Alarmanlagen« für den Außenkontakt: Wir schreien als Neugeborene, weil unser Körper uns sagt, dass wir Nahrung brauchen. Zum ersten Mal hat die Physiologie unseres Körpers Alarm ausgelöst und sich in einem affektiven Verhalten gezeigt – die Neurozeption des Säuglings hat auf die ausbleibende Homöostase [→ Homöostase] des eigenen körperlichen Systems reagiert.

Unsere angeborene Anlage zu einem Bindungsverlangen wird also *zunächst* eine Folge der physiologischen Notwendigkeit von Nahrungsaufnahme und einer diesbezüglichen Kontaktaufnahme mit der Welt zu sein. Wir schreien, damit wir körperlich überleben, nicht weil wir gerade »Zuwendung« brauchen. So »schnöde« das klingen mag: Der Umstand, dass unsere Bezugsperson uns durch Nahrungszufuhr »rettet«, führt zu der Möglichkeit, den Kontakt mit dieser Person als

Zuwendung und Bindung zu erleben, ein Umstand, der sich aus meiner Sicht in den weltweit überwiegend ökonomisch ausgerichteten Beziehungsmodellen fortsetzt.

Bindung und Zuwendung entstehen im ersten Schritt also durch einen lernenden Überlebenskontakt. Die Kontaktaufnahme für diesen veranlasst unser Körper durch die Physiologie und Biochemie unseres Stoffwechsels, die mit den sensorisch ausgelegten (nach innen und nach außen gerichteten) »Kontaktorganen« und deren Reflexen, wie z. B. Schreien, Saugen, Schlucken und Seufzen, verbunden ist – über den im Nervensystem der Gesichtsnerven gut vernetzten Vagusnerv [→ Vagusnerv] des parasympathischen Nervensystems. Diese neuronalen Verbindungen sind in der Polyvagaltheorie als »Social Engagement System« beschrieben [→ Social Engagement System].

> Bindung zeigt sich im Ursprung in der Physiologie unseres Körpers; erst im zweiten Schritt als eine in der Interaktion zwischen »Ich« und »Du« entstehende Anlage. Unsere Bindungsanlage ist existenziell, weil unser Körper uns dorthin treibt, um überleben zu können.

Das eine bedingt eben das andere, wäre hier ein schneller Einwand, egal, ob wir hier »bottom-up« oder »top-down« argumentieren. Nicht ganz. Denn für eine Kontaktaufnahme (im Sinne des Bindungsverlangens) zu anderen Menschen brauche ich die Stabilität einer Selbstwahrnehmung, die wiederum eine »Körperlichkeit« impliziert, die mir erlaubt, mich selbst sicher in meinem Körper wahrzunehmen. »Top-down« lässt sich das nicht ohne Weiteres herstellen. Die Physiologie meines Körpers muss mir helfen, indem sie »Signale des Wohlbefindens« zu meinem Gehirn sendet. Erfolgt das nicht ausreichend, wird meine Kontaktaufnahme zu anderen Menschen verunsichert sein: In der längerfristigen Folge werde ich u. U. in einen unsicheren (»ambivalenten« oder »vermeidenden«) Zustand der Bindung oder gar einen desorganisierten Bindungszustand geraten.

Der Körper bestimmt also im ersten Schritt, ob und wie ich Kontakt und Bindung herstellen kann. Alle nachfolgenden Ebenen der Interaktion brauchen seine (neuro)physiologisch und biochemisch angelegten Signale als Basis: Signale, die uns »Sicherheit« empfinden lassen – oder nicht. Das bedeutet im Umkehrschluss (leider) nicht, dass verunsichernde Bindungssignale einer Bezugsperson durch eine gesunde physiologische Anlage vollständig aufgefangen werden können. Dazu ist ein Mensch in den ersten Lebensjahren zu stark auf eine »Konsistenz« [→ Konsistenz] der Kommunikation mit Bezugspersonen angewiesen. Es bedeutet nur, dass es m. E. eine hierarchische Abfolge zwischen innerem Milieu und äußerer Kommunikation gibt.

Als unsicher gebundener Mensch kann ich allerdings lernen, die Signale meines Körpers und die des autonomen Nervensystems wahrzunehmen. Meine »Interozeption« wird sich im Wechselspiel mit der Innen- und Außenwahrnehmung verändern, ebenso meine Annahmen über mich selbst und andere. Das wiederum wird mir helfen, im Bindungs- und Beziehungsgeschehen mit der sozialen Umwelt flexiblere Selbstwahrnehmungen zu entwickeln. Darauf wird mein Körper reagieren, sich wohler fühlen und mir weniger Gefahrensignale senden, was mir wiederum Bindungen nach außen erleichtert und so weiter und so fort.

Auch bei dem komplexen Thema »Bindung« geht es nicht darum, dem Körper und seiner (sprachlich orientierten) Körperlichkeit einen Vorrang vor kognitiven Prozessen im Gehirn zuzuschreiben. Es geht darum, ein Wechselspiel zwischen der Innenwahrnehmung (»Interozeption«) unserer physiologischen Vorgänge und den emotionalen Antworten unserer »neurozeptiv« und kognitiv beeinflussten Auswertung wahrnehmen zu lernen.

All das hat einen weiteren Begriff in dieses Buch gebracht: unsere Fähigkeit zur »Interozeption« [→ Interozeption]. Sie kann Voraussetzung für eine stabile Emotionsregulation (Barnow 2020) sein wie auch dafür, dass wir nicht von dysfunktionalen Kreisläufen einer »Neurozeption« [→ Neurozeption] gesteuert werden, die uns Gefahr und Unsicherheit auch dort signalisiert, wo wir uns gut fühlen *könnten*. Interozeption im Sinne einer *stabilen* Innenwahrnehmung gelingt uns nicht, wenn wir chronischen Stress und permanente Unsicherheit in Beziehungen erleiden. Unsichere Beziehungen (und ihre Bindungsmuster) zu anderen Menschen sind auch das Ergebnis einer gestressten oder überwiegend ausbleibenden Interozeption. Umgekehrt können unsichere Bindungserfahrungen eine stabile Interozeption verhindern. Wir haben hier (im *Ergebnis* des Problemgeschehens) ein »Henne-Ei-Problem«, was die Ursachenfaktoren von bindungsbezogenem Stress angeht.

Normalerweise gehen Therapeut:innen bei dieser Problemstellung eher davon aus, dass der Bindungsstress den inneren Stress der

Selbstwahrnehmung triggert. Ich würde dem (trotz der oben festgestellten Hierarchie zwischen Physiologie und Bindung) insofern zustimmen, als unser nach außen gerichtetes Bindungsverlangen den möglicherweise innen bereits vorliegenden physiologischen Stress überlagern und (bei gegebener Sicherheit in der Bindung) lindern kann. Schließlich hat unser Körper gelernt, inneren Stress durch Bindung und Zuwendung zu reduzieren. Unserem Körper war und ist es gewissermaßen gleichgültig, was zuerst da war.

! *Für die Ausrichtung einer erfolgreichen Therapie scheint es mir dennoch wichtig zu sein, zu entscheiden, ob der Fokus zunächst auf die Bindungsthemen der Klient:innen gelegt wird oder eine veränderte Innenwahrnehmung eigener Körper- und Sprachlichkeit der erste Schritt sein soll.*

Polyvagaltherapeutische Ansätze bieten aufgrund der Konzepte der Co-Regulation und des »Social Engagement Systems« bei Problemen der Bindungssicherheit im Familienkontext die Möglichkeit, mit sehr niederschwelligen Ansätzen gemeinsamer Bezogenheit zu arbeiten (siehe Fallbeispiel 3 in Abschn. 3.3.2). Hierbei geht es um das Lernen gegenseitiger Sicherheitssignale, die geübt und erkundet sein wollen, aufbauend auf stabiler Interozeption, auch um ihre Glaubwürdigkeit und Wirksamkeit erleben zu können. Beispielsweise kann eine im Gruppenkontext erlebte »Feinfühligkeit« in Bezug auf die eigene (den Körper wahrnehmende) Interozeption das *Mit*gefühl (gemeint ist ein Gefühl des Miteinanders im Sinne einer co-regulierenden Empfindsamkeit) für ein Familienmitglied stärken. Dort, wo ich mich selbst fühle und ein Geschwister oder Elternteil dabei ist, kann dessen Erleben in gut »gehaltenen« Settings auch mich selbst berühren.[29] Gerade das »Innenerleben« braucht die Resonanz unserer Mitmenschen: Resonanz, besonders der Beteiligten in (Familien-)Therapien, verstärkt das Heilungserleben, wenn der therapeutische Kontext bewirken kann, dass »Interozeption« und »Neurozeption« sich in einem entspannt erlebten Sicherheitsgefühl *verbinden* – atmosphärisch Spürbares und interozeptiv Wahrnehmbares begegnen sich im Resonanzraum einer gemeinsam hergestellten (und so aktualisierten) »Sprache«.

3.1.3 Familien-Bindung

Bindungsprobleme können auf der polyvagaltherapeutischen Ebene in einem entsprechenden Setting besprochen und über eine sensiblere Interozeption neu wahrgenommen werden. Allerdings ist es mir wichtig, den Begriff der »Bindung« [→ Identität] im Kontext von Familien näher zu beschreiben. Denn sicherere Bindungen bedeuten nicht immer bessere Beziehungen. Dafür transformiert sich das frühkindliche Bindungsgeschehen im Laufe der Entwicklungsabschnitte bis zum Erwachsenenalter zu stark. Um Bindung in Familiensystemen zu betrachten, versuche ich hier ein Konzept zu entwickeln, welches beziehungsbezogene Muster der Kommunikation in Familien betrachtet, – und diskutiere diese im Licht eines (polyvagal)theoretischen und systemisch erfassten Bindungsansatzes.

Die Bezogenheit aufeinander kann dadurch flexibler sein, aber andererseits auch in hochspezifischen Netzen aus Abhängigkeit und Ablösungsversuchen eingefangen sein. Diese Umstände werden verstärkt durch die Anlagen und Ausprägungen der frühkindlichen Bindungsmuster. Sie bilden ein deutliches »Hintergrundrauschen« für das Beziehungsgeschehen in Familien.

Zunächst schauen wir die Faktoren an, die das Bindungs- und Beziehungsgeschehen beeinflussen (siehe Abb. 5). Wichtig an den diesbezüglichen Feldern der gegenseitigen Beeinflussung scheint mir die Kategorisierung ihrer Herkunft zu sein.

Feld 1 bezieht sich auf die Frage der Kultur (individualistisch oder kollektivistisch oder eine Mischform davon) und unsere Anlagen der Anbindung und Ablösung in ihr, ebenso auf die Feststellung, dass unsere frühen Bindungsmuster sich in den Jahren des Heranwachsens (Adoleszenz) durch viele weitere Einflüsse von Familie, Kultur und Gesellschaft verändern.

Feld 2 beschreibt die neurophysiologisch-verhaltensbestimmten Grundlagen der Bindung, konzeptuell an der Polyvagaltheorie orientiert. Eine sichere Bindung im Sinne der PVT setzt eine »Neurozeption« beim Kind voraus, durch die der Körper ein Sicherheitsempfinden herstellen kann. Erst infolgedessen ist die stabile Kontaktaufnahme zur Bezugsperson möglich.

Feld 3 beschreibt, auf welche Weise (z. B. nach Bowlby und Ainsworth) Bindung frühkindlich beschrieben werden kann. Ansätze einer (mentalisierungsbasierten) Therapie können Teil dieser Konzeptualisierungen sein, ebenso polyvagaltherapeutisch orientierte Ansätze.

Feld 4 bezieht sich auf mehrgenerationale familiäre Einflüsse, die in Familien wirken: Unsere (auch dort) ausgeprägte Identität [→

Identität], ihre Marker aus Sprachlich- und Körperlichkeit wirken im Zusammenhang mit den frühen Bindungsmustern auf unsere Kommunikation ein.

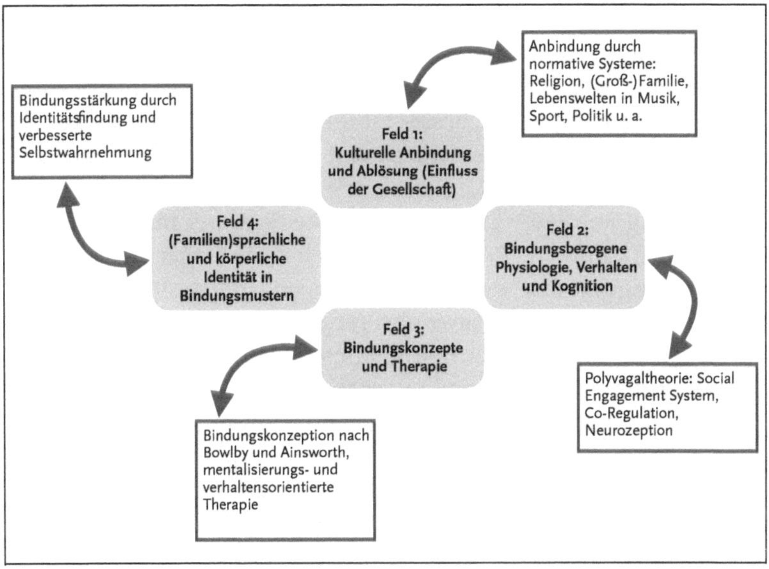

Abb. 5: Felder bindungsbezogener Konzepte

Beziehungsdynamik in Familien entwickelt sich dyadisch, triadisch und in der Gruppe.
Es stellt sich bzgl. Abb. 5 nun die Frage, auf welche Weisen sich derart kategorial verschiedene Felder beeinflussen können und ob sich das annähernd präzise beobachten und beschreiben lässt. Ein Beispiel: Der Einfluss unserer Herzratenvariabilität (ein physiologischer Marker der PVT) auf unsere Emotionen und das ggf. resultierende »affektive« Verhalten sind keine Selbstläufer, sondern mittelbare Prozesse, die sich auf unser Bindungsverhalten auswirken können (hier wäre also die Wirkung von Feld 2 auf die anderen Felder gemeint). Die Mittelbarkeit der Einwirkung (der in Abb. 5 aufgezeigten Felder) kann therapeutisch bedeutsam werden, wenn es gelingt, die kategoriale Verschiedenheit der einzelnen Felder in gemeinsamen Nennern aufzufangen:

Identitätsbildende Symbole wie Kleidung oder Tattoos **(Feld 1)** können z. B. über den Nenner der »Körperlichkeit« und der »Sprachlichkeit« **(Feld 4)** in Formen der narrativen Therapie betrachtet werden. In einer selbststärkenden Wirkung kann sich dieses Feld auf Muster einer unsicher-vermeidenden Bindung **(Feld 3)** auswirken, wenn z. B. das Gesprächsthema »Kleidung« eine sprachlich-identifikative (»sichernde«) Brücke zur anderen Person herstellt. Damit ist die vermeidende Bindung nicht verschwunden, aber polyvagaltherapeutische Ansätze **(Feld 2)** können auf der Ebene der Körper- und Selbstwahrnehmung helfen, die anderen Felder besser zu integrieren, d. h., sie als konsistenter und als für die Selbstwirksamkeit verfügbarer wahrnehmen zu lernen.

Das mag an dieser Stelle als abstrakte Spielerei mit Begrifflichkeiten daherkommen. Tatsächlich handelt es sich aber nach meiner Einschätzung um eine der zentralen Fragen jeder systemisch orientierten Therapie, wie die *Player* unserer Kommunikation – Verhalten, Sprache, Körper, Kultur – in dem für uns alle existenziellen Umstand, dass wir Bindung und Anbindung suchen, ihren Platz finden. Dieser Umstand der (An-)Bindungssuche ist ein neurophysiologisch beeinflusster, der durch die *symbolischen* Marker der sprachlich-kulturellen Kommunikation im Kern nicht nur mit gesteuert, sondern durch diese auf existenzielle Weise mitbestimmt wird. In anderen Worten:

Unser (An-)Bindungsverlangen verbindet physiologische Anlagen mit sozialen und sprachlich orientierten Überlebensmustern unserer Kognition. Es bindet umgekehrt auch unsere Sprachlichkeit an die Physiologie, indem Muster unserer Kommunikationsfähigkeit auf neuronalem Wege direkt mit dem Herzen, der Verdauung und den (in bestimmten Regelkreisläufen) autonomen Regulationsfähigkeiten von Erregung und Entspannung verbunden sind (Sympathikus und Parasympathikus).

Diese (und nicht nur diese) Sätze dieses Buches könnten als der etwas bemühte Versuch gelesen werden, Begrifflichkeiten der physiologischen Wissenschaft mit den allgemeineren Metaphern unserer Alltagssprache (wie z. B. »Anbindung«) zusammenzubringen. Dies würde allerdings übersehen, dass Wissenschaft selbst niemals ohne Metaphern existieren kann (vgl. Ball 2024).

Weiterhin ist unsere Sprache immer in Relation mit und zu unserer Anbindung an Dinge oder einer bindungsbezogenen Beziehung zu Menschen zu vernehmen: Wenn ich mich in beredten Sätzen und Dialogen »ereifere«, hat das eine Auswirkung auf meine

Physiologie, die wiederum Emotionen beeinflusst, was wiederum meine Fähigkeiten, mit anderen in verbundener Beziehung zu sein, stärkt oder schwächt – und so weiter und so fort. Die Sprache (und meine Sprachlichkeit in ihr) ist somit ein physisch ausgerichteter Teil des »Körperbaus« der Familiensysteme und damit auch der Gesellschaft. Sie ist ein emergentes System, das gleichwohl zu einem Teil unseres Körpers, seiner Biologie und Neurophysiologie geworden ist. Denn unser sprachliches Bewusstsein ist ein kommunikatives Organ unseres Körpers mit allen physischen Implikationen und Komplikationen. Schließlich kann ich eine Funktionsstörung des Herzens haben, ebenso wie ich an einer Funktionsstörung der Sprache leiden kann. Letzteres mag sozial relevanter sein als Ersteres. Aber vielleicht ist das auch nur auf den ersten Blick so der Fall. Vielleicht ist es mehr eine Frage von Hinter- und Vordergrund, aber die zugrunde liegenden Muster des zentralen Themas Bindung sind die gleichen.

Fazit: Der *bindungs*bezogene »Körperbau« der Familiensysteme impliziert eine Sprachlichkeit, die sich in einer sprachlich-anbindenden Grundveranlagung unseres Körpers ausdrückt. Denn wir können nicht sprechen, ohne aus unserem Körper zu sprechen, der für uns das Sprechen gelernt hat.

> Worüber gesprochen wird und welche bezogenen Symbole des körperlichen und sprachlichen Austausches wir nutzen, um uns einander sicher zu sein, ist ein bindungsbezogenes Bedeutungssystem unserer Identität [→ Identität] – die familiär, kulturell und lebensweltlich veränderbar (und auch veränderlich) sein wird: Unsere Bindungen und Beziehungen im »Körperbau« der Familie wandeln sich fortlaufend, nicht nur, weil unser Körper sich ändert und unsere Sprachlichkeit in ihm, sondern auch, weil die systemisch [→ systemisch/System] veränderlichen Faktoren der Umwelt (Außenwelt) sich in ihren sprachlich-symbolischen Wirkungen in uns allen »verkörperlichen«.

»Verkörperlichung« (und auch: »Verkörperung«, vgl. Abschn. 3.3.1) ist mehr als eine Metapher für identitätssuchende (An-)Bindungsvorgänge. Sie ist ein lebendiger, physischer Prozess, der die Bedeutsamkeit des Symbolischen in den Bereich des körperlich orientierten Bewusstseins transformiert. Symbolisch-semantische Ebenen sind (in dieser Perspektive) die Ausprägungen unserer psychophysiologischen Anlagen-Kapazitäten. Diese wiederum sind Modulatoren unserer sozialen Existenz. Sie sind das, was unser ursprüngliches Bindungsbestreben in den weiteren beziehungsbezogenen (und symbolisch aufgeladenen) Kontexten unserer Familienbiografie her- und bereitzustellen in der Lage war.

Bindung [→ Bindung] ist also nicht nur eine Metapher für den Umstand, dass wir alle wohl oder übel aufeinander angewiesen sind. Bindung ist der physisch spürbare und als solcher zu verstehende Hinweis darauf, dass die Möglichkeit unserer (symbolisch aufgeladenen) Existenz ein Ergebnis von Co-Regulation und Kooperation ist – und dies auf der neuronalen »Plattform« des »Social Engagement Systems«. Unsere Sprache entspringt (auch in dieser Hinsicht) aus der neurophysiologisch verankerten Sprachfähigkeit des Körpers, der seine Sprachfähigkeit zur bindungsgestützten Exploration im Außen und zur Sicherheit suchenden Rückbindung nach innen nutzen kann.

Wir haben in diesem Abschnitt versucht, verschiedene Konzepte von Bindung und Anbindung aufeinander zu beziehen (vgl. Abb. 5). Unsere Absicht dabei war, zu verstehen, wie entwicklungspsychologische, polyvagaltheoretische, identitätsstiftend-kulturelle und familiensprachliche Aspekte (die in wenigen Beispielen hier dargelegt wurden) miteinander interagieren können. Dabei haben wir das »Ziel« jeglicher Bindung, dass wir miteinander in Beziehung sein können, noch nicht näher betrachtet. Wie auch immer zu verstehende »Beziehung« scheint die Folge dessen zu sein, dass wir einst eine »Bindung« existenziell gebraucht haben, auch wenn dieser Umstand in uns allen sehr unterschiedlich ausgeprägt ist.

Und weil dem so ist, bekommen wir in familiären oder anderen Beziehungen das ein oder andere Problem: Wir haben unterschiedliche Konzepte von Beziehung, die wiederum auf unterschiedlichste Erfahrungen mit Bindung [→ Bindung] und Anbindung zurückgreifen. Im folgenden Abschnitt wollen wir den Zusammenhängen von Bindung und Beziehung allgemein und im Besonderen in Familien auf die Spur kommen.

3.2 Was wir uns durch die Sprache vorstellen können

3.2.1 Zwischen Bindung und Beziehung

Wir können konzeptuell zwischen »Bindung« und »Beziehung« eine Abgrenzung vornehmen, indem wir unsere Bindungsmuster überwiegend den vorsprachlichen (dyadisch entstandenen) Kommunikationsmustern zuordnen. Alle Muster hingegen, die zwie*sprachlich* veranlagt und kommuniziert werden, verweisen in Richtung Beziehungsebene. Natürlicherweise sind die Übergänge fließend.

Allerdings würde diese Konzeption die bildhafte Verankerung der Sprachentwicklung außer Acht lassen und den Umstand umschiffen, dass wir das Sprechen aufgrund der sensorisch-motorischen *und* kognitiven Integration der (bildhaft orientierten) vorsprachlichen Ebenen gelernt haben. Auch die für Bindungsvorgänge zentralen Aspekte scheinen ohne das linkshemisphärisch entwickelte *Sprach*bewusstsein unseres »Selbst« (und über unser »Selbst«) schwer vorstellbar. Insofern kann es sinnvoller sein, nach einem Konzept zu suchen, welches Bindungs- und Beziehungskonzepte integriert, auch wenn sie entwicklungspsychologisch nacheinander (überlappend) ausgebildet wurden.

> Aus dieser Perspektive würden die bildhaft oder auch »musikalisch« veranlagten Ebenen der Kommunikation auf Bindungs- oder (in späteren Entwicklungsphasen) auf Anbindungsebenen verweisen, während die sprachlich geprägten, möglicherweise auch rationaler orientierten Vorgänge der Kommunikation auf Beziehungsebenen hindeuten.

Um ein solches integratives Konzept zu formulieren, betrachten wir zwei Player der Kommunikation: Der erste Mitspieler ist unsere Fähigkeit zur *Imagination* [→ Imagination], der zweite unsere *Sprachlichkeit.* Das hier vorgeschlagene Konzept dieser zwei kognitiven Mitspieler geht von der Annahme aus, dass wir jegliches Wort, das wir im Prozess unseres Spracherwerbs aufgenommen haben, nur deshalb erlernen konnten, weil wir uns eine innere Vorstellung (Imagination) sowohl von dem klingenden Wort als auch von seiner bezogenen Bedeutung machen konnten.

Ohne dieses innere Vorstellungsvermögen, das unsere Selbstwahrnehmung mit motivationalen, emotionalen und kognitiv ausgerichteten Anteilen unseres Selbst verbinden kann, wäre unser Spracherwerb nicht möglich.[30] Eine Selbstwahrnehmung in Bezug auf sprachliches Lernen ist in diesem Prozess nur als sensomotorisch veranlagtes Lernen denkbar: Die lauthaften Vorgänge der Stimm- und Kehlkopfmuskulatur, verbundene Vorgänge der Gestik (des Zeigens) und die Einbeziehung der mimischen Muskulatur zur Unterstützung der Lautäußerungen sind sensomotorische Vorgänge, die erst im Laufe der weiteren Sprachentwicklung auch zu kognitiv induzierten Prozessen im (linkshemisphärischen) Gehirn genutzt werden.[31] Sensomotorisches Lernen braucht die innere Vorstellung (Imagination) darüber, wie meine Organe der sozialen Kommunikation (Stimme etc.) auf andere Menschen wirken.

Dies ist mehr als ein Reiz-Reaktions-Mechanismus, weil dafür »mentalisierende« [→ Mentalisierung] Vorgänge vorauszusetzen sind – in einfühlender Wahrnehmung: Wie kommt meine Nachricht beim Mitmenschen an? Und dies bezieht sich nicht nur auf protosprachliche Laute, sondern auch auf Wortlaute. Ein Kleinkind, dass zum ersten Mal das Wort »Mama« versucht, muss eine »Vorstellung« davon haben, was mit dieser Lautäußerung zu erreichen ist.

Unsere Sprachlichkeit ist also eine ursprünglich sinnlich-motorisch entwickelte, deren Bezug zur Körperlichkeit mehr als ein vergangener somatischer Marker aus der frühen Kindheit ist und auch mehr als ein Bezug, der nur bei emotional ausgerichteter »theatralischer« Sprache wirksam wäre (eine Form der Sprachlichkeit, die körperorientierter ausgeprägt ist).

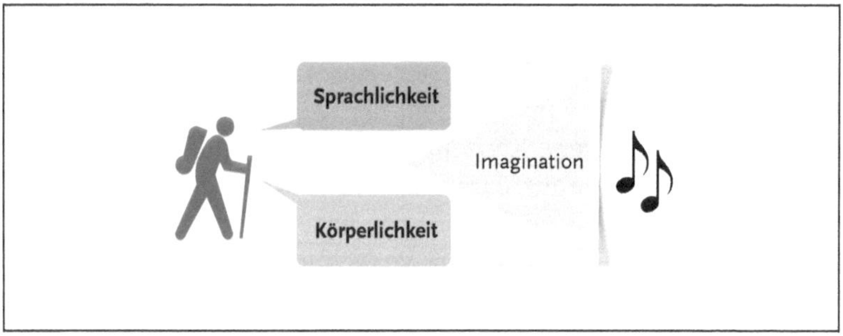

Abb. 6: Imagination [→ Imagination] als kognitive Vermittlung zwischen Sprache und Körper

Insofern versucht die hier angedachte Konzeption, »Sprachlichkeit« über unsere kognitive Fähigkeit zur »Imagination« in einen begrifflichen Zusammenhang mit »Körperlichkeit« zu bringen (Abb. 6). Dabei geht es um den therapeutisch relevanten Versuch, unserer körperlichen Wahrnehmung (durch Intero- und Propriozeption) auf der Ebene der Sprachlichkeit »Mitspieler:innen« an die Seite zu stellen, die die bildhaften Aspekte sprachlich veranlagter Kognition mit ihren rational-sprachlichen Aspekten (wie z. B. die Grammatik und Logik der Sprache) verbinden können.

Denn Sprache ist ein ebenso rational wie bildhaft in uns verankertes *perzeptiv*-kognitives Geschehen. Wir hören und fühlen unsere Sprachlichkeit in uns und aus uns selbst heraus körperlich (und auch räumlich), auch wenn wir sie alltagspsychologisch eher mit unserem rationalen Denken in Verbindung bringen und dieses gegen das Fühlen aus dem Bauch polarisieren. Um aber der Janusköpfigkeit unserer Sprachanlage (bildhaft beschreibend und begrifflich abstrahierend) (vgl. Kemmerer 2022) gerecht zu werden, braucht es die Fähigkeit zur Imagination, die – das war der Ausgangspunkt der vorliegenden Konzeption – vorsprachliche Anlagen unserer körperlichen Bindungsfähigkeit mit sprachlich (begrifflich) orientierten Mustern der beziehungsbezogenen Kommunikation in Kontakt bringt.[32]

Beziehung ist, aus dieser Perspektive, ein sprachlich ausgeprägter Vorgang. Beispielsweise ist der Versuch, zu erkennen, ob unsere Partnerin zu uns passt, von Sprache abhängig. Wenn es nicht möglich war, meine Suche nach (An-)Bindung (die hier als »bildhaft Vorgestelltes« verstanden werden soll) mit rational-sprachlich veranlagten Beziehungserwartungen in einen Abgleich zu bringen, hat mir dafür das Vorstellungsvermögen gefehlt: Liebe hat mich »blind gemacht«, eben weil mir das Vorstellungsvermögen gefehlt hat, dass die Partnerin andere Erwartungen und Bedürfnisse haben könnte als ich selbst. An dieser Schnittstelle zwischen körperlich-»bildhaft« verarbeiteten Vorgängen der Bindung und sprachlich vermittelten Erwartungen an Beziehungen entstehen Konflikte in Paarbeziehungen und Familien.

3.2.2 Steinige Wege der Beziehungen in Familien

Bindung [→ Bindung] steht mit Beziehung in einem spezifischen Zusammenhang. Sie wurde im Kontext unserer frühen Kontaktaufnahme mit der wichtigsten Bezugsperson ausgebildet, mit allen sicheren oder unsicheren Mustern, wie wir sie seit Bowlby kennen. Beziehung bildet sich hingegen in Entwicklungsprozessen heraus. Dort wurden die präverbalen Muster der Kontaktaufnahme durch Patterns unserer Sprachlichkeit umgeschrieben und in der Tiefe verändert.

Dies können wir so annehmen, weil die Ausprägung unserer Sprachlichkeit sich in enger Interaktion mit Erfahrungen von bindungsbezogener Körperlichkeit entwickelt: Sprachfähigkeit erweitert unsere Körperlichkeit durch lauthaft-motorische Zeichen.[33] Sie artikuliert unser nach wie vor präsentes Bindungsverlangen in verinnerlichten und veräußerlichten Zeichen (der Sprache). Dieser »Trick« unserer entwicklungspsychologischen Anlage ermöglicht uns etwas Besonderes:

Wir können Beziehungskonzepte – aus einem frühen Bindungsverlangen heraus – im Laufe unserer weiteren Entwicklung sprachlich artikulieren, im für uns essenziellen Bewusstsein, eine diesbezügliche Lernerfahrung der sprachgebundenen Kontaktaufnahme im Außen wirksam bewältigt zu haben. Dies gelang, obwohl wir in diesem Prozess im Zustand einer existenziellen Abhängigkeit von unseren ersten Bezugspersonen gewesen sind, von denen wir uns eben in diesem Prozess einer Versprachlichung (von Bindungsprozessen) ablösen mussten. Eine Lernerfahrung dieser Art kann nunmehr in einer beziehungsbezogenen Sprachlichkeit zu einer selbst erfahrenen Wirksamkeit führen, – mit der Folge, dass wir Beziehung als Erfahrung einer doppelten Bindungsfähigkeit verspüren, die zugleich auf Bindung und Ablösung beruht, statt eine belastend wirkende Abhängigkeit zu einer Person zu konstruieren.

Beziehungen, gerade im Kontext von Familien, haben diese Ambivalenz auszuhalten; eine Ambivalenz, die auch bei sicheren frühen Bindungserfahrungen bestehen bleibt. Denn sie bedeutet, dass die ursprüngliche Sicherheitserfahrung einer Bindung jederzeit durch die an Autonomie und Weiterentwicklung orientierten Muster der Sprachlichkeit infrage gestellt werden kann.

> Eben dort, wo sich unsere (familiäre) Beziehungssprache in einem imaginierten Raum einer »sicheren« Körperlichkeit in Kontakt mit frühen Bindungserfahrungen begeben kann, kann sich Beziehung in diesem Ursprungsdilemma ihrer Herkunft (aus »tiefenphysiologisch« verankerten Mustern) zu einer gelungenen Kommunikation transformieren.

Die Frage ist, ob wir genügend Fantasie dafür haben. Und ob wir unsere Imaginationsfähigkeit nutzen, um den Schmerz der immer schon Differenz und Ablösung mitteilenden Sprachlichkeit in Beziehungen willkommen zu heißen – denn er erscheint mir als solcher grundsätzlich nicht vermeidbar.

Der steinige Weg der Beziehungen in Partnerschaften und Familien ist also einer, wen wundert es, zwischen Bindung und Lösung, zwischen Nähe und Autonomie, zwischen Symbiosesuchen und Einzelkämpfertum. Seine »Klippen« sind uns überwiegend bekannt. Deren Kantigkeit und Rauheit aber in Bezug auf die Entwicklung einer (beziehungsbezogenen) Sprache, die frühe Bindungsmuster zu integrieren in der Lage ist, dürfte für die meisten Menschen weniger fühlbar und auch als solche erinnerbar sein. Bindung und Beziehung, das gehört eben irgendwie zusammen: Die »Imagination« kann uns helfen, unsere auf Differenz und Ablösung zielende Sprachlichkeit mit der Sicherheit und Bindung suchenden Körperlichkeit in wirksame und verbindende Muster (der Kommunikation) zu bringen. Unsere Vorstellungskraft erlaubt es in diesem Fall, nichtsprachliches Bindungswissen mit den Sprachmustern beziehungsbezogener Begegnungen in Kontakt zu bringen. Sie kann uns helfen, unsere Körperwahrnehmung zwischen innen und außen so zu orientieren, dass unsere Sprachlichkeit ein integrierter (»musikalischer«) Teil davon bleibt – statt sich in Rationalisierungen von Erfahrungen der Verbundenheit abzutrennen.[34]

Imagination [→ Imagination] verbindet bildhafte und abstrakte Elemente unseres Denkens. Sie ermöglicht uns, die horizontale »Logik der Zeit« mit einer mehrdimensional-vertikalen Bildhaftigkeit des Raumes zu verbinden. Der Raum soll hier für das stehen, was »immer schon da« ist. Er steht für unseren Körper und unsere Körperlichkeit in ihm. Die »Logik der Zeit« soll für die rationale Anlage der Sprache und unsere Sprachlichkeit in ihr stehen. Über die Imagination können beide Dimensionen unserer Existenz in eine *Zwie*sprache kommen: Die (An-)Bindung verknüpft sich bildhaft mit den sprachlichen (»horizontalen«) Mustern von Beziehung.

In der Vorstellung können wir erahnen und spüren, dass unser inneres Bild von *Beziehung* eher den früh erfahrenen Bindungsmustern entspricht und (in der sprachlichen Transformation von komplexen Bindungserfahrungen) zu einer ggf. komplizierten Sprachlichkeit in unseren Beziehungen führt. Es lässt sich erahnen, auf welche Weise unser Körper die früh erfahrenen Bindungsmuster integriert hat und in einer hochspezifisch ausgedrückten Körperlichkeit Ausdrucksformen der Sprachlichkeit sucht, um sich mitzuteilen: Körpersprache, sprachlich ausgelöste Verhaltensmuster, Rituale im Alltag, Schmuckstücke, Kleidung oder Tattoos. Unsere Körperlichkeit hat, von früh an, den Übergang zur Sprachlichkeit aus uns herausgesucht und in der

Körper- und Sprachlichkeit einer Identität, die unserer Vorstellung ent*spricht,* auch gefunden.

Was Identität [→ Identität] in familiären Beziehungen bedeuten kann, ist nur vereinzelt beschrieben worden (Scabini a. Manzi 2011). Identität wird diskursiv eher mit gesellschaftlichen, beruflichen und lebensweltlich-kulturellen Umfeldern verbunden als mit familiären Einflüssen. Diese Tendenz dürfte sich in den (westlich-) individualistisch orientierten Industrie- und Dienstleistungsgesellschaften seit Dekaden noch verstärkt und durch das Internet zusätzlich Fahrt aufgenommen haben. Wir suchen uns mehr in den äußeren (analogen/digitalen) Räumen der eigenen Lebenswelt als im »Innenraum« der Familie. »Familie« – sie scheint eine »enträumlichte Schatztruhe des Privaten« geworden zu sein, ein »Spiegelkabinett ohne Bilder, aber mit vielen Handy-Pics«.

Gemeint ist: Der vormals intime Raum der Beziehungsaufnahme, verinnerlicht und erkundet in frühen Mustern der Bindung, hat sich weit geöffnet in dem Bewusstsein der Generationen (wohl spätestens derer, die in den 1980er-Jahren geboren wurden), dass der Raum der Identifikation mehr in der Außenwelt zu finden ist als in der Familie selbst. Dadurch ist »Familie« nicht aus dem Spiel genommen. Aber die Identifikationsprozesse, welche unsere frühkindlichen Bindungsmuster in beziehungsbezogene Sprache transformieren, werden vielschichtiger ausfallen, mindestens wenn die Entwicklungen in eine Richtung führen, wo die Identifikationen im Außenraum als schwer vereinbar mit den familiären Bindungs- und Beziehungsausprägungen wahrgenommen werden.

»Identität« in Beziehungen ist eine ggf. stark beziehungsbezogene Ausdrucksform unserer Sprachlichkeit. Sie markiert die körperlichen, objekthaft-symbolischen oder anders dinglichen Ausdrucksformen unserer Persönlichkeit, indem sie unsere individuelle Sprachanlage materialisiert.[35] *Um zu wissen, was wir in Beziehungen brauchen, um unsere Bedürfnisse nach Sicherheit, Begegnung, Vertrauen etc. erfüllt zu bekommen, müssen wir wissen, wer wir sind – im Sinne einer Identität, die sich ihrer selbst (als Persönlichkeit) bewusst ist und sich (im »Ich«) körperlich-sprachlich und emotional ausdrücken kann.*

Und wir müssen unsere Bedürfnisse *kennen.* Diese sind in den bekannten Kategorien der Bedürfnispyramide nach Abraham Maslow zwar verallgemeinert, jedoch nur vereinzelt auf den hyperflexiblen Kontext unserer Zeit hin betrachtet worden (z. B. Schuster, Renneberg u. O'Gorman 2023):

> Bedürfnisse sind heute zunehmend Identitätsbedürfnisse, deren gestiegene Bedeutung die Diffusion zwischen dem Raum der Familie und dem Raum der Gesellschaft anzeigen kann.

Dabei kann die Familie durch den gestiegenen Existenzdruck der Arbeitswelt schon die Grundbedürfnisse weniger leicht erfüllen. Es kommt hinzu, dass identitätsstiftende Muster und Meme heute einem (digitalen) Sog unterliegen, der gesellschaftlich vorgeprägte Zeichen der Identitätsbildung von außen nach innen in die Familiensysteme hineindrückt, etwa wenn ein Thema wie »psychische Erkrankung« in sozialen Netzwerken (Instagram®, Tiktok®) ausgelebt und verarbeitet wird und dadurch der narrative Ausdruck von Persönlichkeit und Identitätsfindung (z. B. durch die Selbstdefinition als »psychisch krank«) nicht mehr im Raum der Familie stattfindet. Auch wenn dieser »Raum« gerade für dieses Thema oft ebenso wenig ein »sicherer« ist, ... dafür gibt es Familientherapie. »Instagram-Therapie« ist mir in der Form nicht bekannt.

Das Eindringen der Außenwelt in die Familien war immer ein Thema (z. B. durch Religion, politische Bewegungen und Ideologien). Dennoch lässt sich beobachten, dass die Räume des Privaten heute weniger intim-familiär als digital-diskursiv erkundet werden (vgl. Marwick a. Boyd 2014). Hier sind Auswirkungen auf die oben erkundeten Brücken zwischen Bindungs- und Beziehungsmustern zu erwarten. Es entstehen veränderte Konzepte von Körper- und Sprachlichkeit, deren verbindender Raum der Imagination durch die digitale »Enträumlichung« der Welt andere Konnotationen erhält.[36]

Wir haben diesen Ausflug in die Sozialpsychologie unternommen, um eine Vorstellung von der Komplexität von Beziehungskonzepten in gesellschaftlichen und familiären Prozessen zu bekommen, die weit jenseits der Steuerungsmöglichkeiten innerhalb von Familien- und Beziehungssystemen liegen. Dies hängt, wie oben beschrieben, damit zusammen, dass der Übergangsraum zwischen der Intimität des Körperlichen und der beziehungsbezogenen Sprachlichkeit einerseits noch in den Privatsphären des Familiären zu finden ist. Andererseits wird er durch die »Veröffentlichung des »Digitalisiert-Privaten« in seinen sprachlich konnotierten Eigenschaften verändert. Dadurch wandeln sich auch die Identitätsentwicklungen, durch die wiederum Beziehungskonzepte verändert werden.

Weiterhin wirken werden aber im Hintergrund die Bindungsmuster unserer ersten Kontaktversuche mit einer Bezugsperson: Die Ebene der »unveräußerlichen« Intimität unseres Bindungsverlangens besteht zweifellos fort, vielleicht sogar stärker als je zuvor. Wie aber wird sie in *familiären* Beziehungen ausgedrückt und gelebt? Hier verweise ich auf ein Fallbeispiel (siehe Abschn. 3.3.2) und auf weiterführende Literatur.[37]

Ebenso soll diskutiert werden, wie familiäre Systeme mit ihren inkludierten Normen und Werten das Beziehungsgeschehen sowohl auf der Eltern-Paar-Ebene als auch in Geschwister- und sonstigen verwandtschaftlichen Beziehungen ausprägen. Wie werden Entwicklungen bis zu einer stabilen Identität [→ Identität] ausgeprägt, und wie kommen sie mit früh angelegten Bindungsmustern in Kontakt? Kann die Polyvagaltheorie helfen, immer stärker divergierende Prozesse einer zunehmend diversen Identitätsbildung zu »erden«? Kann sie ihnen eine körperliche (und neurophysiologisch zu beschreibende) Basis zukommen lassen, ohne in schwer aufzulösende Konflikte zwischen den identitätsorientierten Prozessen der Körperlichkeit einerseits und den symbolischen Ebenen der Sprachlichkeit andererseits zu geraten?

3.3 Beziehungssprachen

3.3.1 »Es ist kompliziert.«

Den Satz der Überschrift, der sich in sozialen Netzwerken auf den Beziehungsstatus bezieht, würde der Philosoph Richard Dennett als »Mem« bezeichnen. Ursprünglich geht der Begriff auf Richard Dawkins zurück, der damit die soziokulturelle Herausbildung eines informativen Musters meinte, welches sich in das Bewusstsein von zunehmend mehr Menschen einnistet – und dadurch zu einer Art »genetisch-kultureller Neuvariante« eines semantischen Feldes wird. Bezogen auf unser Beispiel: Die semantischen Felder Beziehung und Beziehungsstatus (dieser Begriff ist ebenso ein Mem und in sozialen Netzwerken entstanden) werden um das narrativ zu verstehende Zitat »Es ist kompliziert« erweitert, was wiederum Folgen für die soziokulturellen Narrative und Konzepte zum Thema »Beziehung« hat. In Familien gilt dieser Beziehungsstatus, wenn auch nicht immer, so doch vermutlich ziemlich oft, wenn er auch nicht in typischer Weise für die Paarbeziehung der Eltern verwendet wird. Obwohl gerade diese oft so ist: »ziemlich kompliziert«. Für Geschwister- und sonstige verwandtschaftlichen Beziehungen trifft es vermutlich auch nicht selten zu. Was aber ist so kompliziert in Familienbeziehungen? Hier gibt es eine Reihe von möglichen Antworten:

- Familie ist der Ort, wo unsere Erwartungshaltung hinsichtlich gemeinsamer Werte und sozialer Moral am höchsten ist. Verstöße oder schwer vermittelbare Differenzen sind fast immer ein Affront. An wenigen Orten könnte uns ein Werte-Verstoß härter und tiefer treffen. Werte – sie sind ein empfindliches »Bindemittel« in Beziehungen. Sie bilden und binden eine Art emotional besetzten Urgrund unseres »Social Engagement Systems«. Ohne diesen Urgrund kann weder ein Bindungs- noch ein Beziehungskonzept funktionieren.
- »Sprache« formuliert Werte und prägt unsere Beziehungskonzepte in ihnen aus. Dies geschieht in Familien in hochspezifischen Konzepten. Diese führen zu ureigenen Mustern unserer Körper- und Sprachlichkeit. *Sprache-an-sich* ist allerdings bereits eine Quelle vieler Missverständnisse. Im Bezug aber auf Konzepte, wenn sie weniger *sprachlich*-begrifflich als symbolisch-verkörpert in Beziehungen erfahren werden (z. B. durch Gesten, beziehungsreiche Verhaltensweisen, Geschenke und spielerische Kommunikation, im Verhalten ausgefochtene Wertetransformationen etc.), gelangt die gesprochene »Sprache« auf eine Grenzebene, wo es keine einfachen Worte mehr zu geben scheint …

> Dies ist, als würde unsere Sprache in Beziehungen (allgemein und in Familien im Besonderen) eine Übersetzung brauchen, als wäre sie eine Fremdsprache, die wir alle gleichzeitig »zu gut« und zu schlecht gelernt haben.

- In diesen (bereits in erlernten Konzepten verankerten) Schwierigkeiten zwischen Sprache und Beziehung entsteht eine weitere Herausforderung, die mit dem »Ort« Familie zusammenhängt: Als Ort steht sie für An- und Rückbindung *und* ist gleichzeitig der Ort, von dem wir uns in Pubertät und Adoleszenz lösen mussten. In der Gleichzeitigkeit von Anbindung und Lösung, von Abhängigkeit und Autonomie artikulieren wir oft genug eine Beziehungssprache, die dieses Paradoxon konfliktreich in sich aufgenommen hat: Wir wollen verbunden sein *und* wir wollen autonom bleiben.[38] Den meisten Menschen ist dieses »Paradoxon« irgendwie bewusst. Manchmal wird es intensiv als eine Art natürlich beziehungsbezogenes Thema diskutiert. Oder es ist die Bühne eines ein- oder beidseitig ambivalenten Beziehungsverhaltens, das auf ein unsicher-ambivalentes Bindungsmuster zurückgeht. Es wird sozusagen als strukturell gegeben hingenommen und kommunikativ ausgefochten. Dabei wird das grundsätzliche Dilemma meistens zu wenig hinterfragt:

Wie funktioniert eine positive familiäre (An-)Bindung, die Autonomie *und* entspannte Ablösung oder auch Distanz in sich trägt – und auf diese Weise entspannt in einem Wechselspiel zwischen Bindung [→ Bindung] und Lösung funktionieren kann, ohne in (als negativ erfahrenen) Bindungsmustern der Abhängigkeit und Ambivalenz gefangen zu bleiben?

- In einer zunehmend in den Außenraum hinein orientierten Ablösung aus der Familie und ihren Beziehungsmustern entwickeln wir heute unsere Identität. Deren ureigene Körper- und Sprachlichkeit bedeutet unter Umständen eine konflikthafte Umorientierung hinsichtlich Beziehungsmodellen, sexueller Orientierung, Werten, beziehungsbezogener Identifikation in neuen Lebenswelten und anderem mehr. Überarbeitete Kommunikationsmuster dieser Art aus dem ursprünglichen »Sprachlabor« Familie sind im Grunde aber keine *neuen* Beziehungsherausforderungen. Denn die Überarbeitung findet seit Generationen statt: Sie ist Teil des systemischen Prozesses der Beziehungsentwicklung in Familien. Leider macht es das nicht weniger kompliziert. Denn die mehrgenerationalen Überarbeitungen (oder Aktualisierungen) von Körper- und Sprachlichkeit finden überlappend statt: Oft genug sind Identitäts- und »Beziehungsfindungsprozesse« in der einen Generation noch gar nicht ausgereift oder abgeschlossen. Und schon müssen sie sich Mustern der Umorientierung stellen, schon müssen sie ein weiteres *Reframing* der beziehungsbezogenen Werte und Kommunikation in sich aufnehmen. Das ist kein leichter Weg.

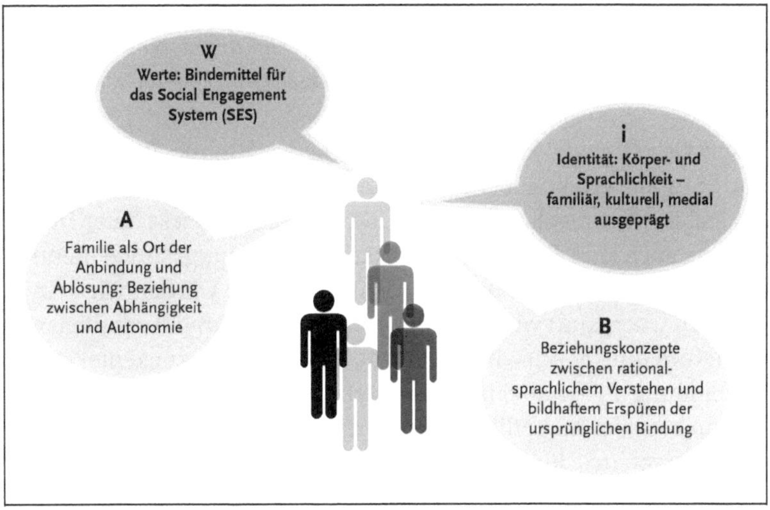

Abb. 7: Faktoren der Familienbeziehung

Abb. 7 fasst die angesprochenen Punkte beziehungsbezogener Herausforderungen zusammen. Ich nenne sie hier »BAWI – **B**eziehungskonzepte, **A**nbindung, **W**erte und **I**dentität« – in dieser Reihenfolge, weil Beziehungskonzepte sich von der Ursprungsbindung zu einem Ort der familiären Anbindung entwickeln, wo sie bestenfalls durch gemeinsame Werte und Traditionen gehalten oder auch weiterentwickelt werden, um dann wiederum neue Identitäten auszuprägen, die zu neuen Beziehungskonzepten führen – und so weiter und so fort.

Der Aspekt der »Werte« in familiären Beziehungen (Buchstabe W) markiert einen besonders kritischen Punkt. Denn gemeinsame Werte sind kein sprachlich dehnbares »Irgendwie« (werden wir uns schon einig werden darüber). Werte und ihre zugehörigen Emotionen »markieren« eine emotional konnotierte Grundausrichtung, durch die wir uns in Familien Sicherheit, Geborgenheit und Vertrauen versprechen.

Nirgendwo sonst (als bei Werten) scheint die sprachlich-symbolische Vermittlung unserer Beziehungen untereinander so klar verständlich und fast körperlich begreifbar zu sein. Es ist, als ob »Werte« die Verbindung zwischen unserer nach Sicherheit und Anbindung rufenden Körperlichkeit und einer symbolisch agierenden Sprache herstellen – und letztlich nicht nur versprechen, sondern auch garantieren sollen. Unsere physiologischen Grundbedürfnisse nach einer körperlich wahrgenommenen und in einem Miteinander erlebten Sicherheit ruhen auf diesen gemeinsam als verbindlich und wahr angenommenen Werten und ihren symbolisch und sprachlich ausagierten (Um-)Setzungen.

Keine Gesellschaft, keine Familie in ihr kann ohne Wertesysteme und ihre Sicherheit gebenden Gefühle dauerhaft existieren.[39] Ohne ein stabiles Wertesystem kann im individuellen Prozess einer Individuation auch kein sicheres Selbst, keine entwicklungsfähige Identität ausgebildet werden: In unserem BAWI-Konzept würden wir keinen sicheren Übergang zwischen W (Werte) und I (Identität) erhalten, was wiederum direkte Auswirkungen auf B (Beziehungskonzepte) und A (Anbindung an Familie) hätte. Weiterhin sind Werte über Emotionen mit und in uns körperlich verankert, wie kaum sonst etwas sprachlich Konnotiertes. Eine Verletzung von Werten ist immer nahe an der Grenze zur »Körper«-Verletzung, weil unser diesbezüglich beeinträchtigtes Sicherheitsgefühl unmittelbar Dysbalancen des autonomen Nervensystems und entsprechende physiologische Auswirkungen auf unseren Körper zur Folge hat.

Hilfreich scheint mir an diesem hier vorgestellten Konzept zu sein, dass eine »nahtlose« Verbindung aufgezeigt werden kann: zwischen einem individuellen Entwicklungsprozess (von Bindungs- zu Beziehungkonzepten) *und* seiner kritischen Ausprägung in *metasprachlichen* (Werte als »Bindemittel«), *räumlichen* (Familie als Ort) und *identifikativ-unterscheidenden* (Identität als »Unterschied, der einen Unterschied macht«) Merkmalen – Merkmale, die kategorisch zu unterscheiden sind und die die systemische Anbindung des Individuums an für eine Beziehungssicherheit relevante Umweltfaktoren auf eine besondere Weise beschreibbar machen. Hierbei geht es im Wesentlichen nicht nur darum, dass wir durch diesbezügliche Umstände geprägt werden, sondern dass wir diese Umstände förmlich in uns aufnehmen, unser Selbst darin ausprägen und *verkörpern,* eben weil die genannten Kategorien nicht lediglich äußerliche Einflüsse sind. Sie stellen auf Bedeutung tragende Weise »verinnerlichte« Umwelteinflüsse dar, die sich in den Embodiment-Prozessen unseres Bewusstseins widerspiegeln. Das sogenannte »Embodiment« [→ Embodiment] ist für polyvagaltherapeutisch orientierte Ansätze ein wichtiger Begriff.

Die bereits angedeutete Sprachgrenze des »Unsagbaren« innerhalb (familiärer) Beziehungen bewirkt, dass wir uns durch sie und in ihr in einem Prozess der Selbstbestimmung einfinden, der überwiegend symbolisch in Markern der Sprachlichkeit (Familienmelodien, Dialekte, Körpersprachen wie Gang, Gesten, Haltung, Körpermarker wie Schmuck, Tattoos, Kleidung u. a.) ausgefochten wird, sich jedoch in seinen Tiefenverweisen jederzeit darauf zu berufen scheint, dass wir einst vorsprachliche Wesen bloßer Körperlichkeit waren. Unsere Sprachlichkeit verweist uns in Beziehungen immerfort darauf, dass wir in *dieser* Beziehung »unerlöste« Wesen sind: Sie (unsere Sprachlichkeit) hat uns nicht gelehrt, eine besondere Fähigkeit zum Gewahrsein unseres Selbst als Fähigkeit zur Integration zwischen Körper, Verhalten und fühlendem Denken zu verstehen – und dies in einem solchen Selbstverständnis zu kommunizieren.

Im folgenden Abschnitt soll das 3. Fallbeispiel einen kurzen Einblick in die familientherapeutisch und polyvagaltherapeutisch orientierten Lösungsansätze einer konfliktreichen Bindungsthematik geben.

3.3.2 Identität, Rolle und Bindungsthematik: Fallbeispiel 3

Wer bin »ich« in der Familie? Diese Frage beschäftigte uns als Familientherapeutinnen im folgenden Fall: Ein 12-jähriger Sohn (Till) stresste die Kommunikation zwischen der Mutter, seinem Vater, dem 3 Jahre jüngeren Bruder und sich selbst. »Stresste« ist hier vorsichtig ausgedrückt: Die Eltern und sein Bruder empfanden Tills Verhalten als herausfordernd, weil er über Jahre hinweg alle Versuche, Entspannung in ein gemeinsames Miteinander zu bringen, durch eine nervenaufreibende und absichtlich hohe und schräge Stimme verhinderte. Till versetzte sich so in eine Kleinkind-Rolle zurück (oder war es die Rolle eines »Kobolds«?) – jedenfalls ging es immer um die Aufmerksamkeit der Mutter. Hohe und »unregulierte« Stimmen sind für unser autonomes Nervensystem ein Gefahrensignal. Unser Körper reagiert sofort mit einer (Sympathikus-)Mobilisierung und setzt uns unter Stress, wenn die Kontexte keine Beruhigung oder ein beruhigendes Einordnen eines Verhaltens erlauben.

Als »Kobold« und »kleiner Junge« konnte Till seine Mutter in diesen (provozierenden und reinszenierten) Situationen für sich allein beanspruchen. Er konnte auch, so schien es, eine *Wirksamkeit* in einem nicht stabil entwickelten Selbst verspüren, durch sein Verhalten die ganze Familie zu steuern, indem er für Stress, Unmut, Konflikt und Eskalation sorgte. Das grenzüberschreitende Ärgern des jüngeren Bruders gehörte ebenso selbstverständlich dazu wie die fehlende Reaktion auf Aufforderungen seines Vaters, damit aufzuhören, alle zu nerven und sich kindisch zu benehmen. Versuche, Till zu ignorieren, scheiterten als Erziehungskonzept ebenso wie andere Maßnahmen, Zuwendungen oder Appelle.

Die Familientherapie hatte in diesem Fall u. a. den Auftrag, Tills »Narren-Rolle« in der Familie aufzulösen, ihm einen anderen, altersgemäßen Platz zuzuweisen. Da sein beziehungsbezogenes Verhalten zwanghafte Züge aufwies, würde eine Besserung über eine gemeinsame Reflexion in der Familie (z. B. in einem Familienrat) schwer zu erreichen sein. Ebenso würden psychoedukative Ansätze für die Eltern zu Erziehung und Verhaltensänderung kaum wirksam sein, da auf der Elternebene Verständnis und Geduld ebenso wie aufgeklärtes Wissen über psychologische Zusammenhänge vorhanden waren.

Die Frage stellte sich, in welchen Situationen die zwanghaften Muster der Kommunikation auftraten. Es ging für Till um den Kontakt zu seiner Mutter. Im inneren Konflikt um die Nähe zu *ihr* traten seine Symptome (des nicht mehr altersgemäßen Verhaltens) normalerweise auf. Ein »unerlöstes« Bindungsverlangen zur Mutter hin konnte die treibende Kraft hinter den Verhaltensmustern sein. Aber es gab auch einen Zusammenhang mit einer instabilen Beziehungsebene zum Vater, – der seinerseits mit einer schwachen Anbindung an die eigene Vater-Rolle kämpfte. Die »Triade« zwischen Mutter, Vater und dem älteren Sohn war auch dadurch aus der Balance gebracht. Tills Symbiose suchende Bindung an die Mutter wurde familien-dynamisch durch eine Verunsicherung im Beziehungsgeschehen mit dem Vater und eine Abwehr des nachrückenden Bruders in ihren problematischen Mustern verstärkt.

Bezogen auf die oben beschriebenen Konzepte konnten wir feststellen: Der Übergang in Tills Entwicklung von einer frühen Mutter*bindung* zu reiferen Beziehungskonzepten mit allen Familienmitgliedern war blockiert. Seine Selbstentwicklung war ebenso gefährdet, weil er seine Rolle im Familiensystem als ältester Sohn nicht fand, sich nicht aus der Bindung zur Mutter lösen konnte: dies auch, um sich selbst wiederum in einem sicheren Kontakt mit einem entsprechend feinfühligeren Vater neu zu positionieren und auch gegenüber seinem jüngeren Bruder geschwisterlich-verbunden zu agieren (statt herausfordernd und grenzüberschreitend). Es brauchte im Raum der Familie eine nachholende Rollenentwicklung, die Till in einer nachholenden Selbstentwicklung gelingen konnte, wenn sein Vater seine eigene (teilweise) abwertend ambivalenten Bindungsmuster zu dem älteren Sohn hinterfragen und verändern würde. Hier konnte eine biografische Selbsterkundung und »Neuerzählung« des Vaters mit Bezug auf die eigenen Vater-Erfahrungen mit dem Großvater helfen. Die (väterliche) Rollenidentität war somit eine »Stellschraube« im System. Gerade der Vater konnte dem Sohn helfen, wie auch immer erwachsen zu werden und das für alle nervtötende »Kobold-Sein« abzulegen. Nach dem BAWI-Konzept würde eine Veränderung der väterlichen Identitätserzählung (I) hinsichtlich der Vater-Rolle ein verändertes Beziehungskonzept (B) zum Sohn und eine größere Beweglichkeit in der Triade mit der Mutter bedeuten.

Das konnte ein Ansatzpunkt sein. Der andere Punkt bezog sich auf die Diffusion von Tills Konzepten hinsichtlich Bindung und Beziehung. Der 12-Jährige versuchte in Beziehung zu gehen – mit allen Familienmitgliedern – und scheiterte dabei vermutlich an einer inneren Blockade (und Angst), dafür die frühe Bindung zur Mutter verlassen zu sollen: Je stärker die Aufforderungen aus der Familie waren, doch »vernünftig« mit allen in Kontakt und Kommunikation zu gehen, desto mehr signalisierte Till durch schrilles und situativ unangemessenes Sprechen, dass er diese Form der Beziehung keineswegs gegen die (in seinen Augen) viel sicherere Form der Bindung an die Mutter eintauschen würde. Till fehlte die »Vorstellung« (Imagination [→ Imagination]), wie sich ein Loslassen von der Mutter hinsichtlich einer eigenen inneren Beziehungssicherheit zu ihr und dem Risiko veränderter Beziehungen zu den anderen Familienmitgliedern anfühlen *könnte*. Er hatte kein sprachlich wirksames und Sicherheit gebendes Beziehungskonzept, weil er in einer (vorsprachlich-körperlich verankerten) Bindungsproblematik festhing.

Da wir das Thema »Bindung« [→ Bindung] aus systemischem Blickwinkel angehen wollten, nutzten wir das BAWI-Konzept als konzeptionellen Hintergrund. Till würde sich sowohl zur Mutter als auch zum jüngeren Bruder und zum Vater hin besser selbst wahrnehmen und steuern lernen, wenn es ihm sinnvoll erschien, sich auf eine zunehmend altersgemäße Selbstbeobachtung einzulassen, eine bessere *Vorstellung* (Imagination: Wie wirke ich selbst auf andere?) zu bekommen. Wir erteilten ihm hierfür den Auftrag, sich selbst »von oben« zuzuschauen, besonders in den kritischen Konfliktsituationen, eine verhaltenstherapeutisch[40] ausgerichtete Intervention (als Metapher diente uns das Bild einer Drohne, von der aus wir uns selbst von oben beobachten[41]). Diese Übung in der Selbstbeobachtung hilft manchen

Jugendlichen, weil sie durch die sozialen Einflüsse der Außenwelt ein gesteigertes Interesse daran haben, gut auszusehen, erwachsen zu wirken und ganz allgemein gut dazustehen.

In solchen Identitätsfindungsprozessen entsteht, gerade wenn in familiären Konflikt-Situationen eine Selbstbeobachtung gelingt, eine andere Bindung zum eigenen Selbst: Der Schritt von I zu B (im BAWI-Konzept) bedeutet hier, dass Identitätsfindung [vgl. → systemisch/System] eine wirksamere Selbstfindung (und -bindung) und damit eine »verbindlichere« Ablösung von nahen Bezugspersonen erlaubt – wenn gleichzeitig die Sicherheit gebende Anbindung im Sinne des »Social Engagement Systems« an die Familie und ihre Bezugspersonen gehalten werden kann bzw. die Ablösungskonflikte ausreichend gut moderiert werden, zum Beispiel, indem entspannte Dialoge hinsichtlich der eigenen Identität (W nach I in BAWI) den Selbstfindungsprozess moderieren und stärken.

> Wir konnten im vorliegenden Fall »mitlesen«, wie eine veränderte Versprachlichung des Bewusstseins eigener Identität bei Till half, dass sich seine Diffusion zwischen Bindung und Beziehung in Richtung der Mutter langsam auflöste. Rückschläge aller Art waren Teil dieses Lösungsprozesses. Diese erfolgten oft, wenn die Fortschritte besonders groß zu werden »drohten«. Dementsprechend groß war in diesen Fällen auch die Frustration aller Beteiligten.

Polyvagaltherapeutisch verweist das BAWI-Konzept darauf, dass Entwicklungsprozesse einer in therapeutischen Beziehungen reflektierten Identitätssuche direkte Auswirkungen auf die (durch das autonome Nervensystem mitgesteuerte) Fähigkeit zur entspannten Kontaktaufnahme innerhalb einer Co-Regulation haben. Wie aber soll das funktionieren? Warum sollten Entwicklungen identitätsgebundener Sprachlichkeit Auswirkungen auf unsere Fähigkeit zur (neurophysiologisch mit gesteuerten) Co-Regulation und Kontaktaufnahme haben – und damit Auswirkungen auf unsere Beziehungskonzepte? Diese Frage berührt den kritischen Punkt, an dem Bindungskonzepte nach ihrer ursprünglich körperlichen Anlage durch eine zunehmende Versprachlichung der Interaktionen mit Bezugspersonen zu Beziehungskonzepten werden: Unsere körperlich bezogene Bindung wird zur sprachlich bezogenen Beziehung – ohne dass die ursprüngliche körperliche Anlage dabei ihre funktionale und biografische Bedeutung einbüßte. Ein wichtiger Aspekt dabei ist, dass unsere ursprüngliche Bindung durch innere Objektrepräsentanzen statt-

findet. Als Baby können wir noch nicht wissen, dass Menschen keine Objekte oder Dinge sind. Wenn wir den Unterschied erlernt haben, sind wir bereits auf dem Weg, körperliche Bindung in sprachlich »eroberte« Räume der Beziehung zu verwandeln, in denen wir uns weniger objekthaft als lebendig (und wesenhaft) erleben. Dennoch bleibt uns das Ursprungserleben der Objekthaftigkeit erhalten, zum Beispiel, weil wir die Sprache selbst als Objekt unseres Ausdrucksvermögens erleben. Oder weil wir unseren eigenen Körper, trotz und mit seiner Sprachfähigkeit, als objekthaft erleben. Schließlich ist unser Körper kein Geist. Unsere menschliche Fähigkeit, unser Suchen nach Beziehung in seiner Sprachlichkeit zu erleben, – nicht als »Geist, der spricht«, sondern als physisch-sprachliches Symbol einer weiterhin körperlichen Bindungsfähigkeit, – erlaubt uns, unsere Körperlichkeit über die Sprache »virtuell« [→ virtuell/Virtualität] auszudehnen, ohne den Kontakt zur Erde (und zu unserem Körper) zu verlieren. Die Janusköpfigkeit unseres Sprachvermögens, in solcher Rückbindung sowohl körperlich angebunden als auch außerhalb von uns selbst, also »räumlich entgrenzt«, zu agieren, kann sich eine polyvagal orientierte Therapie zunutze machen. Denn die Polyvagaltheorie (PVT) bedeutet uns, dass uns unser soziales Kontaktbedürfnis nicht nur zu sprachlichen, sondern auch zu auf eine spezifische Weise sprachlich-körperlich gesteuerten Wesen macht. Damit gelangen wir nicht in einer Rolle rückwärts zu vereinfachten »Körperbotschaften«.

> Im Gegenteil, die Botschaft der PVT ist, dass wir auf differenzierte Weise über unsere Fähigkeit zur Sprache mit unserer Körperlichkeit (und unseren vorsprachlichen Einflüssen in ihr) in Verbindung treten können. Polyvagaltherapeutisch orientierte Ansätze der systemischen Therapie können sich eine solche Differenzierung unserer Selbstwahrnehmung zunutzen machen, indem sie auf ein flexibles Zusammenspiel unserer Wahrnehmung zwischen Interozeption, Imagination und emotionalem Ausdruck hinwirken.

Fazit: In dem erörterten Fall konnten wir beobachten, wie sich Bindungs- und Beziehungsthemen in der Familie durch vorsichtige Impulse zur Selbst- und Identitätsentwicklung beweglicher (d. h. nicht unter innerem Zwang stehend) entwickeln konnten. Die Impulse bezogen sich auf eine Veränderung der Selbstwahrnehmung, durch gemeinsame Reflexionen angestoßen, aber auch durch den Vorschlag, ein Bild der digitalen Welt zu nutzen: Die Außenbeobachtung durch Kameras oder Drohnen wird zu einem Teil unserer Selbstbeobachtungstechniken (im besten Sinne des Wortes). Wir *können* uns anders von außen wahrnehmen, wenn wir unseren Innenbezug der Wahrnehmung (Interozeption) mit einer Perspektiverweiterung im Außen in Bezug bringen. Der digitale Blick der Außenwelt ist hier nicht der Blick der anderen, sondern letztlich auch der eigene. Es mag einem (in diesem Zusammenhang) epidemisch vorkommen, wie viele »Selfies« heute gemacht werden. Aber die gute Nachricht ist: Ein Selfie ist (in dieser Hinsicht) mein eigener Blick, der von außen kommt. Es ist der »digitale Spiegel«, der unsere Selbstwahrnehmung von außen nach innen (und zurück) lenkt. Das kann negative Aspekte haben (gesteigerte Selbstsucht), aber eben auch den positiven der allgemeinen Fähigkeit, sich selbst aus einer möglichst entspannten Außenperspektive wahrnehmen zu lernen und dadurch die Innenperspektive zu verändern. Die Veränderung von beidem (Innen- und Außenperspektive der Selbstwahrnehmung) verändert die Art der Beziehung zu uns selbst, die selbstwahrnehmende Integration von Körper, Emotionen, Sprache und unserem Denken mit und ohne Sprache. Dadurch ändern sich auch die Beziehungen zu anderen Menschen.

> Wir konnten zeigen, dass es in Familien eine problematische Diffusion zwischen Bindungs- und Beziehungsthemen geben kann. Es ist, als ob Themen einer eher bindungsbezogenen Körperlichkeit mit Themen einer eher beziehungsbezogenen Sprachlichkeit miteinander in Konflikt kommen. Lösungswege aus der Diffusion dieser Kontaktebenen waren u. a. eine veränderte Selbstwahrnehmung, der Fokus auf die Selbst- und Identitätsentwicklung und gemeinsam erarbeitete Neubewertungen innerhalb der familiären Dynamik – z. B. hinsichtlich väterlicher Rollenkonzepte und Beziehungsentwicklung vom Vater hin zum Sohn. Die veränderten Wahrnehmungs-, Rollen- und Beziehungskonzepte sollten eine zunehmend sichere Basis für die Interaktion und Co-Regulation innerhalb der Familie ermöglichen.

3.3.3 Was ist innen, was außen?

Hilfreich bei *systemisch*-bindungsbezogenen Ansätzen in der Familien-Therapie ist es, Außenfaktoren wie soziale Netzwerke, Peergroups u. a. mit einzubeziehen. Es geht dabei um die Grundannahme, dass unsere Selbstwahrnehmung in Kontexten und Situationen der Außenwelt durchaus eine andere ist als unsere Selbstwahrnehmung in der Familie. Dennoch steht beides in Zusammenhang. Familiäre Probleme der Beziehung werden nicht unbedingt begünstigen, dass wir uns in der

Außenwelt sicherer und angebundener fühlen. Die Frage ist, wo ich einen Veränderungsimpuls setzen will, der systemisch [→ systemisch/System] vom Außen (der Lebenswelt) ins Innen (hier: die Familienwelt) oder umgekehrt wirken kann. Der Gedanke, dass Anbindungsprozesse z. B. in sozialen Netzwerken des Internets zu einer Ressource der Selbststärkung und gestärkten Resilienz führen *können*, mag uns (zumindest den etwas älteren Generationen) noch nicht sonderlich gut gefallen – weil wir Bindung [→ Bindung] und Beziehung in erster Linie der analogen Welt zwischenmenschlicher Präsenz zuordnen. Ein Paradigmenwechsel findet hier aber vermutlich schon seit mindestens zwei Dekaden statt: Menschen fühlen sich selbst (bezogen auf soziale Beziehungen) eher »von außen nach innen« als umgekehrt. Unsere Innenwahrnehmung wird mehr durch das beeinflusst, was wir im Außen sehen und hören und wie wir im Außen kommunizieren, weil die Dichte der Information *und* der Kommunikation exponentiell zugenommen hat. Unsere Wahrnehmung hat schlicht und ergreifend mehr zu »verstoffwechseln« und das hat Auswirkungen auf die Prozesse der Selbstregulation des autonomen Nervensystems. Gleichzeitig hat unser Bedürfnis, Ausgleiche zu schaffen, indem wir uns »innen« wieder leer machen, zugenommen: Meditation, Körperbewusstsein durch Yoga, Achtsamkeitsübungen u. a. sollen helfen, der Reiz- und Informationsüberflutung entgegenzuwirken. In diesen Kontext fällt auch das große Interesse körperorientierter Therapeut:innen an der Polyvagaltheorie.

Familie kann in diesem Zusammenhang als Ort der Rückbindung und Ruhe neue Bedeutsamkeit bekommen, wenn wir diesen Ort nicht durch chronisch konfliktreiche Dynamiken belasten. Natürlich ist das leichter gesagt als getan. Familientherapie kann aber die Herausforderung annehmen, aus Worten wie »Rückbindung« und »Anbindung« etwas herauszuarbeiten, das fühlbar und erlebbar ist. Dabei geht es nicht zuletzt darum, andere innere und äußere Bilder darüber zu entwickeln, was Familie, was Beziehung, was Bindung ist. Unser durch die Polyvagaltheorie beschriebenes »Social Engagement System« kann für diese Entwicklungsprozesse eine konzeptionelle Vorlage bieten: Interozeptiv erfahrbare Vorgänge der Regulation durch das autonome Nervensystem können mit Bildern und Metaphern der Sprache in eine (auch in der Außenwahrnehmung) *spürbare* Vorstellung von (An-)Bindung und Beziehung (rück)übersetzt werden. Ebenso können Bilder und Symbole der medial aufgeladenen Welt im Außen in einem (sich) selbst bewussten Prozess für das Bewusstsein verkörpert und in uns selbst (und im Innenraum der Familie) erlebbar werden. Die Kognitionsforschung über Bewusstsein spricht hier von »Embodiment« [→ Embodiment], ein Begriff, der für die Polyvagaltheorie ebenso wie der Begriff des Traumas (Abschn. 3.5.2) von großer Bedeutung ist.

Unser Konzept von Innen und Außen hat sich hier auf die Familie als Innensystem und die (medial gesteuerten) Lebenswelten im Internet sowie die eigentlichen Außenwelten der Gesellschaft (Schulen, Vereine etc.) bezogen. Wir können aber auch drei verschiedene Systeme unterscheiden: Innen (Familie), Dazwischen (Internet) und Außen (gesellschaftlich-kulturell bestimmte Orte). Das »Dazwischen« des Internets scheint mir insofern interessant zu sein, als hier soziale, politische, kulturelle und viele weitere Themen der Gesellschaft eine Neubewertung und Aktualisierung erhalten. Diese führt zu veränderten Identitätsdiskursen, in Familien und in der Gesellschaft, die wiederum unsere Konzepte von Beziehung und Anbindung verändern, letztlich auch unsere Wertesysteme.

Im Umstand der (stark disruptiv wirkenden) Digitalisierung ist nach meinem Verständnis besser zu verstehen, *warum* unser menschliches Bewusstsein dermaßen bestrebt ist, sich auf medialen Ebenen zu externalisieren. Brauchen wir die digitalen »Außenstimmen« unserer menschlichen Existenz weniger, um schneller und besser zu kommunizieren, sondern letztlich, um uns *durch sie hindurch* besser selbst wahrnehmen zu lernen? In einer »Wahrnehmung«, deren Fokussierung und Dezentrierung uns in veränderte Zustände zwischen Körper- und Sprachlichkeit hineinführen *soll*? Wäre dem so, so würde das bedeuten, dass wir als Menschen auf der Suche nach einer veränderten Sprachwahrnehmung mit- und untereinander sind. Veränderte Wahrnehmungsebenen (in) unserer Sprachlichkeit führen zu einem veränderten sozialen Austausch, auch körperlich – der seinerseits zu veränderter Identität [→ Identität] und veränderten Beziehungsmodellen führt.

Um diese »Verstrickung« unseres diesbezüglichen »Embodiments« in die systemischen Player der Außenwelt besser einschätzen zu können, braucht es ein tieferes Verstehen darüber, wie unser Gehirn im Zusammenspiel mit dem autonomen Nervensystem das (zutiefst menschliche) Dilemma lösen kann, dass wir gleichzeitig körperliche Sicherheit suchen und dennoch mit unseren Systemen der Kommunikation immer darauf bedacht sind, bestimmte Grenzen eines als normativ erlebten Sprachraumes einzureißen, und damit das Risiko eingehen, neue Konzepte unserer sprachlichen Kapazität zu erkunden, die möglicherweise diffus, manchmal wütend und giftig, oft absurd überhöht, dann wieder voller süßlicher Emotionen auf uns einwirken.

Die folgenden Abschnitte beleuchten die Polyvagaltheorie in ihrer systemischen Anlage näher. Dies geschieht auch über die Frage, inwieweit »Bewusstsein« heute als neurophysiologischer Begriff systemisch aufgefasst (und therapeutisch verstanden) werden sollte. Es soll gezeigt werden, warum polyvagaltherapeutische Ansätze sich gut mit systemisch-therapeutischen Ansätzen verbinden lassen. Ebenso versuche ich zu zeigen, wie Ansätze der Kognitions- und Bewusstseinsforschung (vgl. »Embodiment« [→ Embodiment]) mit der Polyvagaltheorie verbunden sind, in dem Sinne, dass sie sich erkenntnistheoretisch aus ihr ableiten und verstehen lassen.

3.4 Polyvagaltheorie und Therapie

3.4.1 Systemische Anlagen der Polyvagaltheorie

Systemisch-therapeutisch zu denken, bedeutet, das Individuum in einem Wirkzusammenhang zu verstehen, dessen Kommunikation sich netzartig selbst erzeugt, verstärkt oder auch abschwächt. Dieser Wirkzusammenhang wird nicht als Kausalzusammenhang verstanden, selbst wenn ursächliche Relationen zu beobachten wären. Er dient als wandelbarer Zusammenhang einer Beschreibung erkennbarer Muster der Kommunikation. Schon die Beschreibung selbst verändert die Muster, führt zu weiteren Musterbildungen, die sich selbst hervorbringen, ohne ihren Ursprungsort außerhalb des eigenen Systems zu vermuten. Denn auch der Beobachter ist in diesem Prozess Teil des zu beobachtenden Systems. Kommunikation in systemischen Ansätzen wird also nicht kausal und urheberspezifisch, sondern konstruktiv, autogenerativ und relational verstanden.

Dieses kurz gehaltene Intro zu systemischen Ansätzen erscheint mir sinnvoll, um zu verstehen, dass die Polyvagaltheorie aus eben solchen (oben angedeuteten) Beschreibungen, Hypothesen und Mustern aufeinander bezogener Relationen besteht. Sie beschreibt als Theorie also keine Ursachen, sondern benennt mögliche Muster und Strukturen der (neurophysiologisch) veranlagten körpereigenen Kommunikation; eigentlich müssten wir mit Bezug auf den (systemischen) Biologen F. J. Varela sagen: »In-Formation« (Varela 1979). Denn die körpereigenen Signalwege formieren Kreisläufe und beschreibbare Abläufe, deren (organische) Vernetzung im Körper und hin zur Außenwelt durch die Polyvagaltheorie beschrieben werden kann. So z. B. die »Vagusbremse«, deren parasympathische Anlage dafür sorgt, dass wir bei zunehmender Erregung nicht an Herzrasen kollabieren. Oder auch die Vernetzung parasympathischer Vagusnerven (*poly*vagal!) mit den körpereigenen Organen der sozialen Kommunikation, z. B. dem Mittelohr, den mimischen Muskeln im Gesicht und der Stimmmuskulatur.

Weiterhin ist die Polyvagaltheorie eine systemisch [→ systemisch/System] angelegte Theorie, insofern sie neuronale Strukturen des Körpers mit (nach außen gerichteten) Organen der sozialen Kognition in Beziehung setzt. Dabei beschreibt sie mögliche Vernetzungen (im Körper), die wiederum nicht kausal, sondern relational verknüpft zu beobachten sind.

Die im Internet zu lesende Kritik an der PVT (Grossmann 2023) verkennt diesen systemisch-wissenschaftlichen Aspekt der PVT. Denn in systemisch ausgerichteten Theorie-Ansätzen, wie sie auch bei Varela, Maturana oder Bateson vorliegen, geht es nicht zuletzt darum, Forschung und Erkenntnistheorie näher und besser zusammen zu verstehen (Varela z. B. war auch Philosoph). Dadurch wird Wissenschaft aber nicht verwässert oder »spekulativ«. Vielmehr wird hier erkundet, wie unser »Denkorgan« Sprache selbst auf beobachtete Systeme einwirkt und dadurch, aber auch darüber hinaus, Systeme in Musterbildungen zu beschreiben sind, statt sie ausschließlich auf evidenzabhängige Einzelfaktoren hin zu untersuchen.

Hinzu kommt: Kritik an einer Theorie ist in anderen wissenschaftlichen Bereichen, zumindest dort, wo es um generelle Einwände geht, bestenfalls mit Gegenvorschlägen verbunden, »wie es denn dann funktioniert«. Hier bleibt es bei den Kritikern still: Wenn ich z. B. in Zweifel ziehe, dass der in der PVT wichtige sog. »dorsale Vaguskomplex« bei Säugetieren eine andere, auch das soziale Verhalten beeinflussende Rolle spielt als bei den (evolutionsbiologisch) vorangehenden Reptilien, sollte ich einen Vorschlag machen, wie unser psychophysiologisches System sonst mit traumatisch belastenden Situationen umgeht bzw. ob es sinnvoll erscheint, dass es in solchen Situationen keine involvierten Nerven des autonomen Nervensystems gibt oder diese in solchen Situationen keinen

Einfluss auf unsere sprachlich- und verhaltensorientierten Auswertungen haben.[42]

Der *erkenntnistheoretische* Teil der Polyvagaltheorie besteht u. a. darin, dass sich unsere körpereigene Physiologie mit Vorgängen der Neurobiologie *und* der Psychologie sozialer Kognition zusammen beschreiben lässt. Dies ist deswegen erkenntnisrelevant, weil Beschreibungen dieser Art oftmals in einem spezifischen Ungefähren (!) des (*alltags*sprachlich konnotierten) Psychosomatischen verbleiben (»du hast Bauchweh, weil du Stress hast ...«). Die Polyvagaltheorie scheint mir hier klarer zu argumentieren, indem sie soziales Verhalten in Beziehung mit klar beschreibbaren Regelkreisläufen körperlicher Physiologie setzt.

Damit ist Stephen Porges aber nicht der Erste: Bereits Walter Cannon verfolgte diesen Ansatz. Ebenso ist das Konzept der *Dissolution* von J. H. Jackson (1925), auf das sich Porges bezieht, im Kern eine systemische Beschreibung, die entsprechende erkenntnistheoretische Annahmen impliziert.

Wissenschaft über (Psycho-)Therapie ist i. d. R. erkenntnistheoretisch ausgerichtet und somit soziologisch, kulturwissenschaftlich und systemisch veranlagt. Schon allein deswegen sollte das »Raunen« innerhalb der »polyvagal informierten« Community, wenn einzelne Studienergebnisse »klassischer« Forschungssettings der PVT zu widersprechen scheinen, bei näherem Hinschauen mehr als kommunikativer denn als fachlich bezogener Anlass bewertet werden. Denn die erkenntnis- und therapierelevanten Grundannahmen der PVT werden nicht durch einzelne Widersprüche (z. B. in der evolutionsbiologischen Beschreibung der Polyvagaltheorie) irrelevant. In der Diskussion der PVT ist es wichtig, zwischen systemischen, erkenntnistheoretischen, polyvagaltherapeutischen und inner- und interdisziplinären Forschungsergebnissen zu unterscheiden.

Ein neurophysiologischer Ansatz in systemischen Kontexten ist im Übrigen auch nicht in der PVT zum ersten Mal formuliert worden. W. Ross Ashby's (1903–1972) Werk Design for a Brain: The Origin of Adaptive Behaviour *(Ashby 1952) liefert im Kontext der systemischen Betrachtung von Lernvorgängen biologischer Systeme in gewisser Hinsicht einen ähnlichen Blick auf Regelkreisläufe, wie ihn Porges in der Polyvagaltheorie anbietet. Eine der Hypothesen von Ashby beschreibt, dass ein biologisches System durch es-*

senzielle Variablen gesteuert wird, welche sich auf nicht systemeigene (»unbekannte«) Parameter beziehen, deren Bedingungen und Größen ein Feld definieren, in dem sich das System in Richtung Stabilität ausrichten muss (Ashby 1947). Diese essenziellen Variablen müssen durch Anpassung auf eine Weise (operativ) einbezogen werden, dass das System (physiologisch) stabil bleiben kann. Nichts anderes bedeuten die von Porges beschriebenen Regelkreisläufe des ANS, deren Mechanismen auf eine innere (auf Sicherheit ausgerichtete) Balance ausgerichtet sind. Die Neurozeption ist in diesen Kreisläufen eine Art nach innen und außen gerichteter Thermostat, der die (oft wenig vorhersehbaren) Parameter der Außenwelt mit den Notwendigkeiten der inneren Stabilisierung [vgl. → Homöostase] abgleicht.

Fazit: Die Polyvagaltheorie beschreibt Hintergründe, auf denen unsere (durch innere Prozesse der Wahrnehmung mitgesteuerte) Selbstregulation und unsere nach außen gerichtete Kommunikation systemisch besser zuzuordnen sind. In diesen Zuordnungen lassen sich weitere Konzepte entwickeln, die der systemisch gedachten Erweiterung von medizinischen, psychotherapeutischen, humanistischen und philosophischen Ansätzen dienen. Der folgende Abschnitt nähert sich solchen Ansätzen – und beginnt mit einer polyvagaltherapeutischen Einordnung des Embodiment-Konzeptes aus der Kognitionsforschung.

3.4.2 Therapeutische Chancen der Polyvagaltheorie

Therapeutische Konzepte, so sie mit Sprache arbeiten, sollten Emotionen und das Bewusstsein unserer Selbst (und unseres Selbst) mit uns und unserem Körper in eine Beziehung bringen, die sich wiederum in eine entspannte Kommunikation in dem jeweiligen therapeutischen Setting einlassen kann.

Was bedeutet ein Bewusstsein unserer und unseres Selbst? Hierzu gibt es in der Kognitionswissenschaft verschiedene Konzepte. Das hier zu betrachtende Konzept des Embodiments [→ Embodiment] ist in seiner Grundanlage mit der Polyvagaltheorie gut vereinbar. Es geht im Wesentlichen darum, dass unsere sensomotorischen Anlagen (die unsere körperlich wahrgenommenen Empfindungen in Bewegungen übersetzen) zu kognitiven Prozessen führen, welche wiederum zu Bewusstsein führen. Bewusstsein von sich selbst ergibt sich (bei allen höheren Lebewesen) insofern als emergenter Prozess von körperlichen Vorgängen der (sensorisch induzierten) Bewegungssteuerung, die kognitiv ausgewertet werden. In dieser Steuerung geht es nicht »per se« um die Erzeugung von Bewusstsein (deswegen ist Bewusstsein

ein *emergenter* Prozess), sondern um ein lernendes Erkunden in Raum und Zeit. Solchermaßen lernt das betroffene Wesen, »sich zu orientieren«. Seine Orientierung dient dem Überleben. Bewusstsein ist, in dieser (bewusst reduzierten) Perspektive, ein überlebensnotwendiges Konstrukt einer Bewegungsorientierung in Raum und Zeit – und der dort verorteten (sozialen) Kommunikation.

Der Zusammenhang zur Polyvagaltheorie ergibt sich dadurch, dass die neurophysiologischen Regelkreisläufe der Homöostase, die mit für Sicherheit und Balance im Körper sorgen, natürlicherweise in Zusammenhang mit allen sensomotorisch veranlagten Vorgängen im Körper stehen: Jede Bewegung, die wir ausführen, und jede Empfindung, der wir gewahr werden, beeinflusst auch unser autonomes Nervensystem, welches wiederum unsere neuronal verankerte Physiologie beeinflusst (und umgekehrt), – was beides unser soziales Verhalten beeinflusst, das mit unserem Selbst-Bewusstsein Wechselwirkungen eingeht.

Der Vorteil dieser Gesamtkonstruktion liegt für mich u. a. darin, dass wir über das Embodiment-Konzept das subjektive Erleben des Individuums konzeptualisieren[43] – und gleichzeitig über die objektivierbaren Vorgänge der Polyvagaltheorie neurobiologisch-systemisches Denken mit ins Boot holen können. Der normalerweise unvermeidliche Abgrund zwischen subjektivem Erleben in therapeutischen Settings und den objektiven wissenschaftlichen Grundlagen dafür ist, wenn auch nicht verschwunden, so doch zumindest in gangbaren erkenntnistheoretischen Wanderwegen erkundbar. Dies ist die durchaus wundersame Folge davon, wenn Konzepte der kognitionspsychologischen und neurophysiologischen Forschung im Setting einer Therapie erlebt und versprachlicht werden können.

Bewusstseinsforschung war über Jahrhunderte der Philosophie vorbehalten. Die bekanntesten Ansätze sind bis heute die der Phänomenologie – von Hegel und Husserl über Heidegger und Foucault bis zu Merleau-Ponty. Letztlich geht es immer um die Vorgänge des menschlichen Bewusstseins, die über eine subjektive Wahrnehmung zu verallgemeinerbaren Erkenntnis-Vorgängen werden. Heutzutage verbindet sich Philosophie mit den Forschungen der Neurobiologie bzw. liegen die beiden Fachgebiete auch in intensiven Diskursen über das Thema »Bewusstsein«. Die Chancen für systemische Therapieansätze sind groß – und in der Verbindung mit den Ansätzen der Polyvagaltheorie neu zu diskutieren.

Therapeutische Ansätze aus der Polyvagaltheorie ergeben sich insofern aus dem Erleben des verkörperten Bewusstseins der eigenen Wahrnehmung, die sich aus intero- und exterozeptiven Vorgängen zusammenfügt und im »Zwischenraum« der Sprache verändert werden kann. Dies ergibt *veränderte* Perspektiven:

- Psychotherapeutische Ansätze, ob tiefenpsychologisch, systemisch oder verhaltensorientiert, hängen mehr oder minder von einem Konzept der Alltagssprache ab. Diese Form der Sprachlichkeit nimmt auf die Ebenen der versprachlichten *und* verkörperten Selbstwahrnehmung (und deren spezifische Ausdrucksformen) möglicherweise zu wenig oder zu ungenau Bezug.
- Ein therapeutischer Paradigmenwechsel kann einen Übergang von einem überwiegend semantisch orientierten Bewusstsein der eigenen Sprachlichkeit hin zu etwas anderem bedeuten, das mehr mit einem sensorisch-motorisch wahrgenommenen Bewusstsein unseres sprachlichen Selbstausdrucks und dem Auffinden einer veränderten inneren Zwiesprache zu tun hat.

Dies bedeutet einen grundsätzlich veränderten Umgang mit »Sprache« im Setting der Therapie. Sprache wird in einem Embodiment- und polyvagaltherapeutisch orientierten Ansatz selbst zu einem perzeptiv orientierten Organ. Ihre Äußerungen werden nicht nur narrativ oder emotional bewertend vermittelt. Unser Sprechen wird zu einer Art Sinnesorgan, welches die Intero- und Exterozeption in einen klingenden und zu anderen Menschen hin kommunizierbaren Raum öffnen. Dort (und nur dort) kann über eine Neurozeption der Sicherheit eine Co-Regulation entstehen. Weiterhin gilt:

- Semantische Ebenen modulieren diese Ebenen der Selbst-Erfahrung, indem sie irrationalere, bildhafte und unerwartete Bedeutungsebenen ins Spiel bringen. Bedeutung wird als Ausdruck und Spiel verstanden, weniger als Botschaft. Dieser spielerische Ausdruck vermittelt *auch* über die (oft missverständlichen) Ebenen sprachlicher Be- und Umdeutung ein Gefühl von Sicherheit.[44]
- Der Paradigmenwechsel hin zu dem, was »Bewusstsein« von sich selbst in Therapie erzählen kann, schließt also ein verändertes Wahrnehmungsbewusstsein unserer Körper- und

Sprachlichkeit mit ein. Gesucht wird eine *interozeptiv* ausgerichtete Erfahrung der eigenen Sprachlichkeit und ihr bewusstes Erleben. Dies kann auch in poetisch gestalteten Erlebnisäußerungen (wie es z. B. in Rap- oder Poetry-Slam-Texten der Fall ist), in wie auch immer anrufenden Appellen, in »erhörten« Sprachklängen und ausdrucksstarken Prosodien und Melodien geschehen. Dabei begegnet die Sprache an sich sich selbst verändert, indem sie sicherer von innen nach außen statt überwiegend von außen nach innen wahrgenommen wird.

- Die Verbindung von Sprachlichkeit zu Körperlichkeit folgt dem Konzept der »Imagination«: Nur in der Vorstellung, wer wir selbst im Bewusstsein von Sprachlichkeit sind, können wir uns in ihr anders erleben und so zu einer veränderten Gesamtausrichtung unserer Interozeption (im Sinne eines selbstspürenden Gewahrseins oder des *felt sense* [nach Gendlin 1982]) gelangen; das kann bedeutsam sein, wenn der gleiche Inhalt einer sprachlichen Äußerung in unterschiedlich erfahrenen Räumen der Selbstwahrnehmung in der Kommunikation veränderte Antworten mit sich bringt.
- Bei der hierfür verwendeten Imagination geht es im Wesentlichen nicht um sprachliche Mittel wie (innerlich vorgestellte) Metaphern. Eine Metapher kann nur ein Hilfsmittel zur besseren Vorstellung sein. »Imagination« [→ Imagination] als solche sucht die Verbindung zwischen rational (sprachlich) erfassbaren *und* assoziativ-bildhaft zu erspürenden Übersetzungen und Integrationen unserer Lernerfahrungen. Sie ist die Voraussetzung, dass therapeutisch ein spürbares Embodiment (im Sinne der Verkörperung unseres Problem-*Bewusstseins*) passieren kann.
- Embodiment- und polyvagaltherapeutisch orientierte Ansätze sind imaginierende Ansätze: Wir denken nicht, wir stellen uns etwas vor und versuchen, es zu erspüren. Wir gelangen dadurch in ersten Schritten zu einem sicheren Prozess der Mentalisierung [→ Mentalisierung] unserer eigenen Person: Wir können uns förmlich besser selbst lesen *und* verstehen, haben mehr *Mit*-Gefühl[45] für unsere eigenen Probleme.
- Der Paradigmenwechsel bezieht sich also auf einen Unterschied in der Konzeption unseres sprachlichen und körperlichen Bewusstseins. Aus Bewusstsein wird bewusstes Sein,

in dem eine veränderte Selbstwahrnehmung der innere und äußere Leitfaden ist. Diese Prozesse brauchen weniger eine (symbolische) Repräsentation in Sprache, sondern ihre sichere (situative) Anbindung über Neurozeption und Co-Regulation zu den Therapeut:innen.

3.5 Traumatische Kontexte

3.5.1 Die Verbindung – die Täuschung – das Trauma

Die neurophysiologischen und kognitionspsychologischen Erweiterungsansätze von PVT und Embodiment [→ Embodiment] (ebenso wie z. B. sensomotorisch orientierte Therapieansätze) können eine *Verbindung* der vielstimmigen heutigen Psychotherapieansätze ermöglichen – Ansätze, die oft verschiedener wirken, als sie es sind.

> Die *Verbindung* (das, was unser Denken über Psychotherapie heute *zusammenführen* kann) ist entscheidend, weil sie ein besseres Verständnis unserer Innen-außen-Regulation ermöglicht. Sie kann der Grundspannung, dass wir *außen* unterschiedlich sind – aus verschiedenen Familiensystemen, Kulturen und Sprachräumen kommen –, aber möglicherweise doch immer wieder auch ähnliche *innere* Prozesse des Fühlens, Denkens und der Wahrnehmung teilen, eine andere Konzeption zur Seite stellen. In dieser Konzeption können (objektivierbare) Prozesse unserer Neurophysiologie in ihren subjektiven Erzählungen, die unser Gehirn auf den »neuronalen Plattformen« des Körpers erstellt, verstanden und in einem einfühlsamen Austausch miteinander co-reguliert werden.

Porges' Konzept der Co-Regulation bedeutet dabei nicht, dass wir uns im negativen Sinne adaptieren oder gar manipulieren. Sie bedeutet, dass wir unsere Selbstwahrnehmung in einen entspannteren Abgleich mit dem inneren Zustand des Gegenübers bringen können. Sie bedeutet, so überhöht das klingen mag, letztlich eine friedlichere Welt. Zum Beispiel, weil die (Fehl-)Annahmen unserer identifikativen Verschiedenheit in der Tiefe einer Selbstwahrnehmungsfähigkeit (und nicht ideologisch) abgeglichen und korrigiert werden können.

Das erkenntnistheoretische Problem der nicht systemischen und nicht neurophysiologisch orientierten Psychotherapie-Ansätze liegt für mich in einem Dilemma der »Benutzerillusion«. Diese Metapher aus dem IT-Bereich beschreibt dort den Umstand, dass der Nutzer eines

Computers das Gefühl hat, die Vorgänge auf der Oberfläche des Bildschirms selbst zu verursachen oder sie mindestens selbst zu steuern. Ersteres ist definitiv nicht der Fall, Letzteres nur sehr bedingt. Der Philosoph Daniel C. Dennett (Dennett 2018) nutzt diese Metapher, um klarzumachen, dass auch die Vorgänge unseres eigenen Bewusstseins einer solchen »Benutzerillusion« entspringen könnten. Das heißt nicht, dass Bewusstsein generell eine Illusion ist, sondern meint, dass uns die eigentlichen Vorgänge, die zu der Möglichkeit unseres Bewusstseins führen, keineswegs bewusst sind, ebenso wie die Steuerungen unseres Bewusstseins nur bedingt unserem aktiven Zugriff unterliegen.

Bezeichnenderweise war es immer das Anliegen der psychodynamischen (tiefenpsychologischen) Ansätze, die tieferen Prozesse in uns zu verstehen und damit der »Benutzerillusion« zu entkommen. Hier liegt, unter einer gewissen Perspektive, ein Missverständnis vor: Denn unsere Sprache ist, zum einen, keineswegs mit dem Bewusstsein unseres Selbst identisch. Zum anderen ist der Ausweg aus diesem Dilemma in der Konzeption eines Unbewussten insofern ein Trugbild, als dessen »Aufdeckung« und Versprachlichung eine Transformation (von unbewusst oder nur implizit bewusst zu explizit bewusst) voraussetzt, die als Transformation *ohne* Sprache nicht möglich ist. Damit werden wiederum Bewusstsein und Sprache mindestens problematisch vermengt, was nicht zielführend ist: Wir bewegen uns in einem erkenntnistheoretischen Zirkelschluss. Das, was möglicherweise zu Recht (und als positiv zu bewertender Selbstschutz unseres Nervensystems) als unbewusst oder vorsprachlich in uns angenommen werden kann, ist eben gerade Teil unserer Körperlichkeit und nicht Teil unserer Sprachlichkeit (sonst wäre es bereits versprachlicht).

Diesen Teil (unseres Körpers und seiner neurophysiologischen Anlage) über Sprache zu versprachlichen, ohne die sensomotorischen Anlagen und neurophysiologischen (körperlichen) Prozesse des autonomen Nervensystems in Bezug auf das Bewusstsein miteinzubeziehen, ist ein bisschen so, als wollte ich eine stark blutende Wunde mit heilendem »Geist-Wasser« stillen. Ich habe das noch nicht ausprobiert, aber es käme mir problematisch vor. Denn das Nicht-Sprachliche in uns ist nicht deswegen »unbewusst«, weil etwas in uns zur Verdrängung oder Vermeidung einlädt. Das Nicht-Sprachliche (und dennoch hoch informative) der Körperlichkeit kommt *nicht* zur Sprache, weil die Mechanismen des Körpers (seiner Neurophysiologie) uns auf diese Weise schützen und uns damit Sicherheit geben.

Es ist der Schutz vor der Traumatisierung (s. u.) unseres Gesamtsystems, der uns Teile unseres Selbst unter Umständen nicht (sprachlich) wahrnehmen lässt. Verdrängung oder Abspaltung sind hierfür keine guten Begriffe. Der Begriff der »Dissoziation« [→ Dissoziation] wiederum suggeriert, dass Vorgänge nicht Teil unserer Gesamtwahrnehmung wären, ohne dass wir wissen, inwiefern das *wirklich* so ist; viel wahrscheinlicher aber »weiß« unsere Körperlichkeit durchaus um sich selbst und warum der Übergang zur Sprache gerade nicht möglich ist – an dieser empfindlichen Stelle, wo unser Körper *nicht* die Sprache sucht, weil er uns aus guten Gründen geschützt hat und weiter davor schützt, eine Erfahrung *vorschnell* zu versprachlichen. Und weil uns dieser Umstand einer in sprachlicher Überlastung »übersetzten« Erfahrungserinnerung auf eine Weise verletzlich machen könnte, die jede wie auch immer zu verstehende »Verdrängung« demgegenüber als heilsam erscheinen lässt. Gleichwohl ist der Begriff Dissoziation mit Bezug auf unsere Sprachlichkeit wichtig. Denn er beschreibt wörtlich, dass Anteile unseres dyadischen Systems der Körperlichkeit wenig oder gar nicht verbunden sind bzw. nicht in eine Interaktion kommen.

In einem dissoziierten Zustand können wir durch die Sprache »nicht so einfach« bildhafte Brücken bauen oder in Selbstanalysen die inneren Beweggründe einer »Verdrängung« herausbekommen. Im negativen Fall kommt dabei eine Art der »Körperverletzung« heraus, weil wir Sprachlichkeit und Körperlichkeit auf eine Weise verbunden haben, die uns weiter in ein Problem hineinzieht, statt es lösen zu können; oder die uns letztlich sogar (re)traumatisieren kann, wenn unsere Probleme traumatischen Umständen zu verdanken sind.

3.5.2 Trauma

Der Begriff des Traumas wird, wie in der Polyvagaltheorie bereits geschehen, auch in Familientherapien wichtiger werden.

Fachliche Begriffe kristallisieren sich dabei oft als Feld innerhalb eines Spektrums heraus (wie z. B. beim sog. Autismus-Spektrum), die sich als umgangssprachliches Diktum in der Alltagssprache einnisten: etwas als »traumatisch« zu erleben, muss nicht ein Trauma im engeren fachlichen Sinn bedeuten. Gleichzeitig können wir nach einem solchen Erleben auch nicht sicher sein, keinerlei Nachwirkungen für unser Selbsterleben zu bekommen; nicht umsonst sind posttraumatische Belastungsstörungen schwer zu diagnostizieren. Wir wissen insgesamt noch zu wenig über die innere und äußere Verarbeitung von belastenden Erinnerungen.

Wikipedia (das ich hier bewusst zitiere, weil es aus Gründen der eigenen systemischen Konzeption als [in Teilen] »schwarmintelligentes« Lexikon die Grenzbereiche zwischen Alltags- und Fachwissen abbildet) schreibt an dieser Stelle [1.7.2024]:

> *»Der Begriff ist unspezifisch und wird verwendet für das Erleben einer Diskrepanz zwischen einem bedrohlichen bzw. als bedrohlich erlebten Ereignis und den individuellen Möglichkeiten, das Erlebte zu verarbeiten.«*

Ein Trauma bildet also ein Spektrum ab, innerhalb dessen unser Körper *nicht* in der Lage ist oder war, aus einem Erleben einen integrierten Zustand herzustellen, der eine als sicher empfundene (Lern-) Erfahrung aus dem Erlebten ermöglicht.

Traumata verhindern eine positive Erfahrung, nicht nur aus dem Erlebten, sondern leider oft auch in Ausdehnung auf andere Erlebnisse, die unsere Neurozeption mit dem Trauma-Erlebnis oder den traumatischen Episoden einer Entwicklung verknüpft. In dieser Verhinderung (der Lernerfahrung) – die an sich nicht weiter problematisch sein müsste – ist aber eine allgemeine Beeinträchtigung unseres (lernenden) Selbsterlebens enthalten. Unser dyadisch (körperlich und sprachlich) ausgerichtetes System ist bei posttraumatischen Belastungsstörungen nicht in der Lage, die negative Erfahrung in dem spezifischen Rahmen des Erlebten zu belassen. Diese dehnt sich auf das gesamte Selbsterleben aus. Das autonome Nervensystem reagiert auf die unverarbeiteten Erfahrungen, indem es dem Gehirn weiterhin Gefahr signalisiert – und dies auch in Kontexten, die nicht mit der traumatischen Erfahrung verknüpft sein müssen.

Für das Thema dieses Buches ist der Begriff insofern wichtig, als die Polyvagaltheorie in ihren Konzeptionen sich als gut nutzbare Grundlage für traumatherapeutische Ansätze erwiesen hat. Hierfür gibt es folgende Gründe:

- *Traumata* sind in Mustern neurophysiologischer Reaktivität gespeichert, die über das bewusste Denken nicht ohne Weiteres

zugänglich sind. Die Polyvagaltheorie ermöglicht ein Verstehen unserer durch das autonome Nervensystem gesteuerten Körperreaktionen, indem hier ein erweitertes Verständnis z. B. von Stressbelastungen oder auch schwer regulierbaren Emotionen (z. B. Angstattacken) möglich wird.
- Eine Neuausrichtung des »Detektions«-Systems (der Neurozeption) ist nur über das Einbeziehen *der* Gehirnteile im limbischen System und dem Zwischenhirn möglich, deren Funktionalität durch die Trauma-Forschung beschrieben wird (van der Kolk 2015). Eine solche aktualisierte »Ansprache« kann posttraumatische Symptome lindern, indem Klient:innen ihre Symptome anders einzuordnen lernen und in die Lage kommen, die diesbezügliche Selbstwahrnehmung Schritt für Schritt zu verändern.
- Erlittene Traumata lassen sich (mit Blick auf die PVT) durch eine gemeinsam in Sicherheit und Vertrauen erfahrene Co-Regulation therapieren, deren Konzeption eben durch die PVT beschrieben wird.

All das bedeutet: Traumata lassen sich therapieren, indem wir lernen, die autonomen und verselbstständigten Reaktionen unseres Körpers wahrzunehmen und bewusst mitzusteuern. Dazu brauchen wir jedoch eine neue Erfahrung der körperlich wahrnehmbaren (in einem spürenden Gewahrsein erfahrenen) Sicherheit. Wir können uns »Sicherheit« nicht nur über die Sprache bewusst einreden oder suggerieren. Es braucht dazu eine Lernerfahrung im sozialen und co-regulierenden Austausch mit Therapeut:innen oder auch nahestehenden (traumasensibilisierten) Menschen.

Trauma-Heilung braucht eine aktualisierte Erfahrung der Wahrnehmung mit uns selbst als im sozialen Kontakt Sicherheit findende Wesen. Auch dort, wo Trauma-Therapeut:innen sensibel die Aufarbeitung erlittener Erlebnisse begleiten, indem sie die körperlich »eingefrorenen« Schock-Reaktionen wieder in (Wahrnehmungs-) Bewegungen und deren Integration bringen, ist mehr vonnöten als die hohe Sensibilität der Begleitung. Es braucht die Co-Regulation in einer gemeinsamen Wahrnehmung der gegenseitigen Nervensysteme: Findet eine Verlagerung der Wahrnehmung der Therapeut:innen zu sehr in den Raum der Klient:innen hinein (im Sinne einer zu stark identifizierenden Einfühlung) statt, ereignet sich möglicherweise eine Form der Entlastung, die zwar momentan erlebt, aber nicht dauerhaft integriert werden kann – weil sich in einem Schutzreflex vor der als zu intrusiv erlebten »Einfühlung« eine (nicht co-regulierende) Vereinzelungserfahrung wiederholt, die mit den traumatischen Erfahrungen immer verknüpft ist.

Wir brauchen den spürsamen Austausch (mehr als die »Einfühlung«) mit einem anderen Nervensystem (im Sinne der »Co-Regulation«), um »Entstörungen« (z. B. durch heftiges Zittern, das körperlich vor allem bei Schock-Traumata nach Unfällen oder Gewalterfahrungen zur langfristigen Heilung erfolgen *muss*) nicht mit interpersonellen Verankerungen eines heilenden Sicherheitsempfindens zu verwechseln. Letzteres ermöglicht uns auf der körper- und sprachlichen Ebene eine Traumaheilung, Ersteres ist die physiologische Reaktion des autonomen Nervensystems. Für beide Aspekte bietet die Theorie von Stephen Porges die konzeptionellen Grundlagen neurophysiologischen Wissens.

3.5.3 Trennung und Trauma (Fallbeispiel 4)

Um zu verstehen, was Traumata in Familien sind, genügt zunächst die Annahme, dass all unser soziales Lernen in den ersten und wichtigsten Schritten in Familien erfolgt. Dort werden die Entwicklungsschritte von einer körperlich erlebten Bindung zu sprachlich artikulierten Beziehungskonzepten gegangen. Waren diese Schritte nicht möglich – aufgrund von Anlagen in uns selbst, äußeren Umständen (z. B. Schockereignissen wie Tod eines Elternteils), kommunikativer und/oder physischer Gewalterfahrung –, liegen oft Entwicklungstraumata vor.

Ein aus traumatherapeutischer Sicht noch unterschätztes Trauma für Kinder und Jugendliche ist die Trennung der Eltern. Sie scheint als Vorgang und Umstand heutzutage zu normal zu sein, als dass den Eltern ausreichend klar wäre, wie traumatisierend die Umstände für die betroffenen Kinder und Jugendlichen sein können. Das kann so weit gehen, dass Trennungsfolgen bei den Kindern auch im Erwachsenenalter nicht verheilt oder verarbeitet sind. Das Bewusstsein für die Problematik ist grundsätzlich da und drückt sich in Angeboten einzelner sozialer Träger für Kinder in Trennungssituationen aus (vgl. Bröning 2009). Doch erscheint mir das grundsätzliche Verstehen, wie die Umstände sich auf die Gesundheit der Kinder auswirken können, noch zu wenig diskutiert. Letztlich gehen wir davon aus, dass die Kinder alles *irgendwie* verkraften. Damit begünstigen wir weiter die Selbstbeschäftigung der betroffenen Eltern (die sich zu wenig mit den betroffenen Kindern befassen) oder ziehen die Kinder in eine Co-Verantwortung mit hinein (vermeintlich auf »Augenhöhe«), die ihrerseits entwicklungsschädigend wirkt.

Der vorliegende Fall behandelt eine Krisenintervention. Es handelt sich um eine alleinerziehende Mutter mit 3 Kindern, sie haben den Vater vor 2 Jahren verlassen und sind aus dem Ausland nach Deutschland gezogen. Die älteste Tochter (15 J.) stürzt die Mutter in eine Krise, weil sie nachts wesentlich ältere Männer mit nach Hause bringt und mit ihnen hörbar sexuelle Handlungen vollzieht. Auf Ansprache durch die Mutter verweigert sie überwiegend das Gespräch. Auch in der Schule fehlt sie immer häufiger, sodass die Mutter sich in jeder Hinsicht Sorgen um die Entwicklung der Tochter macht.

Um den Übergang von »normalen« Problemen und Krisen der Adoleszenz zu möglicherweise traumatisierenden Umständen zu verstehen, gibt es meines Wissens zwei Hauptkriterien: Das erste bezieht sich auf selbstschädigendes Verhalten, wie es bei Jugendlichen häufiger zu werden scheint (vgl. Plener et al. 2018), durch Substanzmissbrauch, entgrenztes Beziehungs- und Sexualverhalten, autoaggressive Handlungen (vgl. Streek-Fischer 2006) u. a., auch die verbreiteten Essstörungen gehören dazu. Das zweite Kriterium bezieht sich auf eine altersgemäße Fähigkeit, Emotionen und ihren Ausdruck auf eine Weise zu verarbeiten, die erkennen lässt, dass die Jugendlichen dabei sind, ihre Identität auszubilden und dabei normative Grenzen auf noch angemessene Weise auszutesten.

In diesem Fall gab es sowohl ein entgrenztes Sexualverhalten als auch die fehlende innere Möglichkeit, in einer vertrauensvollen Elternbeziehung (hier zur Mutter) darüber zu kommunizieren, was in dem Kontext der Entwicklung eigener Sexualität verständlich ist, sofern der bewusst gesuchte eigene (abgegrenzte) Raum dafür gesucht wird. Hier aber war der Raum ein entgrenzter, was als Traumafolge eine paradoxe Schutzreaktion bedeuten konnte: Ich traumatisiere mich selbst (weiter), um dadurch einerseits abgestumpfter (härter) zu werden und wohl auch von einer befürchteten Opferrolle in eine (selbstermächtigende) aktive Rolle des Tuns zu kommen, um andererseits aber auch gleichzeitig auf diese Weise Signale der Hilfsbedürftigkeit auszusenden. Die Kommunikation lautete also: »Ich rede nicht mit dir, zeige aber durch mein Verhalten, dass ich Probleme habe.« So ist es in diesem Alter oft, aber traumatisierend und selbstschädigend war die kommunikative »Lösung« der Jugendlichen in diesem Fall allemal, nicht nur durch die heftige Entwertung eigener erster Liebeserfahrungen, die letztlich ein selbst initiierter Missbrauch waren.

Was stand hinter dem paradoxen Verhalten der Jugendlichen? Vielleicht ging es um unverarbeitete Trauer aus einem Trennungstrauma, dem folgenden Loyalitätskonflikt und der dadurch noch stärkeren Angst vor der eigenen Identitätsentwicklung – das Mädchen hatte spürbare Angst, »sie selbst« zu sein, *einerseits* (dazu später mehr).

Durch Trennungssituationen ausgelöste Loyalitätskonflikte bedeuten für Jugendliche oft, dass sie in der Folge mit Identitätsdiffusionen zu kämpfen haben. In diesen Diffusionen ist eine stabile Selbstwahrnehmung erschwert: Ich-Impulse laufen ins Leere und diesbezügliche Kompensationshandlungen versuchen gegen das Gefühl der Diffusion anzugehen. All dies, um eine Selbstwahrnehmung zur Selbst-Identifikation mit vorgefundenen Werten ebenso wie mit der eigenen Körper- und Sprachlichkeit zu erreichen – sei es durch Selbstverletzung, sei es durch sexualisierte Grenzüberschreitung oder andere Zwangs- und Suchtverhaltensweisen (dies war *ein* Erklärungsmodell).

Der in Abschnitt 3.3.1 diskutierte Zusammenhang von Bindung [→ Bindung], Beziehung und Identität [→ Identität] ist in der Adoleszenz von essenzieller Wichtigkeit (Marcia 1966). Gerate ich in diesem Alter in entgrenzende Diffusionen der Selbstwahrnehmung, hat dies unter Umständen Entwicklungstraumatisierungen zur Folge: Sicherheit gebende soziale Lernerfahrungen sind zu wenig verfügbar. Das Trauma besteht hier auch darin, zwischen Innen- und Außenwahrnehmungen nicht wirksam unterscheiden zu können. Die resultierende Verunsicherung wird in der Folge zur Risiko-Inszenierung im Außen – denn »ich« weiß gerade dort, im sozialen Außenraum, nicht, wer ich bin, ohne eine sichere Anbindung und Beziehungen, in denen ich mich selbstidentifizierend verorten kann. Die Gefährdung, hier risikoreiche Wege zu nehmen, um einer als sicher empfundenen Wahrnehmung eigener Identität dennoch näherzukommen, liegt durchaus nahe.

Die Jugendliche litt (unserer Hypothese nach) unter der ungewollten Trennung vom Vater, dem sie ähnlicher war als der Mutter. Eine selbststärkende (auch in diesem Alter nötige) Identifikation mit der Mutter hätte über eine sicherere Bindung entstehen müssen, die es, zumindest hinsichtlich der aufkommenden Beziehungsthemen mit Männern so nicht gab, – dies auch in einer altersbedingten Abgrenzungsbewegung zur Mutter hin. So lag es auf gewisse Weise nahe, der Mutter auf der Ebene (hörbarer) intimer Kontakte mit viel älteren Männern die Botschaft zu übermitteln, wie sehr der eigene Vater fehlte, aber auch wie verloren und haltlos sie in der fehlenden »Triade« von Mutter, Vater und Tochter war. Wie wenig Bindung sie auch zu sich selbst herstellen konnte.

Traumatisierungen der Selbstentwicklung durch Trennungen und das Vermissen der nun abwesenden Person sind neurophysiologisch begründbar. Der Trennungsschmerz aktiviert unser »Gefahrenabwehrsystem« im Zwischenhirn und im limbischen System: Wir können prosoziale Verhaltensweisen und Kommunikationen nicht mehr ausreichend aktivieren. Deren Muster und Ausdrucksformen (die durch das »Social Engagement System« unterstützt werden) brauchen die Sicherheitshinweise unserer Neurozeption, um so unsere (evolutionär älteren) Gefahrenabwehrsysteme hemmen zu können. Eine Neurozeption, welche Sicherheit signalisiert, erlaubt die Aktivierung evolutionär jüngerer, prosozial ausgerichteter Nervenbahnen im Gehirn – so die Konzeption der Polyvagaltheorie.

Selbstschädigendes Verhalten kann bei Jugendlichen in diesem Fall als Folge eines als traumatisch erlebten Verlustschmerzes angesehen werden. Dieser aktiviert Abwehrreaktionen, um den Schmerz bewältigen zu können; und eine Gefahrenabwehr kann *auch* durch sich selbst traumatisierende Handlungen stattfinden, da durch die traumatisch bedingten dissoziativen Vorgänge das Schmerzerleben gedämpft wird.

Die für uns naheliegende Intervention war im ersten Kontakt mit der Jugendlichen der Versuch, Sicherheit und Vertrauen herzustellen, in eine Co-Regulation zu kommen, während dennoch das Thema behutsam angesprochen wurde; einen kritischen Inhalt so anzusprechen, dass er nicht traumatische Abwehrreaktionen aktiviert, ist dabei eine schwierige Balance. Es gelingt nur, wenn der Themenbereich in einen veränderten Rahmen gesetzt werden kann, wo er als solcher da sein darf, ohne Gefahr zu signalisieren, wo also der Inhalt »normal« ist und/oder dementsprechend normalisiert werden kann.

Eine entsprechende Ansprache könnte dementsprechend folgendermaßen erfolgen:

THERAPEUT »... du weißt, warum wir hier sind?«.

Die Jugendliche nickt, schaut den Therapeuten mit prüfendem Blick an. Der Therapeut bleibt an der Tür (sie sitzt in der Küche) stehen, um Abstand und

Grenze zu halten und das auch zu signalisieren. Er macht eine kurze Kopfbewegung, die nach hinten in die Wohnung weist.

THERAPEUT »Wohnst du gerne hier?«

JUGENDLICHE *(schüttelt den Kopf)* »Nein. Ich würde so nicht leben, ich hätte andere Möbel und so.«

Die Frage des Therapeuten hatte einen Hintergrund: Jugendliche wissen heutzutage sehr genau, dass sie bei Problemen im Zweifelsfall auch das Recht (oder die Pflicht) haben, auszuziehen und in einer stationären Einrichtung oder einer betreuten WG zu leben. Insofern öffnet die Frage diesen Themenkomplex auf zunächst unverfängliche Weise, ohne mit der Tür zu sehr ins Haus zu fallen. Hätte die Antwort schlicht »ja« oder »Ja, auf jeden Fall …« gelautet, wäre damit das empfindliche Thema auf einer ersten Stufe abgeklärt. Deswegen ist die Antwort der Jugendlichen sehr wertvoll – sie signalisiert dem Therapeuten etwas Differenziertes und Vielsagendes: einerseits die Abgrenzung, indem sie sagt: »So will ich nicht leben, so will ich nicht sein, ich bin anders.« Und möglicherweise andererseits: »Im Zweifelsfall bin ich von diesem Umfeld nicht abhängig.« Ein wichtiges Wissen für einen jungen Menschen. Dieses bedeutet Sicherheit, auch gegen familiäre Belastungen. Auf der Ebene der Identitätsaussage schwingt andererseits mit: »Ich bin mir bewusst, dass meine Mutter anders ist als ich. Und gerade deswegen mache ich mein eigenes Ding – bzw. weiß, was ich machen würde, wenn ich schon die Mittel dazu hätte.« Wir sehen also, dass die Jugendliche auf der Ebene der Selbstentwicklung Stärke und Selbstbewusstsein ausstrahlt, auch wenn die (eben beschriebene) Hypothese der Angst vor dem eigenen Selbst auf dem Gebiet der Beziehung naheliegend sein kann.

THERAPEUT *(etwas überrascht)* »… okay, verstehe, hm.«

Kurze Gesprächspause, um das Gesagte wirken zu lassen. Der T. schaut etwas nachdenklich zu Boden, auch um weiter in einer gebührenden Distanz in der Kontaktaufnahme zu blieben. Wie kann das Gespräch weitergehen, wie ist die Brücke zu dem heiklen Thema der Männerbesuche?

THERAPEUT »Mit der Schule ist alles in Ordnung?«

Die Jugendliche schaut ratlos, aber nickt, nicht ohne dabei durchaus überzeugt zu wirken.

Das war eine typische »Erwachsenen-Frage«. Natürlich weiß die Jugendliche, dass der Therapeut weiß, dass dem nicht so ist, denn sie fehlt deutlich zu häufig in der Schule – ohne Entschuldigung. Es erschien dem Therapeuten als Signal der Bestätigung seines Auftrages dennoch sinnvoll, diese Klischeefrage zu stellen, im Sinne von: »Wir wissen beide, dass ich wegen Problemen hier bin, und deswegen wissen wir beide, dass ich gewisse Fragen stellen muss.«. Die Art und Weise der Antwort durch die Jugendliche war für den Therapeuten dennoch aufschlussreich. Es war zu spüren, durch die entspannte Kopfhaltung und den offenen Blick, dass sie nicht log oder lügen wollte. Tatsächlich war sie wohl selbst, aus ihrer Perspektive, überzeugt, dass alles in Ordnung war. Die Fehlzeiten sind die Probleme der Erwachsenen, nicht ihre. Wenn die Frage des Therapeuten also an s i e gerichtet ist, darf sie auch sagen, wie es genau für sie ist. Dass sie das macht, ist ein weiteres Zeichen ihrer Stärke. Warum soll sie in vorauseilendem Gehorsam dem Therapeuten eine Bestätigung der Problemsicht der Erwachsenen liefern.

THERAPEUT *(nach einer weiteren kurzen Pause des Nachdenkens, den Blick zum Boden gerichtet, aber nun etwas unvermittelt, als wäre ihm plötzlich eingefallen, warum er eigentlich hier ist)* »Du willst keinen Freund haben, oder?«

Die Jugendliche, überrascht, ein wenig trotzig, aber auch nicht ohne Erleichterung, dass es raus ist [das Thema], schüttelt deutlich und stumm den Kopf. Klarer lässt sich ohne Worte nicht »Nein« sagen. Das Kopfschütteln kommt so schnell, als hätte sie eine Frage in diese Richtung irgendwie erwartet, um dann dennoch überrascht und etwas abwehrend damit zu sein.

THERAPEUT *(nickt und signalisiert sofort, das zu akzeptieren und auch keine weiteren Fragen darüber zu stellen. Das würde die Situation nicht hergeben.)* »Okay, ich gehe mal wieder rüber.« *(in das Zimmer, wo die Mutter wartet)*

Die Jugendliche nickt.

Warum will sie keinen Freund? Weil sie in einer liebevollen Beziehung dem Trennungstrauma zum Vater hin wiederbegegnen würde – und auf eine Weise mit der eigenen, in dieser Hinsicht traumatisch verunsicherten Identitätsentwicklung konfrontiert wäre, die sie so noch nicht verarbeiten könnte.

Das »Mit-der-Tür-ins-Haus-Fallen« des Therapeuten mit der letzten Frage war nicht ohne Risiko, denn er hätte durch die Plötzlichkeit des Übergangs in das kritische Thema das in kleinen, wahrnehmbaren Zügen hergestellte Sicherheitsgefühl u. U. auch wieder gestört. Andererseits war es innerhalb einer Krisenintervention für beide (Jugendliche und Therapeuten) klar, um was es hier ging. Das Thema nicht anzusprechen, oder erst nach langem Drumherumreden über andere Themen, wäre unglaubwürdig und damit weiter hergestelltem Vertrauen auch nicht zuträglich. Insofern war die sprachliche Brücke über das Beziehungsthema ein gangbarer Weg aus dem Dilemma einer situativ »lauernden« Inkongruenz – im Sinne von: Wir müssen hier über selbstschädigende Sexualität reden, ohne dafür eine bereits vorhandene Beziehungsebene zu haben. Die Frage »Du willst keinen Freund haben, oder?« eröffnete dabei die Möglichkeit, das vorgestellte (imaginierte) Bild einer möglicherweise schönen Beziehung zu nutzen, um das traumatische Geschehen des Selbstmissbrauchs zunächst im Bereich des »Unaussprechbaren« (weil körperlich-traumatisch veranlagten) zu belassen. Über das Sicherheit gebende Bild des »normalen« Freundes konnte der Themenbereich geöffnet werden – die Neurozeption der Jugendlichen würde in dieser Formulierung bestenfalls keine Alarmsignale senden (und damit ihre Öffnung für ein Gespräch schlechtenfalls rückgängig machen). Zu-

dem redete der Therapeut in einem Tonfall (leise und zurückhaltend in dieser Frage, fast beiläufig geäußert), der auf der Ebene der Prosodie versuchte, Verbindlichkeit und Sicherheit zu signalisieren. Der Umstand, dass das eigentliche (traumatische) Thema das einer liebevollen und gerade nicht als missbräuchlich erlebten Beziehung war, konnte jedenfalls nur über die tiefe (und mittelbar für die Jugendliche fühlbare) Akzeptanz dessen angesprochen werden, dass die selbst-missbräuchlichen Handlungen ein für sie akzeptabler Schutz vor der eigenen, nicht zu verarbeitenden Emotion hinsichtlich der Trennung der Eltern war. (Auch das nur eine Hypothese; andere sind möglich.)

Im weiteren Verlauf würde es in diesem Fall darum gehen, zwischen Mutter und Tochter die vorhandenen Beziehungsebenen und Ressourcen gegenseitiger Bindung zu nutzen, um damit auch bei dem kritischen Thema in ein gemeinsames Gespräch zu kommen. Da das Verhältnis der beiden im Grunde kein zerrüttetes war, sondern »nur« über die verlorene Triade mit dem leiblichen Vater belastet, gab es eine reelle Chance, die Situation familientherapeutisch zu entlasten und gemeinsame Ebenen der Kommunikation zu suchen, die auch für kritische Themen Stabilität bringen würden.

3.5.4 Traumata erkennen

Unter »Alles Trauma – oder was?« lässt sich bei einer Internetsuche erkennen, dass die Diskussion um den Trauma-Begriff in den letzten Jahren zugenommen hat. Aus dem oben Beschriebenem könnten wir (trotz unserer Definitionsbemühungen) in Versuchung geraten, jeden Konflikt, jedes problematische Verhalten als Trauma oder traumatisch bedingt zu qualifizieren, was – fast wie ein Horoskop – bei psychosozialen Problemlagen dann immer irgendwie zutreffend sein mag. Gibt es also einen präziseren Blick auf ein Geschehen in uns, welches ein Trauma als in einem systemischen Feld zu erfassende Begrifflichkeit sinnvoll erscheinen lässt?

Unser dyadisches System des Körpers versucht, Lösungen zu finden, indem wir durch Problemlagen wachsen können. Das heißt, auch negative Erfahrungen versucht unser Körper so zu verarbeiten, dass die Belastung gering bleibt. Unser Gesamtsystem will weiter lernfähig bleiben, – die schlechte Erfahrung soll so verarbeitet und integriert werden, dass wir als sozial wirksame Wesen überleben können. Funktioniert das nicht ausreichend, werden (problematische) »Lösungen« gesucht, um den Belastungen dennoch standhalten zu können. Solche »Lösungen« können in Teilen wirksam sein, weil wir die Belastungen durch das Trauma als weniger schmerzvoll erleben. Unsere genaue Erinnerung wird dabei »dissoziiert« [→ Dissoziation], wodurch das Schmerzerleben gedämmt bzw. ganz abgeschaltet wird. Jedoch blockiert der Energieaufwand dafür auch unsere explorative Anlage, dem Leben entspannt und neugierig zu begegnen. Unser Körper ist damit beschäftigt, die schmerzvollen Erinnerungen »unten zu halten«, – und findet auf diese Weise weder Sicherheit noch Kraft für das »Risiko« des normalen Lebens.

Dabei lässt sich ein Trauma als solches nicht durch ein Kopf-MRT nachweisen.[46] Es zeigt sich in Folgesymptomen durch ein Kompensations- und Schutzverhalten: Wir können nicht mehr offen und lernfähig bleiben; im Gegenteil, Lernerfahrungen werden negativer bewertet (z. B. indem ein positiv ausgegangenes Streitgespräch dennoch mit der traumatischen Erfahrung verbaler Gewalt assoziiert wird) oder auch in selbstschädigenden Verhaltensmustern verarbeitet. Eine Belastungsstörung durch ein Trauma lässt sich oft nur mittelbar, durch die Beobachtung einer stark eingeschränkten sozialen Erlebnis- und Lernfähigkeit erkennen.

In Bezug auf unsere soziale Selbstwirksamkeit bedeuten Traumafolgen, dass wir kein gesundes Gleichgewicht zwischen innerem Rückzug und Neugier an sozialen Erfahrungen mehr finden können, siehe Fallbeispiel 4 in Abschnitt 3.5.3: Die Jugendliche stellte einen (sexuell) intimen Zustand nicht in einen sicheren inneren Rückzugsraum des Vertrauens hinein, sondern in ein entgrenztes (und schutzloses) Liebesspiel, dem sie zumal in diesem Alter nur in einem traumatischen Zustand innerer Erstarrung beiwohnen konnte.

Eine Belastungsstörung durch ein traumatisches Erleben der Vergangenheit führt dazu, dass das autonome Nervensystem sozusagen in einer Erregungsschleife zwischen Mobilisation (für Flucht oder Angriff) und einer parasympathisch induzierten Erstarrungsreaktion steckenbleibt. Wir werden in unseren sozialen Kontaktbemühungen durch diesen nicht aufgelösten Spannungszustand des ANS behindert – und könne dadurch weder einen entspannten Zustand in uns selbst noch im Kontakt mit anderen herstellen.

3.5.5 Traumatische Erstarrung

Die Beschreibung der Polyvagaltheorie hinsichtlich eines inneren Erstarrens *(freeze)* oder eines Abschaltens (*Shutdown*-Zustand) bei traumatischen Zuständen hat die Ansätze der Traumatherapie verändert. Das Erstarren *(freeze)* geht (so die Theorie) zurück auf verbliebene Schutzreaktionen aus der Evolution von Wirbeltieren, die in Lebensgefahr »einfrieren« und das gesamte körperliche System »herunterfahren« *(shutdown)*, Letzteres oftmals, um den Tod vorzutäuschen *(death feigning)*: Der Fressfeind soll das Interesse an seinem Opfer verlieren (weil der Jagd- und Tötungsinstinkt allgemein nicht auf tote Lebewesen ausgerichtet ist). Der Parasympathikus von Wirbeltieren hat die Kapazität, sämtliche Körperfunktionen (bis hin zum Herzschlag) so zu regeln, dass möglichst viel Energie eingespart wird – ein reflexartig eintretender Mechanismus, wenn Kampf- oder Fluchtreaktionen nicht mehr möglich sind. In *Freeze-* und *Shutdown-*Zuständen bleibt der Organismus vigilant,[47] um bei nachlassendem Interesse des »Räubers« einen Fluchtversuch starten zu können. Die Vigilanz bei gleichzeitigem Herunterfahren aller Körperfunktionen (ein Phänomen, dass möglicherweise auch bei Wachkoma-Zuständen gegeben ist), scheint ein Schutzmechanismus des Gehirns zu sein, analog zu den parasympathisch induzierten Erstarrungs- und Abschaltfunktionen des Körpers.

In der Trauma-Forschung konnte gezeigt werden, dass Erstarren und Herunterfahren Teile des menschlichen Überlebensmechanismus in lebensbedrohlichen Situationen geblieben sind (vgl. u. a. Thompson, Hannan a. Miron 2014). Kann ein Trauma nicht körperlich verarbeitet werden, können wir uns zwar über die Fähigkeiten unserer evolutionär jüngeren Gehirnteile weiter durchs Leben bewegen. Doch scheint es so zu sein, dass ein Teil unseres Bewusst*seins* (und unseres bewussten Seins) »erstarrt« bleibt, weil die Vorgänge der Erstarrung im Ursprung körperliche sind und über die sensomotorische Verankerung unseres Bewusstseins im Zusammenspiel des autonomen Nervensystems mit dem limbischen System körperlich verankert bleiben: Ich kann mich insofern nicht willentlich zu einem Aufgeben meines (traumatischen) Erstarrens bewegen; der Körper braucht eine speziell ausgerichtete Zuwendung in der Co-Regulation einer Traumatherapie, um aus dem Muster der Erstarrung herauszufinden. Diese Erstarrung ist, auf durchaus *sprechende* Weise, sowohl innerlich spürbar als auch äußerlich, in apathischen Bewegungsabläufen, in ausdrucksloser Mimik bis hin zu unlebendiger Prosodie, wahrnehmbar (vgl. hierzu die berühmten Gemälde »*Der Schrei*« und »*Angst*« von Edvard Munch).

Das archaische Erbe des Erstarrens ist Teil unserer parasympathisch induzierten Regulationsmöglichkeit geblieben (so die Theorie!) – obwohl der zum parasympathischen System zugehörige Vagusnerv bei Säugetieren eine andere Funktion entwickeln konnte als beispielsweise bei Reptilien, wo er (so die Annahme der Polyvagaltheorie) keine sozialen Co-Regulationsfunktionen einnimmt; genau genommen »reguliert« der Vagusnerv bei Säugetieren auch nicht die sozialen Funktionen, sondern stellt im Zusammenspiel mit weiteren Hirnnerven eine »neuronale Plattform« zur Verfügung, auf deren Basis ein im Vergleich zu anderen Lebewesen verändertes prosoziales Verhalten möglich wird. Weiterhin hat bei Säugetieren der parasympathisch agierende Vagusnerv die Fähigkeit, den Sympathikus in seinen mobilisierenden Funktionen flexibel runterzufahren, indem die sog. Vagusbremse unseren Herzschlag reduziert. Dadurch wird beispielsweise ein spielerischer Angriffsimpuls möglich, d. h. die neurophysiologisch unterstützte Unterscheidung zwischen Spiel und Ernst. Säugetiere bilden auf diese Weise ein wesentlich komplexeres Sozialverhalten aus, als dies bei Reptilien (als den evolutionären Vorläufern der Säugetiere) möglich erscheint. Evolutionsbiologisch steht für diesen Umstand die beschriebene flexiblere Nutzung des parasympathisch agierenden Vagussystems; all dies sind die Konzeptionalisierungen der Polyvagaltheorie.

3.6 Problem-Zonen

3.6.1 Wo ist jetzt das Problem?

Warum gibt es (systemische) Familientherapie? Etwas verkürzt könnte die Antwort lauten: weil nach zwei Weltkriegskatastrophen im 20. Jahrhundert für eine transdisziplinär arbeitende Gruppe von Forschern klar war, dass der an der inneren Zwiesprache des Subjekts ausgerichtete Ansatz der Psychoanalyse nicht ausreichend in der Lage war, eine humanistische, soziale, biologisch und anthropologisch informierte und kommunikationswissenschaftlich veranlagte – sprich: *systemisch* [→ systemisch/System] orientierte – Perspektive einzunehmen. Im Grunde wurde das bis dahin durch Freud und andere etablierte Bild der menschlichen »Psyche« wenn nicht grundsätzlich infrage gestellt, so doch als sehr stark erweiterungsbedürftig empfunden.

In einer systemischen Perspektive erkundet war (in der Folge) die Familie mehr als »nur« der Ort einer »Triangulation« zwischen Mutter, Vater und Kind. So wurden Ansätze entwickelt, die von (systemisch erweiterten) psychoanalytischen, mehrgenerational delegierten, humanistisch-erlebnisorientierten, strukturalistischen, narrativen, konstruktivistisch-kommunikativen, lösungsorientierten und anderen Perspektiven des therapeutischen Handelns ausgingen. Allen gemeinsam war wohl das Bemühen, besser zu verstehen, welche Voraussetzungen zwischenmenschliche Probleme haben könnten, vorsichtig ausgedrückt; denn letztlich ging es auch darum, nach den großen Katastrophen des 20. Jahrhunderts die Welt ein Stück weit zu einem besseren Ort zu machen – ein Weltbild zu unterstützen, das den gleichermaßen naheliegenden Zynismus über die »charakterlichen« Grundanlagen des Menschen nicht bediente. Ein Zynismus, der sich in dem Bild des Menschen als »intelligentes Raubtier« in einem falsch verstandenen Darwinismus und Behaviorismus bis heute weit in die Politik hinein gehalten hat und soziale Reformen, z. B. im Strafrechtsvollzug, zu verhindern sucht (Bregman 2020). Der aber auch in den unausgewogenen Debatten um die Erziehung von Kindern und in der Pädagogik in den Schulen seine Spur hinterlässt.

Familientherapie, welchem Ansatz sie auch immer folgt, ist insofern viel mehr als nur irgendeine systemisch ausgerichtete Intervention, die heutzutage leider oft durch pragmatisch ausgerichtete Familienhilfen ersetzt wird. Von denen wird dann einerseits erhofft, dass sie wie eine »Eier legende Wollmilchsau« das reparieren oder zumindest lindern, was über Dekaden in Kleinfamilien an Belastung angelegt wurde. Es scheint andererseits, soweit die gute Nachricht, nicht mehr so zu sein, dass Familien noch immer *die* Plattform sind, wo *alles* erlernt, erzogen, abgesichert und aufgefangen werden soll. Dazu ist das, was in anderen soziokulturellen Kontexten beschädigt wird, allzu sichtbar. Die Problem-Zonen kommen mitnichten »nur« noch durch mehrgenerational veranlagte Belastungsgeschichten in die Familien. Sie entstehen in diesen Zeiten nicht zuletzt durch eine aus dem Ruder laufende Kommunikation in den Schulen, den Straßen und nicht zuletzt den sozialen Netzwerken (vgl. Lane 2019).

> Im Zusammenwirken aus verwundeten familiären Innensystemen und zunehmend diffuseren Außen- und »Zwischensystemen« (den sozialen Netzwerken) stehen wir vor ungeahnten Herausforderungen

und der Frage: Auf welche Weisen kommen Probleme von außen in die Familien hinein und später auf »unsichere« Weisen wieder aus diesen heraus?

Um hierauf Antworten zu finden, wenden wir uns dem zu, was wir als unser verkörpertes Bewusstsein in der in Abschnitt 3.4.2 diskutierten Konzeption des »Embodiments« beschrieben haben. Denn Probleme haben, auf welche Weise auch immer, unter den Beteiligten eine Form von *Problembewusstsein,* egal wie wenig spürbar es oft sein mag. Irgendetwas in uns »weiß um das Problem«, mögen wir es leugnen oder kleinreden, verspotten oder anderen zuschreiben. Das heißt, sie (die Probleme und die ihnen oft innewohnenden Lösungsstrategien) sind als Umstände, Handlungen oder Störungen zumeist auch deshalb gut wahrnehmbar, weil sie durch das ihnen ureigene Problem*bewusstsein verkörpert* sind. Dieses Bewusstsein *kann* sich in einer Zwangsstörung verkörpern, in einem Verhalten zeigen oder auch nur darin äußern, dass es als verkörpertes Problem einen Unterschied macht (»der einen Unterschied macht«) zu einem vergleichsweise weniger starken Problembewusstsein: die Zigarette zur Entspannung, der Stress-Snack am späten Abend oder der bewährte (»süchtige«) Griff zum Handy sind in unserem Körper verankerte (Sprach-)Handlungen, die als solche ein »untergründiges« Problembewusstsein mit sich führen, indem sie Handlung, Objekt der Handlung, körperliche Folgen und sprachliche Bewertungen in sich vereinnahmt haben. Das Problem weiß »in uns und um uns um sich selbst« – in Form seiner Verkörperung, seiner durch uns selbst erlebten Selbstherstellung. Hinzu kommt, wie wir in Abschnitt 3.6.2 sehen werden, dass im »Problem*bewusstsein*« und den assoziierten Handlungen und Beziehungen unsere Emotionen *mit* dem Problem, aber u. U. auch mit den zugehörigen Symptomen zusammenfallen (»fusionieren«) können.

Wenn wir eben beschrieben haben, wie unser Bewusstsein (als verkörpertes) erlebbar wird, können wir nun fragen, ob das Problem Teil unseres bewussten Erlebens (und seiner »Teilhaber«, den Emotionen, den Gedanken, den Erinnerungen) ist oder ob es einem anderen »Ort« zuzuordnen wäre. Denn das Problem kann der Kommunikation, der Körperlichkeit, den Umständen zugeschrieben werden, unserer Persönlichkeit, ihren Veranlagungen, Verhaltensmustern, unseren inneren Orientierungen ... Wo also sitzt es, das Problem? Ist es selbst ein emer-

genter Vorgang wie das Bewusstsein? Ebenso wie die Sprache, die aus ihm heraus spricht?

Um weiterzukommen, braucht es einen ehrlichen Blick auf mögliche Schwachstellen der bisherigen Konzeptionen. Es hilft dabei erstens die Einsicht, dass Probleme mit *Emotionen* verbunden sind. Und Emotionen waren im ersten Drittel dieses Buches wichtige »Akteure«; die bisher genutzten Annahmen und Konzepte reichen hier jedoch für unsere Überlegungen nicht aus. Letztlich ist bei Emotionen nur so viel ausreichend klar, dass niemand ihre Existenz leugnen würde. Empirisch sind sie nachweisbar und sichtbar, bis hin zu messbaren, mit ihnen assoziierten Körperfunktionen (z. B. Hautwiderstand, Herzschlag etc.). Ihre theoretische Fundierung ist aber, trotz weitreichender neurophysiologischer, psychologischer und philosophischer Forschungsarbeiten, weiterhin recht umstritten. Es kommt auf den Blickwinkel an, auf das Paradigma der Wissenschaft und wie es meine Sicht auf »Emotionen« bestimmt.

Ein Grund für das umstrittene theoretische Fundament liegt darin, dass es schwer zu bestimmen ist, ob Emotionen innen oder außen (internal erzeugt oder external ausgelöst) entstehen, ob es sinnvoll ist, Affekte, Emotionen und Gefühle zu unterscheiden oder nicht, etc. Das Außen bezieht sich dabei *auch* auf unser intentionales Verhalten, welches sich aus Motivation, Lernen und affektiv beeinflussten Zu- oder Abwendungen herstellt. In diesem Fall sind Emotionen sich ihrer selbst bewusste Wahrnehmungen, die sich aus unseren Handlungen und Kommunikationen im Außen ableiten. *Oder* … ob Emotionen »nur« unsere selbst hergestellten *Storys* sind, die wir hervorgerufen durch Innensignale unseres Körpers – »denkend« erfinden, um unsere Wirklichkeit und unsere uns-selbst-in-ihr-fremd erscheinenden Innenwahrnehmungen (Interozeptionen) in Bezug auf sie erklärbar und intelligibel zu machen? Bei diesem (innengerichteten) Ansatz ginge es darum, die erlebte Wirklichkeit mit der Realität (die als objektiv beschreibbar postuliert wird) in einem wirksamen Abgleich zu integrieren. Wir könnten einen solchen (emotionalen) Vorgang als eine Art körperlich erlebte »Benutzerillusion« beschreiben, um die Bewältigung einer überfordernden Wirklichkeitsverarbeitung effektiv (im Sinne einer Homöostase der überlebenswichtigen Körperfunktionen) zu ermöglichen.

3.6.2 »Bleiben Sie bitte geduldig ...!«: Emotionen sind (nicht) das Problem

»Was hat das alles mit der Polyvagaltheorie zu tun?« Nun, in den therapeutischen Anwendungsmöglichkeiten der PVT sind die (co-regulierenden) Räume zwischen innen und außen sowie das Dazwischen als körperlich und sprachlich wahrnehmbar konzipiert: Das autonome Nervensystem sendet dabei im Zusammenspiel mit subkortikalen Regionen des Gehirns (interozeptiv) wahrnehmbare Signale von Sicherheit oder Gefahr. Kann ich die eigene (Selbst-)Wahrnehmung in situativen Kontexten zwischen dem Problem selbst (»dazwischen«), meinen Emotionen (»innen«) und entsprechenden Symptomen (ja, die gibt es fast immer) im »Außen« nicht ein- und zuordnen, registriert mein sprachlich-körperliches Gesamtsystem einfach nur noch »Gefahr überall«. Ich kollabiere irgendwann, und sei es aus reiner Desorientierung im Nicht-Wissen, woher was kommen könnte. Insofern brauchen wir Abgrenzungen innerhalb lebenswichtiger Konzepte unserer Wahrnehmung von »innen«, »außen« und »dazwischen«. Wir sollten lernen, uns (in diesem Sinne) zu »sortieren« ..., um uns entspannter miteinander zu regulieren.

Wir beschreiben also die diskutierten Emotionen einerseits als ein nach außen gerichtetes Konzept, das sich in (sprachlichen) Handlungen affektiv zeigt und selbst erzeugt – und in dem wir uns auch zu- oder abwendend selbst orientieren und positionieren können. Oder ... wir fassen sie als innengerichtetes Bezugssystem auf, das sich auf die kognitiv gesteuerte Balance der Wahrnehmungsverarbeitung bezieht. Oder ... wir nehmen beides als gegeben an, je nachdem, worauf wir den Blick richten, wie beim Welle-und-Teilchen-Dualismus. Ich gestatte mir hier diese etwas abgenutzte Metapher: der Blick nach innen als Teilchen (das Phänomen der Emotion kann generell anatomisch zu verorten und beobachtbar sein, wenn auch nicht sehr spezifisch) – und der Blick nach außen als Welle, denn intentionales Handeln als »analoger« Vorgang nimmt Sammelbewegungen unzähliger (unter der Oberfläche des Bewusstseins anzunehmender) Einzelvorgänge auf einer anderen Ebene der wahrnehmenden Beobachtung in sich auf.

Der Blick nach außen und innen ist (wie bei Wellen und Teilchen) dabei ein paradox veranlagter (ja, denken wir durchaus auch an »Schrödingers Katze«). Denn innen und außen scheinen als Konzept einer systemischen Grenze nur durch unsere Konstruktionen zu existieren. Ob sie Teil einer tieferen (komplexer veranlagten) Realität sind, wissen wir nicht.

Weiterhin beschreiben wir hier Probleme, die in Relation zu Emotionen stehen, als paradox veranlagte – wenn sie als Folge einer diffusen Innen-/Außen-Regulation entstehen, ohne die Möglichkeit der Zuordnung, ob wir selbst die Ursache einer konfliktreichen Kommunikation sind oder die äußeren Umstände und/oder mein Gegenüber. In der Folge sinken die Chancen einer sicheren (Innen-/Außen-)Orientierung, weil ich nicht weiß, ob ich mich in mir selbst oder nach außen hin ausrichten soll oder wie ich beides in Einklang bringen kann. Jede Kommunikation kann so zu einer Tortur werden. Zur »Entlastung« suchen wir problematische »Zwischenräume« auf, in denen paradoxe Zuordnungen (innen wird außen und umgekehrt) und daraus folgende weitere Emotionen ebenfalls nicht verarbeitet werden können, z. B. in den »entzündlichen Zwischenräumen« des Internets.

Wenn emotionale Konflikte in einem unsicheren (und ungesicherten) Zwischenraum zwischen äußerem Handeln und inneren Wahrnehmungen entstehen, bewirken sie weitere Emotionen, deren zuordnende Regulation schwer sein wird, da sie selbst bereits das Symptom von wenig fassbaren Problemen in eben jenen (körperlich und sprachlich) nur unsicher zu kommunizierenden Zwischenräumen sind.

Emotionen unklarer (»zwischenräumlicher«) Herkunft haben keinen einfach fassbaren Ort ihrer gesellschaftlichen und individuellen Verkörperung, selbst wenn sie laut, schrill und sichtbar sind, so wie jedes Problem auf gewisse Weise laut, schrill und sichtbar auf sich aufmerksam machen kann oder will. Wir könnten, nicht ohne Ironie, sagen: Emotionen werden zu einem dystopischen Ort unseres Bewusstseins, der zu Problemen führt, die ihrerseits zu einer dystopisch veranlagten Ortlosigkeit neigen. Selbst wenn das Problem sich beispielsweise in einer Drogensucht verortet, so betrachten wir hier in Wirklichkeit nur das Symptom eines ganz anderen Problems – und seiner Emotionen, die nicht verarbeitet werden konnten.

Das Problem liegt auch in der Ortlosigkeit unseres Bewusstseins selbst, der wir fortlaufend mit unserem Bedürfnis nach Verortung und Materialisierung gegenübertreten. Allein das schafft schon genug Probleme (Ironie 2.0). Tatsächlich scheint es mir die Grundfragen unseres Menschseins zu berühren. Wir externalisieren und materialisieren unser eigenes internalisiertes Bewusstsein. Das ist wunderschön, herausfordernd und auf gewisse Weise paradox zugleich.

Darüber hinaus gilt: Probleme sind ein unauflöslicher Teil eines »Problem*bewusstseins*«. Sie scheinen danach zu rufen, die »Immaterialität« unseres Fühlens und Denkens, aber auch eine gewisse »Abgespaltenheit« bezüglichen Handelns (bezogen auf das Problem, das keine klaren (emotionalen) Relationen oder Bezugspunkte zu zugehörigen Kontexten haben darf)[48] ... in eine fassbarere Kategorie der Wahrnehmung zu überführen, die Kategorie des Symptomatischen. Das *Symptom* ist sozusagen das emotional konnotierte Hauptereignis eines in dieser Hinsicht »spukhaft« veranlagten Problems. Ohne Symptom existieren sie (die Probleme) nur als Teil einer Vorstellung über dieses Problem oder als Teil einer emotionalen Erfahrung damit (... und wir reden hier über Probleme unserer »Psyche«, nicht über möglicherweise durchaus ebenso symptombelastete Alltagssorgen wie Geld, Politik und Gesellschaft etc. *Deren* Folgen führen zu »topischen« (verortbaren) Problemen, in Abgrenzung zu den dystopischen Orten des problemorientierten »Psychischen«).

Also sollten wir ein Hohelied auf die Symptome singen. Sie helfen uns, den Problemen einen Ort zu geben, um sie dort lösen zu können. Lassen wir (und unsere Probleme) das nicht zu, können wir zumindest annehmen, dass das Risiko, ein Problem ohne Möglichkeit der Verortung in uns selbst auszumachen, zu hoch ist. Wir würden durch den fehlenden Bezugsort die Konsistenz unserer Problemerfahrung verlieren, darüber gar »verrückt« werden. Denn der Ort des Symptoms als Ort des Problems »rückt« etwas in uns gerade, damit wir nicht in den »Halluzinogenen des Problems« destabilisiert werden – solange, bis wir ohne diesen Ort und damit ohne die symptomatisierende Form des Problems auskommen können.

Nicht, dass Probleme und Emotionen Illusionen sind. Aber sie könnten ohne einen »zuständigen« Ort in unserem Verhalten (dem dortigen Ort des Symptoms) eine Wirkung entfalten, der wir ausgeliefert wären. Wir würden in denjenigen Bereich psychischer Erkrankungen vorstoßen, wo die Physiologie von Stoffwechselprozessen im Gehirn die Klarheit des Symptoms (z. B. der Wutanfälle) vorerst ersetzt (dies wäre meine Hypothese). Das Symptom hat sich hier mit dem Problem schwer auflösbar vereinigt. Seine Sprachlichkeit (das Symptom als emotional sprechender Ausdruck des Problems) und seine Körperlichkeit sind eine Liaison eingegangen, durch die die Sprachlichkeit des Problems in eine körperliche Symptomatik verwandelt wird.

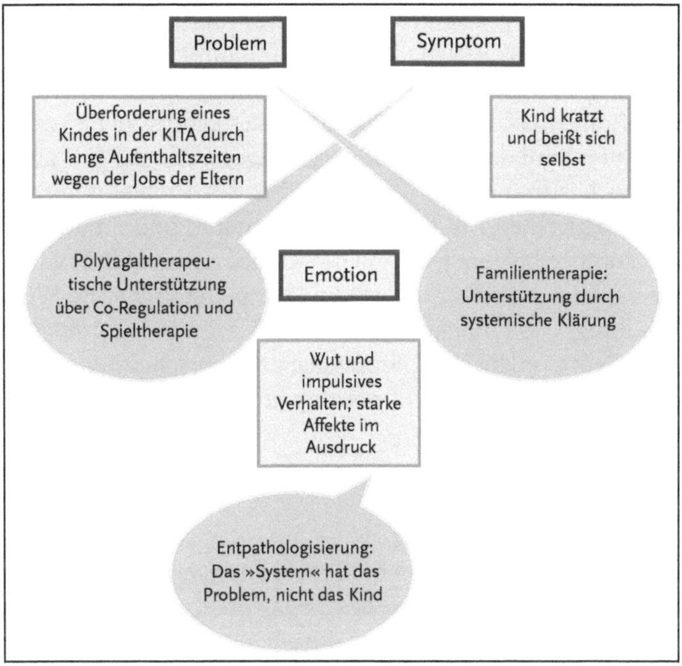

Abb. 8: Triangulierung zwischen Problem, Symptom und Emotion: Relationen von Begrifflichkeiten (»im Dreieck«) zu betrachten, bietet Vorteile. Beispielsweise kann ich erkennen, ob im therapeutischen Dialog über ein Problem geredet wird, dessen ausschließliche Verlagerung in den sog. »Symptomträger« keine hilfreichen Ansätze der Lösung zulassen wird.

Fazit: Emotionen werden nicht zu einem Problem. Es sei denn, sie gehen mit dem Problem eine »symptombildende Allianz« ein: In der Symptombildung werden Emotionen selbst zum zunehmend schwer lösbaren Problem. Denn das Symptom hat die ursprüngliche »Ortlosigkeit« des Problems so stark in seinen eigenen (symptomatischen) Ort hereingenommen, dass das Problem einer fatalen (und emotional beförderten) Materialisierung im Symptom (mit dem es verschmilzt) unterliegt. Problem, Symptom und Emotion werden so schlechterdings zu einem einzigen Vorgang, wie es m. E. auf tragische Weise bei einer starken Depression der Fall sein könnte. Wie es aber auch, auf andere Weise, bei Traumatisierungen möglich ist. In Abb. 8 wird der »soghafte« Zusammenhang zwischen Problem, Symptom und Emotion dargestellt. Ab einer bestimmten Problemdichte (»Problemtrance«) besteht das Risiko, dass das Symptom (z. B. die Verhaltensauffälligkeit) zum »Problem zweiter Ordnung« mutiert, welches das primäre Problem (z. B. die Überlastung eines Schulsystems) verdeckt. Die Emotion wird dabei zum »Energieträger«, der auf den wie auch immer zu bestimmenden »Verursacher« des Problems hinweisen *kann*. Im schlechten Fall ist zwischen Symptom und Emotion kaum mehr zu unterscheiden: Jede Wut des Kindes (siehe Abb. 8) wird zum »Kratzer«, jeder »Kratzer« verstärkt »symptomatisch« die Wut und Verzweiflung. Das Problem verortet sich hier ohne Fluchtmöglichkeit aus dem Symptomatischen. Emotional erlebt erscheint die Situation ausweglos. Dennoch bleibt zumeist irgendwo ein Türspalt offen.

3.7 Orte, Zeiten, Systeme

3.7.1 Standortbestimmung

Vor den 1990er-Jahren gaben die Psychoanalyse und die Verhaltenstherapie (mit Nachwirkungen des Behaviorismus) den Ton an, begleitet von den Systemiker:innen, die wie unartige Enkel (von Freud und Skinner) ihren eigenen Weg zwischen den Denkschulen suchten: Kybernetik, Philosophie, Kommunikation, Biologie, die alternative Psychiatrie und die humanistische Psychologie. Sprechenderweise bedeutete das auch eine Triade zwischen innen (innere Zwiesprache der Psychoanalyse), außen (das Verhalten in Bezug und Reaktion auf die Welt) und einem Dazwischen: Das wäre der Ort des Systems, welches aus sich heraus zwischen innen und außen Muster und Lösungen zu finden sucht.

Seit den 1990er- und 2000er-Jahren hat die Gehirnforschung den Blick auf unsere (wie auch immer zu bestimmende) Psyche durch die Neurowissenschaften zu erweitern versucht. Hier gibt es gute und schlechtere Nachrichten. Fangen wir mit den schlechteren an. Das gute alte »Unbewusste« hat geheiratet. Als Trauzeugen treten neuropsychologisch ausgerichtete Verhaltensforscher auf den Plan. Die alten Antipoden (Tiefenpsychologen versus Verhaltensforscher) können nun verkünden, dass unser Verhalten, wenn auch nicht immer klassisch konditioniert, so doch *mindestens* vorbewusst gesteuert ist; dies kann durch die Verhaltensforschung als *Bias* nachgewiesen werden – unsere *Neigung* zu vorschnellem Handeln, zur verzerrten Wirklichkeitseinschätzung, die Abhängigkeit unserer Urteilsbildung von Kontexten, die uns mehr als nur beeinflussen, und – *last, not least* – unsere schlechter werdende Aufmerksamkeit. Der freie Wille könnte infrage gestellt werden (Hürter 2011). Diese neue »Hoch-Zeit« des Verhaltens mit einem (neurowissenschaftlich beschriebenem) Unbewussten hat es in sich: Wir sind nun nicht mehr »nur« konditioniert, es kommt schlimmer: Wir sind durch unser Gehirn so »programmiert«. Und auch die guten alten »Triebe«, sie kehren zurück, dieses Mal von Ökonomen, Gehirnforschern und Kognitionspsychologen ausgerufen, – Triebe, die als in uns allen veranlagte Kräfte des kognitiv-sozial ausgerichteten Verhaltens beschrieben werden.

> *»Robert Plutchik hat in seinem Buch Emotion: A Psychoevolutionary Synthesis (1980) eine allgemeine Theorie über die Rolle der Emotionen im menschlichen Verhalten entwickelt. Er ist sich mit Darwin über den evolutionären Ursprung vieler Gefühle einig und teilt Freuds Auffassung, dass es eine kleine Anzahl von unbewussten Primärtrieben gibt, die sich im Bewusstsein als Gefühle äußern. Er argumentiert, dass alle Gefühle aus Primärtrieben abgeleitet sind und als Brücke zwischen Primärtrieben und Kognition fungieren. Nach seiner Ansicht diente die Entwicklung der Kognition dem Zweck, zukünftige Ereignisse zu antizipieren und auf diese Weise sowohl die Emotionen als auch die ihnen zugrunde liegenden Triebe zu befriedigen« (Lawrence u. Nohria 2003: 176).*

Das Buch *Driven. Was Menschen und Organisationen antreibt* ist von 2002 (dt. 2003). Paula Lawrence und Nitin Nohria deuten hier Freuds gute alte Triebe, quasi im Handumdrehen (durch Ergebnisse der Hirnforschung inspiriert) zu verhaltensabhängigen Grundlagen unserer Emotionen und der Kognition um; Letztere hat hier nur noch die Funktion eines Zeit- und Planungsmanagers (wir hören die Sprache des Business). Ob in diesem »Ableitungsspielchen« das Verhalten der Ursprung unserer Triebe oder Letztere die Ausdrucksformen des Verhaltens und damit beides der »Ursprung« unseres Fühlens und Denkens wäre, bleibt unbesprochen. Eine Art evolutionäre Grundkraft namens »Triebe« wird angenommen. Dabei ist *Driven* ein brillantes Buch. Aber auch ein Lehrbeispiel, wie gesellschaftliche Strömungen (in dieser Zeit war es der unumstößliche Glaube an die Ökonomie unter dem Blickwinkel der Organisation und die biologischen Grundlagen in ihr) Forschungsergebnisse mit hervorbringen und unser Menschenbild mit ausbilden.

Das Beispiel von 2002 wurde hier zitiert, weil die Grundanlage dieser Konzeptionen seither ähnlich geblieben ist. In zahlreichen Veröffentlichungen wird eben diese Musik gespielt: Unser Gehirn liefert eine komplexe, modulartig aufgebaute Organisation, deren Netzwerke unserem Körper die Gelegenheit bietet, sich in den »Logiken« der Umwelt und der Gesellschaft optimal auszurichten, um uns in einer Mischung aus Kooperation und Konkurrenz steuerungs- und handlungsfähig zu machen. Es ist ein im Grunde evolutionsbiologisch, neuropsychologisch und sozialwissenschaftlich ausgerichtetes Verhaltensmodell des Menschen. Gefühle und Denken sind in diesem Verhaltensmodell die subjektiven »Motoren« unseres sozial *und* konkurrenzlogisch ausgerichteten Wesens. Die »Hardware« ist unser Körper. Er ist der getreue Knappe dieses immer besser erforschten Steuerungsorgans, das Gehirn genannt wird.

➜ *Diese Strömung ist meiner Wahrnehmung nach im westlichen Kulturraum weiterhin dominant, wird aber in seinen erkenntnistheoretischen Fallstricken teilweise erkannt (Bennett u. Hacker 2015); denn es handelt sich m. E. um einen Rückfall in den Dualismus à la Descartes, auch wenn der Hirnforscher António Rosa Damásio (2004) dies in einem eigens dafür geschriebenen Buch (Descartes' Irrtum) versucht hat umzudeuten. Allein, er scheitert, aus Gründen, deren Diskussion hier den Rahmen sprengen würde.*

Die für mich überzeugenderen (guten) Nachrichten haben sich mit Stephen Porges' Polyvagaltheorie und den aus ihr folgenden Forschungen eher leise entwickelt, ohne verdeckte ideologische Anwendungen in Organisationsmodellen. Und sie erhalten Unterstützung von der Emotionsforscherin Lisa Feldman Barrett (2018).

Überzeugend an ihren (mit der PVT kompatiblen) Forschungen zur emotionalen Anlage von Menschen ist für mich der Umstand, dass sie darauf hinweist, dass es letztlich schwer zu entscheiden ist, ob wir aus einer nach innen gerichteten (interozeptiven) Orientierung unseres »Body-Budgets« (auch hier leider die Sprache des Business) zu Emotionen und aus ihnen heraus zu unserem Verhalten gelangen oder ob es umgekehrt ist: Wir gelangen, im unauflöslichen Zusammenspiel mit der Realität und unseren (emotional gefärbten) Konstruktionen aus ihr zu etwas, was Feldman Barrett *Affective Realism* nennt, also eine Realitätsorientierung durch eine affektgesteuerte Kommunikation, die sich in unserem Verhalten ausprägt und zeigt. Affekte sind dabei die im Handeln sichtbaren Emotionen, die wir innerlich »vorkonstruiert« haben.

Überzeugend ist auch ihre sprachliche Beschreibung dieser doppelten Perspektive. Es gibt ein subjektiv ausgeprägtes *Going ahead:* Ich entscheide mich im Außen und gehe emotional entschieden durch die Begegnungen mit der Welt, sozusagen nach vorne in Richtung Zukunft. Oder es gibt ein *Getting along,* das heißt, wir orientieren uns innengerichtet, nach den körperlichen Signalen unserer *interoception region,* der Region im Gehirn, die uns zeigt, ob der »Daumen nach oben zeigt« und wir in der Lage sind, positive (bzw. adaptive) Emotionen im Umgang mit der Wirklichkeit herzustellen. Im Außen erlebe ich mich in affektiv gesteuertem Handeln, im Innen registriere ich, ob mein Körper mir »grünes Licht« gibt, eben weil meine interozeptiven Signale auf Grün stehen. Beide sind wie zwei Seiten einer Münze, die die Veranlagung aus unserer Neurophysiologie und einer diesbezüglich auswertenden Kognition darstellt.

»Triebe«, um all das evolutionsbiologisch zu erklären, braucht diese Forscherin nicht. Allerdings ist sie nicht dezidiert an sozialwissenschaftlicher Forschung orientiert. Insofern widersprechen die Ansätze (von Feldman Barrett und Porges) den oben beschriebenen Modellen (des Psychischen im Kontext von Ökonomie, Verhalten und Neurowissenschaften) nur in dem einen, allerdings für mich essenziellen Punkt, dass sie unser Gehirn nicht zur alleinigen Quelle unseres Verhaltens und Bewusstseins machen. Unser Körper kommt, als eigentlicher *Storyteller,* nicht nur mit vor, er bekommt seinen Platz als eigene bewertende Instanz. Und dies ist eine gute Nachricht: Unser Gehirn ist entlastet, unser Körper mehr als ein psychosomatisch veranlagter Mitspieler. Porges und Feldman Barrett entgehen also beide der Versuchung, unser Gehirn als Computer und zu dechiffrierende Modulkarte misszuverstehen, es als alleinigen Sitz unseres Bewusstseins »fehlzudeuten«.

Letzteres ist, mit Blick auf therapeutische Ansätze, ein wichtiger Wandel. Unsere Psyche ist, so es sie denn gibt, nicht der Bewohner unseres Gehirns, sondern die charmante, emergente »Benutzerillusion« unseres Körpers, der im Kontakt mit der Umwelt Sicherheit und spielerische Erkundung sucht, dafür Emotionen und ihre kognitiven Regulationspartner in den Gegebenheiten unserer neuronalen Veranlagung nutzend.

Wir gelangen also über ein stabiles Bewusstsein unserer Selbst (und unseres Selbstkonzeptes [→ Selbstkonzept]) zu einem Zustand, in dem wir Emotionen und Affekte im Verhalten (mit allen Möglichkeiten kognitiver Erzählungen daraus) beobachten können. Dieses aus uns und in uns selbst verkörperte Bewusstsein braucht ein stabiles Umfeld, um sich entwickeln zu können. Leider sind Familien allzu oft kein stabiler Ort, wo wir uns selbst wahrnehmen und entwickeln können.

3.7.2 Familie ist ein nervendes System – Familie hat ein Nervensystem

Systeme betrachten wir u. a. in ihrer Fähigkeit zur Selbstorganisation (vgl. Hütt 2006). In dieser Fähigkeit werden Grenzen zu anderen Systemen erzeugt (Innen-außen-Regulationen). Ebenso entstehen dabei Regelmäßigkeiten (Ordnungen, Strukturen), durch die das System sich weiterentwickelt und stabilisiert.

> Das Familiensystem selbst generiert dabei seine Ausprägung und eine »Psyche«, die als solche beobachtet werden können und uns bei der familientherapeutischen Arbeit Anhaltspunkte geben, welche Art von Therapie oder Beratung die Familie braucht. Die beobachtende Beschreibung des Systems hilft, von vorneherein den verengenden (ggf. pathologisierenden) Blick auf einzelne Familienmitglieder zu vermeiden.

Wir können in solchen Vorgängen (der Selbstidentifikation) vermuten, dass ein System eine Art abstraktes Bewusstsein seiner selbst haben kann. Familie erlebt sich in einem selbsterzählenden Geschehen und entwickelt eine Art »Bewusstsein« davon, was sie in uns und um uns herum ausprägt. Sie bildet als *System* eine »Identität« [→ Identität] aus, deren Wirkungen und Ausprägungen in einzelnen Personen umso fühlbarer werden. Das familiensprachliche (und körperlich-sprachlich-identifizierende) Narrativ lebt auf diese Weise in einer Eindeutigkeit, die dennoch durch ihre »Aufhebung« in der Suche nach Ablösung und Autonomie durch einzelne Mitglieder der Familie verunklart werden kann.

Das kann ziemlich nervig werden: wenn dieser Raum uneindeutiger Eindeutigkeit der Familie als ganzem System und der Individualität einzelner Mitglieder *nicht* in einem intensiven Zusammen*spiel* co-reguliert werden kann, um sich in einer gemeinsam erlebten Sicherheit zu entspannen. Dieses Zusammen*spiel* kann durch unser autonomes Nervensystem unterstützt werden. Familie muss nicht *nerven* ...

Um Sicherheit im Raum der Familie zu erlangen, braucht es ein co-regulierendes Zusammenspiel der betroffenen »Nervensysteme« in der Familie. Erst in der Co-Regulation [→ Co-Regulation] wird eine wirksame Selbstregulation möglich. Erst im (co-regulierten) Miteinander erfahren wir uns selbst in einer spürbaren »Sicherheit« und Entspannung. Ein »Zusammenspiel« meint dabei nicht nur alle möglichen Interaktionen im Alltag, es meint auch unsere im wortwörtlichen Sinne »spielerische« Bewältigung von Nähe und Distanz im Umgang miteinander. Hier kann es zu Konflikt und Streit kommen. Die Ursachen liegen aber meistens in einem »Abbruch« von gegenseitig wahrgenommener Verbindung, weil deren körper- und sprachliche Formulierung und Strukturierung nicht in »Sicherheit« miteinander erfahren werden konnte: Verbindung (und die Beziehung aus ihr) braucht Struktur, und sei es eine »strukturierte« Erfahrung, zwischen Körperlichkeit und Sprachlichkeit spürbar vermitteln zu können, in unserem jeweiligen »Zusammenspiel« der Interaktion und Co-Regulation. Nach der Konzeption der Polyvagaltheorie unterstützt uns dabei unser autonomes Nervensystem – z. B., indem der parasympathisch agierende (herunterregelnde) Vagusnerv die innere Mobilisierung in einem Streit miteinander, wenn dieser in gegenseitiger Regulation auszutragen gelernt wurde, abfängt und uns dabei hilft »runterzukommen«, – ohne dass dafür Zwang oder Druck ausgeübt werden müssen.

Ein »sicherer« Raum in diesem Sinne (der co-regulierenden Nervensysteme) sollte der Ort der Familie für uns alle sein. Dass dem leider nicht so ist, ist wahrlich keine Neuigkeit. Neben den diskutierten »Bruchstellen« in Familiensystemen scheint der gesellschaftliche Herkunftsort des narrativ aufgeladenen Systems Kleinfamilie Belastungen im Gepäck zu haben. Hierbei geht es nicht nur um (überkommene) Rollenbilder und verschiedene Vorstellungen darüber, um die Geschlechterkämpfe zwischen Frauen und Männern und veränderte Sinnerzählungen im System Familie und nicht zuletzt immer auch um Macht, um jene Macht, die im oben beschriebenen Sinn (Abschn. 3.6.2) als Symptom (problematischer Macht) auf weitere Symptome verweist – wodurch sie oftmals zum »Problem« wird, dessen emotionale Implikationen nicht leicht zu bewältigen sind. Auch in ihr (der Macht) verschmilzt allzu oft das Symptom (der Macht) mit einem Problem (z. B. mangelnder Transparenz) und den verbundenen (meist dysregulierten) Emotionen. Dadurch wird »Macht» sowohl als Problem (z. B. der fehlenden Augenhöhe) *und* auch als »Symptom« (z. B. veralteter Rollenbilder) nicht zuletzt in Familien schwierig zu therapieren.

Möglicherweise wird es in diesbezüglichen (symptomatischen) Diskussionen auch darum gehen, wie »wir« – in unseren Familien – in den Dekaden seit dem Ende des Zweiten Weltkrieges unsere gesellschaftlichen Erzählungen (im sog. westlichen Kulturkreis) in aktualisierten Identitätsnarrativen und Selbsterzählungen [→ Selbsterzählung] entwickelt haben[49] – und auf welche Weisen wir es in Zukunft tun werden –, und ja, welche Rolle unsere Körper- und Sprachlichkeit darin spielen sollen. Dies könnte ein komfortabler soziologischer Diskurs sein, wäre nicht all die emotionale und körperliche Gewalt im Spiel, in einem Spiel, welches in den familiären Zimmern nie ein harmloses war, selbst dort, wo Eltern und Bezugspersonen vor Ort sind, deren Rollen- und Familienverständnis durch viele innere und äußere Transformationen gelaufen ist.

Die entspannte Co-Regulation miteinander scheint mir (als ersehnte) immer noch diesen einen sicheren (familiär vertrauten) Ort zu brauchen, bevor es möglich wird, den über viele Generationen »angehäuften« Stress des Zusammenlebens in Familien zu lindern. Stress (und schlechtestenfalls emotionale oder physische Gewalt als Folge davon) entsteht aus mangelnder Einfühlung, durch unterbrochene Bindungen und belastete Beziehungen. Er verschwindet nicht durch neue Ideologien, auch nur teilweise durch neue Geschlechterrollen oder veränderte Identitätsnarrative. Den Bock können wir auch hier nicht zur Gärtnerin machen. Und mindestens hier ist und bleibt der nötige und dringende Ansatzpunkt für Familientherapie bestehen – und nicht nur zur Familienhilfe.

Warum ist unsere Möglichkeit und Kapazität zur sicheren Verbindung in Familien (über die Mitgift der Gesellschaftsgeschichte hinaus) so schwer? Familiensysteme werden zu unsicheren und gewaltanfälligen Orten:

- wenn die Schnittstellen von innen nach außen (zwischen Familie und Gesellschaft) diffus und konfliktreich sind. Früher waren diese Schnittstellen durch Religion und Glaube markiert. Deren Erzählungen waren der »Schmierstoff«, um Konflikte zwischen den Innenanforderungen in Familien und den Außenanforderungen der Gesellschaft zu moderieren (und zu kontrollieren). Fallen Religion und Glaube mehr oder weniger ersatzlos weg, treten die Reibungspunkte zutage, eben mit dem Risiko physischer oder emotionaler Gewalt. Werte und Regeln werden infrage gestellt oder im Wesentlichen negiert. Zwar sind Familiensysteme auch in religiösen Gesellschaften von mehr als genug Gewalt betroffen. Diese dient dort der Aufrechterhaltung der etablierten religiösen Macht und ist insofern kein unmittelbar *familiäres* Problem, sondern eines der autoritären Setzung von Religion (was es natürlich nicht besser macht).
- wenn durch die fehlenden Schnittstellen-Narrative der Konflikt zwischen Individualisierung und familiärem (»kollektivem«) Anspruch stärker wird. In sozialistischen oder anderen Diktaturen fängt die omnipotente Ideologie oder die Vergötterung eines Führers das Ausbleiben der religiösen »Bindemittel« auf.
- wenn in den westlichen Gesellschaften »nur« das fragile Narrativ der Selbstverwirklichung dabei hilft, die Schnittstellen zu festigen oder zu lockern. Das schafft Überforderung und schmerzhafte Reibungen bei den Übergängen von innen nach außen.
- wenn die Werte der Kleinfamilie, der Liebe und ihre sexuellen Ausdrucksformen die fehlende Religion oder das ausbleibende ideologische Leitmotiv ersetzen sollen. Beide treten im Anspruch, selbst Leitmotiv zu sein, nicht viel weniger omnipräsent (und omnipotent) auf als zuvor Religionen oder politische Ersatzreligionen. »Familie und Liebe« werden solchermaßen ein quasi religiöses Narrativ. Gleichzeitig aber werden sie in gegenläufigen Botschaften an die Individuen, sich primär selbst zu verwirklichen, um in der Gesellschaft erfolgreich zu sein, verdeckt abgewertet: Ablösung (zur Selbstverwirklichung) und Anbindung in familiärer Loyalität können dann in Konflikt

geraten, wenn ein moderierendes Narrativ dafür fehlt. Der notwendige *Glaube* an unser Selbst, an unser »Ich« und seine wirksame Kraft in selbstverwirklichenden Identitäten, ist in diesen Prozessen quasi-religiös konnotiert – was zu Problemen führen kann.

- wenn wir uns in den Spiegeln der familiären Erzählungen nur noch schwach erkennen können. Dann sinkt die Bindungskraft der Familie als Werte- und Identifikationssystem ab. Andere Werte drängen über die leer gebliebenen Schnittstellen in die Innenwelt der Individuen und können zu einer konflikthaften Anti-Identifikation führen; das muss als solches nichts Schlechtes bedeuten, kann aber zu einer eskalationsanfälligen allgemeinen Verunsicherung führen, in einem Spannungsraum zwischen Individuation und der loyalen Übernahme von familiären Narrativen.
- wenn im Zwischenraum der sozialen Netzwerke und der dort zur Gewalt neigenden Sprache Familie kein sicherer Ort mehr sein *kann*. Dieser braucht die Identifikation durch unsere Körperlichkeit *und* Sprachlichkeit *und* in der Vorstellung dazwischen – eine Identifikation, die als prozesshafte zunehmend ausbleiben wird, wenn Räume und Zeiten unserer Vorstellungskraft darüber, wer wir selbst sind, durch Medien und Internet dominiert bzw. in fragwürdigen Identitätsdiffusionen aufgelöst werden.
- wenn Prozesse der Ablösung und Individuation durch einen gesellschaftlichen Wandel beeinflusst werden, dessen Diskurs überwiegend in unsicheren »Zwischenräumen« der Medien, nicht aber im (nötigenfalls) »sicheren« Raum familiärer Systeme stattfindet.

Die hier aufgeführten Punkte sind hauptsächlich unter der Perspektive einer möglicherweise ausbleibenden Innen- und Außen-Regulation gesehen. »Regulation« meint hier die Fähigkeit von Systemen und Individuen, für sich selbst und untereinander Beruhigung und Entspannung in einem Prozess der Selbstorganisation herzustellen (also nicht eine kontrollierende Intervention von innen oder außen, deren Prämissen an anderer Stelle zu diskutieren wären). Bei dieser Perspektive geht es um die Annahme, dass wir als Menschen unser dyadisches System aus Körperlichkeit und Sprachlichkeit in Abgleiche mit eigenen und fremden Bedürfnissen bringen müssen. Dieser Abgleich findet auch als systemischer Prozess zwischen »innen« und »außen« oder in einem »Dazwischen« der Systeme statt. Aus diesem Grund brachte ich das Bild der »Schnittstelle« ein. Schnittstellen sind ein klar beschreibbarer Teil systemischer Realitäten. Sie sind aber auch eine notwendige innere Konstruktion unseres Denkens, wenn wir unser Selbst in Bezug auf innen und außen formulieren und ausdrücken wollen.

Halten wir fest: Die »Psyche« (vgl. Abschn. 2.2.1) und das Nervensystem der Familien bestimmen als Ausgangspunkt unserer Biografie die Verletzlichkeit (ebenso wie die Resilienz) von uns allen – an eben diesem Ort der Familie. Mit »Verletzlichkeit« können therapeutische Interventionen umgehen, wenn sie uns nicht in den *Locked-in*-Zustand eines Individuums führen, welches seine Wahrnehmungen als »traumatisch getrennt« von den Wahrnehmungen der Mitmenschen erlebt. Gleichzeitig gilt es die Diffusionen der kommunikativen »Zwischenräume« zu stabilisieren, sie zu klären und als Feld der Selbstwahrnehmung zu bespielen. Denn sie haben die uns alle schützende Funktion, *auch* einen *selbst*regulierenden Schutzraum unserer »Interozeption« herzustellen. Erst aus diesem Schutzraum einer stabilen Innenwahrnehmung heraus können wir nach außen blicken und in eine entspannte Interaktion mit der Welt kommen.

Familien werden zu einem nervenden oder gar krankmachenden System, wenn in ihrem »Innenraum« keine Co-Regulation möglich ist. Dies kann an mehrgenerational wirksamen Belastungen liegen oder die Folge unklarer Rollen- und Identitätsmodelle und ihrer dysregulierenden Umstände sein (Letzteres heutzutage ein häufig zu beobachtender Umstand). *Und* es kann in unklar artikulierten Schnittstellen zwischen äußeren Lebenswelten und inneren Familiendynamiken begründet sein. In diese Schnittstellen dringen Sprachen der Technik ein, deren Botschaften aus Gründen ihrer systemischen Anlage und Struktur eine Diffusion zwischen der Eindeutigkeit und Uneindeutigkeit (einer Regel) bewirken – einer Regel, die unsere co-regulierende Bewertung (und Werte) braucht.

3.7.3 Systeme verhalten sich in uns

Systeme (z. B. Familien) können uns nerven, weil sie mit Regeln und Werten an uns appellieren und dabei in gewisser Weise unser Verhalten und unsere Emotionen stärker beeinflussen, als wir es wünschen. In der »Psyche« der Systeme gibt es dabei eine oft nur schwer zu beschreibende Ambivalenz zwischen ihrer Ausrichtung an (unvermeidlichen oder zu hinterfragenden) Regeln und den wie auch immer für unser »Selbst« verständlichen Werten, die zu diesen Regeln führen.

Wir schlagen hier eine Konzeption vor, nach der Regeln (die aus Regelmäßigkeiten entstehen) in einem System die Folge seiner immanenten Tendenz zur Selbstorganisation sind. In dieser sorgen »Werte« entweder als Qualität *oder* als quantifizierbarer Mess*wert* dafür, dass Regeln eine normierte Grundlage bekommen. (Z. B.: *In der Regel* ist es in Beziehungen besser, die Wahrheit zu sagen. Oder: Ab einem bestimmten Gewicht (messbare Qualität) fühlen sich Menschen oft nicht mehr wertvoll, weil die Kultur Übergewichtige stigmatisiert.) Diese *Grundlage* (der qualitativen und/oder quantitativen *Bewertung*) kann aber als solche nicht ausschließlich in Selbstorganisation hergestellt werden: Denn selbstorganisierende Prozesse benötigen Übergangszustände, in denen (zwischen dem »on« und »off« einer Regel) sozusagen »analoge«, das heißt fließend flexible Zwischenzustände die prozesshafte Herausbildung eines »Wertes« und einer subjektiven (systemisch besser ausgedrückt: »singulären«) Bewertung erlauben. Diese Bewertung, die als Wert zu einem »Unterschied, der einen Unterschied macht« führt, kann erst dann zu regelhaften Prozessen (selbstorganisierend) weiterentwickelt werden. Das bedeutet: Selbstorganisation benötigt als systemischer [→ systemisch/System] Prozess diese »singulären« Kipp-Punkte (der »Wertung«) – was bezogen auf das System Gesellschaft und der Familie bedeutet, dass das Individuelle vom Kollektiven insofern nicht zu trennen ist, als keine subjektive (»singuläre«) Bewertung ohne vorangehende (wiederum aus Bewertungen entspringende) Regeln des Kollektivs auskommt. Regeln und Werte (oder Bewertungen) sind insofern wechselseitig in sich verschränkt, indem sich Prozesshaftigkeit und singuläre (»subjektive«) Einschnitte verzahnen.

IT-Sprachen als digitale Sprachen sind nicht zu *qualitativen* Bewertungen in der Lage. Sie haben keinen empfindsamen Anhaltspunkt dafür, ob ein Sonnenuntergang schön ist oder nicht. Dazu gehören aber auch regelbasierte Schriftsprachen wie die der Rechtswissenschaft oder andere Fachsprachen. Diese sind insofern »digital«, als ihre Bewertungsgrundlagen (nach denen gelten soll: »Dieser Satz ist wahr«; dieser kann dann nicht unwahr sein) vorab erarbeitet wurden, im Ursprung aber subjektiven Einschätzungen gefolgt sind.[50]

↑↓ *Die normative Grundlage für Regeln entsteht im Sinne der Objektivierung dieser (durch bewertete »Ersterfahrungen« herausgefundenen) Regeln und kann dabei nicht auf den subjektiven Ansatz jeglicher empirischen Ersterfahrung verzichten. (Zum Beispiel fällt das Farbensehen kulturell unterschiedlich aus und kann nur subjektiv, als »erste« Erfahrung eines Subjekts, beschrieben werden. Es gibt kein »objektives« Rot.) In den Naturwissenschaften rechnet Statistik diesen »Widerspruch« durch die Größe und spezifische Auswertung ihrer Zahlenreihen heraus. In den sprachlich konnotierten Wissenschaften, die die hier relevanten Bereiche z. B. der Ethik, Soziologie, Psychologie und Anthropologie mit umfassen, können Zahlen nur dort helfen, wo die Begrifflichkeiten, auf denen sie fußen, sich immer wieder dem Abgleich zwischen ihren objektiv messbaren (quantitativen) Anteilen und ihren subjektiv zu erfassenden (qualitativen) Anteilen stellen.*

Ein Beispiel: Ein Begriff wie Emotion lässt sich nicht messen und das aufzeichnende Flimmern betroffener Gehirnteile ist zunächst »nur« für Gehirnoperationen aussagekräftig, kaum aber für einen Erkenntnisgewinn über den Begriff als solchen. Auch eine veränderte Herzrate oder ein veränderter Hautwiderstand sagen über die »Emotion« zunächst nichts aus, nur über mögliche physiologische Begleiterscheinungen (ob sie nun vorauslaufend oder nachholend auftreten, ist hier nicht entscheidend). Um also im Grenzbereich zwischen Evidenzbasierung[51] und sprachbezogener Bedeutsamkeit etwas aussagen zu können, brauche ich zunächst diese Erkenntnis: Regeln und Werte (*auch* Messwerte) berühren genau diejenigen Schnittstellen, wo subjektive Erfahrungen und verifizierbare Verallgemeinerungen in ein schwer zu beschreibendes »Dazwischen« vorstoßen. Dieses findet sich ein im Zwischenraum von Eindeutigkeit (»*On-off*«-Prinzip) und Uneindeutigkeit (Übergänge zwischen *on* und *off*), in einem Raum, der sich fortlaufend erneuert und selbst wiederherstellt.[52]

Ein solches »Dazwischen« stellt sich auch in Familiensystemen her, die systemisch in uns wirksam werden. Die Übergänge zwischen Regeln des Zusammenlebens, die wir als gegeben voraussetzen, und Werten und Bewertungen, die immer im Hintergrund mitschwingen, wirken als untergründige Stressoren. Familiäre Regeln können klar ausgesprochen, lange etabliert und getestet sein und haben sich bestenfalls in einem sich selbst organisierenden Prozess herausgebildet. Sie sollen für uns *eindeutig* sein, werden zumindest in der Regel als möglichst eindeutig vorausgesetzt. Die »rote Ampel« gibt es aber in *der* Eindeutigkeit (familiensystemisch betrachtet) so nicht, weil Bewertungen und Wertevorstellungen neu von außen dazukommen und den oben beschriebenen Zwischenraum verursachen. Es ist ein oft als diffus wahrgenommener Raum, der unser Verhalten darin erschweren kann.

Abb. 9 zeigt die herausfordernde Situation zwischen Werten und Regeln. Beide Sprachgebilde verhalten sich »im« Individuum als (kontextbedingte) Eindeutigkeitserwartung an Regeln und als Toleranz- bzw. Flexibilitätserwartung an Werte und Bewertungen. Die lauernde Paradoxie zwischen Eindeutigkeit und unbedingter Flexibilität kann als uneindeutig und widersprüchlich zur Regel wahrgenommen werden. Sie zeigt sich in einem (ambivalenten oder eindeutigen, einem reaktiven oder angepassten) Verhalten durch das Individuum im System – hier durch Familienmitglieder in der Familie.

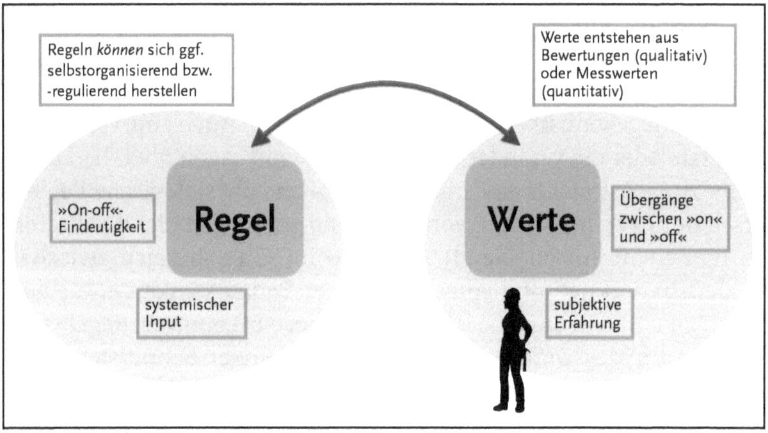

Abb. 9: Werte und Regeln als wahrgenommener Zwischenraum der Begegnung mit einer inneren Bewertung (Werte) und vorhandenen äußeren Regelwerken. Die Erfahrung, dass Regeln mich einschränken, kann in mir selbst »abgemildert« werden: In dem Moment, wo ich selbst einen körperlich und sprachlich entlastenden Übergang zwischen der Regel im Außen und der Bewertung in mir selbst hergestellt habe, vollziehe ich die »Eindeutigkeit« der Regel (»nur bei Grün kann ich losgehen«) in mir selbst nach, selbst dann, wenn ich bei Rot losgehe (!). Diese Selbstherstellung verbindet bestenfalls meine (wie auch immer) bewertende Erfahrung mit der in der Außenwelt bereits artikulierten Erfahrung (anderer Systemteilnehmer, die z. B. Ampeln erfunden haben), indem ich die Regel in der Anwendung und Begegnung als verbundenen Teil meiner Selbst (bewertend) erleben kann.

> Das System »verhält sich« in mir, indem beide Konzeptionen, die der Regeln und die der Werte und Bewertungen, als systemeigen und insofern »außen«, vielleicht auch als »äußerlich« wahrgenommen werden. Gleichzeitig sind Werte stark mit dem inneren Erleben unserer Identität [→ Identität] verbunden, sei es hinsichtlich religiöser oder quasireligiöser Narrative, sei es durch Diskurse der Ich- und Selbstfindung in neueren Identitätsmodellen. Eine solche »Verinnerlichung« äußerer Narrative und Regeln kann in der Ambiguität zwischen Eindeutigkeitserwartung und Wunsch nach Flexibilität (»Freiheit«) Konflikte und paradoxe Verhaltensweisen hervorrufen.

Die hier verwendete Konzeption eines Systems, das sich in einem Menschen verhält und diesen Menschen beeinflusst, mag irritieren, weil sie das »Absperrgatter« zwischen außen und innen, zwischen Gesellschaft, Familie und Individuum hinterfragt. Es mag uns »normal« erscheinen, dass wir durch Außensysteme geprägt, beeinflusst bis hin zu konditioniert sind. Dass sich ein System in uns verhält, aus uns spricht, würden wir vermutlich nur in menschenverachtenden Diktaturen durch manipulative Propaganda für möglich halten. Die naheliegende Annahme, dass sich Übernahmen im Subjekt (dem Individuum) nicht als tätige Inbesitznahmen von individuellen Gehirnen ereignen, sondern als Interaktionen von Systemen, deren Schnittstellen in Zwischenräumen anders verwirklicht sind, als wir das wahrzunehmen in der Lage sind, wäre in diesem Zusammenhang ein spannender Denkansatz.

In einem solchen Ansatz wären wir aufgefordert, die »Schnittstelle« nicht als Grenze aufzufassen, sondern als Zwischenraum der Kommunikation. Hier begegnet die Regelmäßigkeit im Außen (der dort »systemisch« hergestellten Regeln und Muster) der Unregelmäßigkeit und Flexibilität von Bewertungen im Innen, die aus einer subjektiven Einschätzung von Menschen entstehen.

Darüber hinaus können wir annehmen, dass die Konstruktion unserer Wirklichkeit weniger eine Konstruktion unseres Denkens [→ Konstruktivismus] ist als die Herstellung eines solchen »Zwischenraums« als Schnittstelle, auf der »außen und innen« kommuniziert wird.

Bei dieser Kommunikation geht es um zwei Grundprinzipien unserer Wahrnehmung – die Aufmerksamkeit im »On-off«*-Prinzip und das Erinnern und Antizipieren als Prinzip eines Übergangs, in einem »Dazwischen« – eben zwischen* on *und* off*. Das Spannende an diesem*

Übergangsraum (der auch den Zwischenraum in der Zeit herstellt) ist, dass er zwischen zwei Modi pendelt, von denen einer bereits einen Zwischenraum für sich formuliert hat – den subjektiven »Zwischenraum« in uns selbst, der ein Spiegel des im Austausch mit der Welt vollzogenen Zwischenraums ist.

Bezogen auf unser Regeln-Werte-Konzept würde das bedeuten: In subjektiv vollzogenen »Bewertungen« liegt ein Übergang, der in »subjektiven« Zwischenräumen hergestellt wird. Dieser Übergang stellt die prozesshafte Verbindung zwischen den Fixpunkten des (durch die Regelhaftigkeit im Außen) Normierten her. Gemeint ist hier das »Normierte« der Regel, welches sich außen »in schöner Regelmäßigkeit« herstellt: Beispielsweise gehen wir in der Regel bei Grün über die Ampel, in subjektiven »Interpretationen« ab und zu auch nicht! Dieser subjektiv vollzogene »Übergang« findet wie beschrieben (zuvor) in uns selbst statt. Die Regeln – »außen« in der Lebenswelt – bewirken diesen subjektiven Vollzug, artikulieren aber ihrerseits im Vollzug der Regel (z. B. einer Ampel) einen Übergang. Dieser kann als solcher die Regel nur vollziehen, weil »irgendjemand unter uns« dies ebenso in sich nachvollziehen konnte (und z. B. einst die Ampeln erfunden hat) – und so weiter und so fort. Mit anderen Worten: Wir (in unseren subjektiven Bewertungserfahrungen) sind selbst der Zwischenraum, den wir in weiteren Zwischenräumen der Außenwelt reproduziert haben. Und der uns nun als »Außen« der Regel erscheint, die im Widerspruch zu unserer inneren Bewertung stehen könnte.

Es ist, als ob wir zwischen Rot und Grün (*»On-off«*-Prinzip) das Gelb nur deswegen herstellen können, weil in unserem Rot beständig das Gelb mitformuliert wird. Das Rot impliziert das Gelb und expliziert das folgende Grün – als Ereignishaftigkeit und Regelmäßigkeit einer Wirklichkeit, die es aber ohne die vorangehenden Zwischenräume (»Gelb«, das aus »Rot« generiert wird) nicht geben kann.

Anders formuliert: Unser subjektiver Eindruck der Eindeutigkeit (eines Zustandes oder einer Regel) existiert auf dem Hintergrund des uneindeutigen (im Prozess subjektiv bewertenden) Übergangszustandes, den wir selbst immer schon konstruiert haben – und der in uns selbst im Zusammenwirken mit dem »äußeren Zwischenraum« (der regelbasierten Sprachen) co-konstruiert wird. Es gibt, so betrachtet, einen inneren und einen äußeren Zwischenraum der Kommunikation. Beide sind essenziell, um überhaupt die Vorstellung (!) von innen und außen aufrechterhalten zu können.

Dieser »doppelte Zwischenraum« hebt aber keinesfalls die Unterscheidung zwischen als subjektiv und als objektiv zu beschreibenden Umständen auf. Er weist nur darauf hin, dass diese Unterscheidung fortlaufend aktualisiert wird, auch wenn das z. B. im Falle eines Naturgesetzes wie der Schwerkraft von außen (!) betrachtet so scheinbar nicht zu beobachten ist. Die *innere* Erfahrung ist im Falle eines durch diese Kraft verursachten Sturzes sowieso eine andere, ebenso dessen Auswirkungen, je nach Umständen und Wirkungsfaktoren. Will sagen: »Zwischenräumlichkeit« ist eine Frage der *Relationen*, nicht der Beschreibung von subjektiv oder objektiv wahr. Diese Relationen verändern sich kontinuierlich, mal in objektiv nachvollziehbarer Weise, mal in nur subjektiv zu erfassender Beschreibung. Als Relationen sind sie aber immer nur zwischenräumlich zu erfassen. Dies ist keine systemische »Eigentümlichkeit«, sondern (aller Vermutung nach) die zwischenräumliche Realität derjenigen realen Physik, die sich unterhalb der Oberfläche ereignet. Ähnliches ist m. E. auch bei dem Phänomen des Bewusstseins anzunehmen. Es erklärt sich durch Relationen, die subjektiv oder objektiv zu beschreiben sind, nicht aber durch eine klare Trennbarkeit zwischen inneren und äußeren Prozessen.

Wir springen nun gewissermaßen über einen Abgrund: Denn dieser Exkurs soll in systemischer Konzeption auch mit ermitteln, warum »Familie« als leider auch gewaltvoller Ort sich Wege aus dem (fatalen) Aufenthalt an eben diesem Ort (wenn es denn auf leidvolle Weise ein gewaltbestimmter ist) suchen *muss* – und dafür Zwischenräume der Kommunikation suchen sollte, die »einen Unterschied machen«. Zwischenräume, wo zwischen Regeln des Zusammenlebens und den zugrunde liegenden Werten und Bewertungen der Individuen sinnvolle und co-regulierende Übergänge und Transformationen stattfinden können und dürfen.[53]

Um hier in weniger düsteren Kontexten zu argumentieren: Wenn die Regel heißt: »Wir essen alle zusammen um 19 Uhr«, kann diese Regel nur als sinnhaft erlebt werden, wenn sie aus einem co-regulierten Bewertungssystem entstanden ist. Ihr *»On-off«*-Prinzip (es wird eben um 19 Uhr gegessen und nicht irgendwann) braucht als Ausgangssituation ein implizites und explizites gemeinsames Verständnis darüber, dass das Zusammensein zu diesem Zeitpunkt gewünscht und von allen als »sicher«, entspannt und freudvoll erfahren wird. Aus dieser Erfahrung (die einen Übergangszustand zwischen *»on«* und *»off«* durchlaufen hat) konnte sich bestenfalls die Regelmäßigkeit bzw.

die Regel »um 19 Uhr gibt es Essen« etablieren, ohne dass diese als Ordnungszwang oder zwanghaft auferlegte Regel erlebt wird.

Regeln brauchen nach dieser Konzeption die Übergangserfahrung (zwischen *»on«* und *»off«*) einer als sinnvoll erlebten Bewertung, um im Zusammenleben nicht als Zwang oder sinnentleerte Autorität erlebt zu werden. Die Regel einer roten oder grünen Ampel erschließt sich (den meisten) auch ohne gelebte Erfahrung, denn diese kann auch in der Fantasie eindrücklich genug stattfinden. Ich muss dafür keinen realen Unfall erleben. Mit den meisten Regeln aber, die Familie zu einem sicheren und entspannten Ort machen könnten, ist es keineswegs so klar und einfach nachzuvollziehen. Der gemeinsam erfahrene Nachvollzug einer Regel in einer »Co-Regulation« auf der Basis des Social Engagement Systems kann uns helfen, uns nicht in langwierigen Bewertungsdiskussionen über den Sinn oder die Willkür einer Regel in Konflikte begeben zu müssen. Unsere Neurozeption *kann* die notwendigen inneren Signale geben, ob eine Regel im Außenraum unseres Zusammenlebens für mich selbst (interozeptiv erlebt) gefahrvoll erscheint oder *sicher*. – Da unsere Nervensysteme heutzutage in einem (nicht zuletzt durch die Digitalisierung mitverursachtem) überreizten Zustand sind,[54] werden oft schon völlig harmlose und eigentlich leicht einzusehende Regeln (die »Ampeln«) als einschränkend und gefahrvoll dekodiert. Das stellt Eltern meiner Erfahrung nach immer wieder vor schier unüberwindliche Erziehungsprobleme und Diskussionen, vor allem mit Heranwachsenden in der Pubertät.

Die Überreizung ist (unter diesem Blickwinkel) eine Folge davon, dass (nicht nur junge) Menschen zwischen Bewertungen in uns selbst (in unserem »primären Zwischenraum«), den Bewertungen der Gesellschaft und in der Familie und wiederum den Regeln dort in einer anhaltenden Diffusion sind. Wir wissen nicht mehr, ob wir »innen« oder »außen« oder »dazwischen« leben – was ein körperlich erlebter Stressor ist, mit entsprechenden Reaktionen des autonomen Nervensystems. Denn für eine gelingende Selbstregulation brauchen wir einen durchgängigen Anhaltspunkt, wo sich unsere Wahrnehmung gerade befindet – im Bereich der Extero- oder der Interozeption und, beide betreffend, in einem Wissen, ob wir gerade aufmerksam (fokussiert) oder losgelassen assoziierend (*nach*denkend) sind. Um diese Unterschiede unseres Selbstgewahrseins geht es im folgenden Abschnitt 3.8.2.

Der Zusammenhang zwischen abstrakten Begriffen wie »Raum«, »Regel«, »Wert« oder auch »System« zu konkreten Erfahrungen in unseren (Familien-)Beziehungen erschließt sich für therapeutische Ansätze nur dort, wo ich subjektive Erfahrungen von psychischem Leid vor dem Hintergrund einer allgemeinen Begrifflichkeit verstehen kann. Für ein solches (»allgemeines«) Verstehen benötige ich den abstrahierenden Raum der Begrifflichkeiten – auf dem Weg hin zu den Übergangszuständen subjektiver Über- und Umsetzungen, sprich: hin zu den gelebten Erfahrungen und Bewertungen solcher Begrifflichkeiten. Anders ausgedrückt: Die konkret erfahrene Veränderung und Heilung braucht die Abstraktion der Begrifflichkeit von Sprache und Sprachlichkeit, um sich als körperliche Erfahrung in diesen erfahrenen Begrifflichkeiten zu wandeln – und damit konkrete Veränderung überhaupt erst spürbar und erfahrbar zu machen.

Verallgemeinere ich in der sprachlichen Beschreibung des Leids zu stark, werde ich Betroffene kaum erreichen. Gleichzeitig birgt die (sprachlich-begrifflich erfassende) Spezifizierung des Besonderen (des Leids) die Gefahr einer Zuweisung (»Du hast ADHS, das ist nun mal so …«), in der ich das Subjekt in eine Position von »selbst schuld« bringe. Diese kann es aber niemals in dem Sinn haben, dass jegliches Bewusstsein, jegliche Erfahrung mit und aus uns selbst heraus eine dyadische (sprachlich und [!] körperliche) Ausrichtung hat: In einer solchen Ausrichtung bewegt sich (Selbst-) Erfahrung zwischen den Polen des (sprachlich) Allgemeinen und des (körperlich) Besonderen! Und sie gerät dabei in gewissermaßen »natürliche« Schräglagen (für die das betroffene Individuum nichts kann), beispielsweise bereits diejenige Schräglage, die dadurch entsteht, dass unser (Selbst-) Bewusstsein als »psychisches« konzipiert wird – das ja als Besonderes im Allgemeinen beschreibbar sein soll, aber dies gerade deswegen nicht ist, weil sich das Besondere niemals im Allgemeinen auflösen wird. Es ist in »zwischenräumlichen« Relationen beschreibbar, aber nicht als objektive und auch nicht als subjektive Störung unserer psychischen Verfassung, selbst wenn wir es gewohnt sind, uns eine solche »Störung« selbst (oder anderen) zuzuschreiben.

Wir befinden uns ständig in einem Widerspruch, schlechterdings in einer doppelbödigen Situation: Als Therapiefall sollte ich gerechterweise nur dann als zu therapierendes Subjekt gesehen werden, wenn allgemeine Begrifflichkeiten von Therapie ihr eigenes allgemeines (weil sprachlich-begriffliches) Dilemma vor dem Hintergrund des Besonderen (meines besonderen Falls) spürbar im Prozess mit thematisieren.

Die oben vorgeschlagene Konzeption von Wahrnehmungsräumen zwischen innen, außen und dazwischen ist Teil einer gewollten »Anti-Polarisierung« unseres (selbst)bewussten Gewahrseins: Im Konzept des Zwischenraums erfahren wir uns in unserer Körperlichkeit und Sprachlichkeit auf eine Weise, in der das eine nicht gegen das andere (therapeutisch) ausgespielt werden kann. Um die Bedeutung davon tiefer zu verstehen, brauchen wir noch genauere Beschreibungen davon, was in dem »Zwischenraum« zwischen Innen- und Außenwahrnehmung »passiert« – oder was dort *nicht* stattfindet, wenn wir einen solchen Zwischenraum verpassen.

3.7.4 Familien im Fokus ihrer Aufmerksamkeit

Aufmerksamkeit ist ein Goldstandard unserer Zeit. Ohne diesen Vorgang, unter dem wir umgangssprachlich die Ausrichtung und Konzentration unserer Wahrnehmung verstehen, könnte unsere durchökonomisierte Informationsgesellschaft in ihren Zielsetzungen nicht bestehen. Nichts Schlimmeres, so scheint es, als wenn ein »Homo oeconomicus« kein gesteigertes Interesse mehr daran hätte, was draußen in der Welt passiert, wohin seine Wahrnehmung und Neugier gelenkt werden sollen. »Stell dir vor, es gibt etwas Neues und keiner schaut hin.« Eine Dystopie, die nicht nur sinnlos erscheint, sondern auch nah an der Schreckensvision einer »durchgehend depressiven« Gesellschaft liegen würde. Wir könnten und wollten einfach nicht mehr hinschauen oder -hören.

Umso bemerkenswerter, dass wir (dystopisch gesteuert) zu überfrachteten Wesen zu werden scheinen, als ob alles darauf ausgerichtet wäre, unsere Aufmerksamkeit vollkommen auszuschöpfen und dabei zu *er*schöpfen – im Wissen allerdings, dass auch wir selbst es sind, die uns erschöpfen. Und wir selbst sind es auch wieder nicht, denn das System wohnt wie ein »Introjekt« in uns.[55] Wir sind stark überidentifiziert, unsere Übernahmen zu vollkommen, *auch* weil wir uns je nach Bedarf zwischen passiven (erleidenden) und aktiven (forcierenden) Anteilen entscheiden können, immer im Gepäck die Anteile unseres Selbst, die wir in diesem Prozess auf verlustreiche Weise nicht mehr kennenzulernen in der Lage sind.

Das Schlagwort der »Work-Life-Balance« könnte in diesem Kontext nicht verräterischer sein: Unser Leben ist das kostbare Gut. Es wird in die Waagschale zu etwas geworfen, dessen Notwendigkeit uns bedeutet: Wir müssen (durch Arbeiten) überleben, und genau das kann nicht das Leben selbst sein. Daher die »Balance« zwischen Überleben, nah am stressbedingten Ableben, und dem, was danach oder dazwischen als eigentliches Leben angesehen werden könnte. Eine fragwürdige Balance. Wir sind im Klammergriff eines Systems, das keinen Diktator braucht, um unsere Sprach- und Körperlichkeit zu kontrollieren.

Dieser Zwischenruf würde hier nicht so stehen, wenn ich in meiner Arbeit als Familientherapeut nicht dem zugrunde liegenden Thema der Aufmerksamkeit und (damit verbunden) des Selbstgewahrseins von Menschen in ihren Familien auf besondere Weisen begegnen würde. Das für mich Beunruhigende an den sich hier aufdrängenden Beobachtungen ist, dass sich unsere Fähigkeit zur Orientierung in uns selbst, in aufmerksamkeitsbezogenen Bewertungen, nicht unbedingt verbessert.[56]

Familien können nach meiner Einschätzung nicht mehr der Ort einer sicheren Innen- und Außenorientierung sein. Probleme bei Erziehungsfragen oder mit dem Alltag in der überlasteten Arbeitswelt sind dabei das kleinere Übel. Stärker noch wirkt eine in der Weise m. E. zu wenig erkannte Distraktion durch eine ebenso hyperfokussierte wie gleichzeitig (zunehmend) dezentrierte Aufmerksamkeit – in dem beschriebenen »Zwischenraum«, der hier in seinen familiären Konnotationen betrachtet werden soll.

In der Sichtbarkeit von Werten, Normen und Regeln des Zusammenlebens zeigt sich normalerweise, wenn diese nicht autoritär (in Abgrenzung zu erlebter Vorbildhaftigkeit) formuliert wurden, eine Sicherheit und Beruhigung für unsere Nervensysteme.[57] Nicht, dass wir uns alle heimlich nach starken Regeln oder Führungspersonen sehnen. Vielmehr wird unser »Verlangen« nach Regeln und Ordnung unserem starken Grundbedürfnis nach »Sicherheit« [→ Sicherheit] zuzuschreiben sein, ein Bedürfnis, das eine Funktion des »Social Engagement Systems« ist und im Kern bedeutet, dass wir in den empfindlichen Bereichen des familiären und gesellschaftlichen Miteinanders auf Signale der Beruhigung, Entspannung und eben der Sicherheit angewiesen sind, um nicht in chronifizierten Angst- und Übererregungsschleifen überfordert zu sein und letztlich darin zu erkranken.

Wenn wir im »Zwischenraum« zwischen unseren subjektiven Bewertungssystemen der Interozeption und den in uns hineindrängenden Handlungs- und Entscheidungsanforderungen der Außenwelt (die Ampel springt ständig und unkalkulierbar von Rot auf Grün, ohne eine »gelbe Übergangsphase« dazwischen) keine entspannte Orientierung mehr finden, bewirkt das auf Dauer ein Ausbleiben von interozeptiv-entspannt wahrgenommenen Bewertungen. Was wiederum bewirkt, dass wir die ausbleibenden (oft auch unbewusst vermiedenen) Bewertungen im Innen wahllos im Außen nachholen, in der Regel durch willkürliche Angriffe oder kaum ausreichend reflektierte Proteste gegen die Regeln der Gesellschaft. Diese ersetzen unsere fehlgeschlagene entspannte Interozeption durch eine (zwanghaft) vorgenommene Bewertung im Außen. Mindestens auf diese Weise wollen wir uns noch selbst (emotional) regulieren.

Es fängt (beim Thema Aufmerksamkeit zwischen Innenwahrnehmung und Außenorientierung) bei vermeintlich harmlosen Alltagssituationen an: Schaue ich auf einen Bildschirm, nachdem ein Signalton mich dorthin geleitet hat, obwohl ich mich gerade im selbstbestimmten Zwischenraum einer *Zeit* benötigenden Interozeption befunden habe, verursacht dies Dysbalancen. Unsere Innenwahrnehmung wird nach außen abgelenkt. Ich kann nicht mehr bei mir selbst ankommen.[58] Meine Fähigkeit, Körperinnenwahrnehmungen (Interozeption) auf entspannende Weise zu evaluieren und, durch das autonome Nervensystem gestützt, zu regulieren,[59] sinkt mit jeder außengesteuerten Ablenkung. Und meine Fähigkeit, die im Zusammenleben benötigte *entspannte* Innenbewertung zu den Beziehungssignalen der anderen Familienmitglieder, leidet ebenso stark. Dysregulation, verursacht durch fehlschlagende Balancen zwischen innen und außen, in einem »entzündeten« (oder gänzlich fehlenden) Zwischenraum zwischen Intero- und Exterozeption, ist meines Wissens ein wenig erforschtes Thema. Aber es ist möglicherweise ein essenziell wichtiges Thema, weil die Folge einer Dysregulation unserer Nervensysteme auf Dauer zu einem Anstieg psychiatrischer Erkrankungen führt. Die Dysregulation äußerst sich dabei überwiegend im Verhalten und der Aufmerksamkeitssteuerung.

> Dysregulation dieser Art macht Familien zu gefährlichen Orten. Gewalt verbaler oder physischer Art ist auch eine Folge solcher Dysregulation – der diesbezüglichen Emotionen ebenso wie von unserer fragilen Balance zwischen den Innen- und Außenwahrnehmungen in Systemen, die heutzutage bereits beschädigte Systeme sind, was die Stabilität der Schnittstellen (bzw. der Zwischenräume dort) angeht.

Die Aufmerksamkeit auf uns selbst im Innenraum der Familie kann nur gelingen, wenn wir auf dem Weg in die Außenräume des Lebens stabil bleiben. Dieser Weg braucht als Wegstrecke (zwischen Bewertung und Selbstregulation) die Chance zur spürsamen Interozeption ebenso wie zur entspannten Co-Regulation. Ich brauche die Aufmerksamkeit in einem Innenraum der Wahrnehmung im Zusammenspiel mit der co-regulierenden Interaktion mit Familienmitgliedern, um zu wirksamen Bewertungen im Zusammenleben und beim Übergang in das Leben von familiären Bezugsräumen in der Gesellschaft zu gelangen. Die Distraktion der Medien erschwert dieses Zusammenspiel. Beispiele, wo Jugendliche mit Suizid drohen, weil sie von den Eltern nicht ausreichend Mediennutzungszeit zugesprochen bekommen, sind in meiner Arbeit keine Ausnahmen, sondern eher ein erwartbarer »Ausschlag« nach oben eines hoch aktuellen Problems in Familien (vgl. Kutscher u. Bouillon 2018).

Dabei geht es hier mitnichten um vorschnelle Medienschelte. Wir brauchen medial und digital veranlagte Zwischenräume, um Balancen zwischen Räumen zu finden, die – als die beschriebenen Räume zwischen innen und außen – wahrgenommene Räume unserer Vorstellung sind, die wir uns in der Kommunikation erobern und stabilisieren oder destabilisieren. Solcher »Zwischenraum« ermöglicht zeitlich verlängerte Räume einer subjektiven Bewertung, zwischen Erinnern und ihrem *Nach*denken (in Lern- und Erfahrungsräumen), – und in intentionalen Handlungsentscheidungen für unser eigenes Leben.

Als »entzündet« wurden diese Zwischenräume bewertet, weil vorab, in der Kommunikation im familiären »Social Engagement System«, heutzutage nicht *die* Sicherheit erlangt werden kann, die dringend vonnöten wäre, um den Raum sozialer Netzwerke als Zwischenraum ungefährdet nutzen zu können. Risikoreich sind allerdings nicht die Räume der Erfahrung an sich. Ebenso risikoreich ist das Verschwinden der vorgelagerten Selbsterfahrungsmöglichkeit in *sicheren* sozialen Räumen der Erfahrung in der Familie (oder in familienähnlichen Systemen) bzw. der externen Lebenswelt. Wir verlieren uns nur dort, wo wir uns zuvor nicht sicher in unserem Selbst erfahren konnten.

Selbsterfahrung – das klingt einfach, ein bisschen »old-style« auch, – und ist, auf dem Hintergrund einer Selbstwahrnehmung, die irgendwo zwischen Innenorientierung (Introspektion und Interozeption) und Außensteuerung verloren geht, dennoch herausfordernd. Denn wir wissen oft nicht, was zwischen Wahrnehmung und Handlungssteuerung stattfindet. Bildlich gesprochen: Wir sehen, wie die Ampel von Rot auf Gelb auf Grün springt und gehen los. Aber wissen wir, wo wir vor der Entscheidung loszugehen, waren? Außen, innen oder dazwischen?

3.8 Weitere Blickwinkel

3.8.1 Wie sehen wir uns in Familien?

Ohne Bewertungen können wir nicht überleben. Im Zusammenspiel mit afferenten Signalen aus dem Körper (sowohl aus seinen Organen als auch aus den sensomotorischen Informationen) bewertet unser Gehirn fortlaufend die Situation, in der wir uns gerade befinden. Der Abgleich zwischen Intero- und Exterozeption wird genutzt, um uns zwischen *»go!«* oder *»wait!«* (also zwischen Aktion oder Nicht-Aktion) zu einer Entscheidung zu verhelfen. Diese setzt eine vorauslaufende Bewertung voraus. Menschen mit Entscheidungsproblemen haben ein »unsicher orientiertes« Bewertungssystem. Sie bleiben im Zwischenraum zwischen Bewertung und Handlung stecken, kommen nicht zu einem *»go!«* oder katapultieren sich von *»go!«* zu *»go!«*, ohne innere Räume der Reflexion und Planung dazwischen. Dies kann auch den Übergang zwischen einer fokussierten und einem entspannten Gewahrsein betreffen.

Was passiert in diesen in den vorangegangenen Abschnitten oft erwähnten »Zwischenräumen«? Neurophysiologisch betrachtet (nach den Ansätzen der Polyvagaltheorie) können wir hier zwischen Mobilisierung und Demobilisierung zu ausgleichenden Balancen gelangen, indem wir Handlungsimpulse (für die es »sympathikogene« Mobilisierung braucht) und Ruheimpulse für eine entspannte »generalisierte« Aufmerksamkeit in parasympathisch regulierten Zuständen abwägen, in ein flexibles Zusammenspiel bringen. Umgangssprachlicher ausgedrückt könnten wir sagen, dass sich das »Baumelnlassen der Seele« flexibel und variabel mit dem Fokussieren, dem Scharfstellen unserer Aufmerksamkeit in Einklang bringen lassen sollte. Mein Eindruck ist, dass wir alle von einer Balance dieser Art weit entfernt leben und deswegen unter Stresssymptomen ächzen.

In diesem Buch wurde es bislang vermieden, auf den Begriff des Konstruktivismus [→ Konstruktivismus] näher einzugehen. Dieser (ver-)

legt den Sitz unseres Bewusstseins m. E. zu sehr in das Gehirn – und befördert damit dualistische Konzepte über eben dieses.[60]

Das oben beschriebene Konzept des Embodiments (welches durch die Polyvagaltheorie Aufwind erfahren hat) schlägt eine andere Sichtweise vor. Unser Gehirn steuert nicht selbstkonstruierend die Handlungsimpulse unseres Körpers, sondern sucht in einem komplexen Zusammenspiel zwischen efferenten (wegführenden) und afferenten (hinführenden) Signalen einen Ausgleich zwischen inneren und äußeren Informationen herzustellen. In dieser Perspektive entsteht Bewusstsein nicht *nur* in unserem Gehirn, eine Annahme (der Sitz desselbigen im Gehirn), die immer noch die meisten Kognitionsforscher verfolgen. Wahrscheinlicher (im Sinne des *Embodiments*) entsteht Bewusstsein als emergenter Zustand einer allgemeinen Anlage zur (neuronalen) Interaktion zwischen inneren und äußeren Milieus, durch körperlich und sprachlich veranlagte Kommunikation, die diesen Zwischenraum als solchen in ihrer dyadischen Anlage erst ermöglicht.

Aus dieser Perspektive ist die Annahme einer operationalen Geschlossenheit unseres Gehirns zu hinterfragen (und damit auch die Annahmen des Konstruktivismus). Unter der Voraussetzung, dass ich das Zusammenspiel aus sensomotorisch veranlagten Handlungsimpulsen und vorauslaufenden oder resultierenden Bewertungen als gegeben annehme, wird die Kluft zwischen subjektiver (»operational geschlossener«) Wirklichkeit und objektiver Realität in einem interaktiv »verkörperten« Zusammenspiel zwischen innen und außen auf einer qualitativ neuen Ebene vermittelbar.

Wir können also einen Zwischenraum annehmen, der die eigentliche konstruktive Leistung unseres Menschseins ist. Der technische und gesellschaftliche Umstand, dass es ein Internet (»Dazwischen-Netz«) gibt, würde diese Sichtweise m. E. stützen.

Das Internet ist die (hier etwas polemisch formuliert) pandemisch veranlagte Brücke zwischen Handlungsimpuls und wie auch immer bewusster Handlungsverzögerung (indem wir doch oder noch nicht auf »Klick« drücken; indem wir eine Kommunikation einerseits spontan durchführen, andererseits auf die Mittelbarkeit der Schrift- und Bildform vertrauen, da wir wissen, dass das Digitale nicht das Analoge ist u. a. m.). Die Faszination dieser Zwischenstellung des Internets in der Gleichzeitigkeit von Beschleunigung (des Handlungsimpulses) und kog-

nitiver Verzögerung (der Konsequenz) liegt so nahe wie der Griff zum Handy. Die Problematik liegt im Suchtpotenzial, einerseits. Denn die Verlockung, für eigene »Handlungsimpulse« letztlich kaum einstehen zu müssen, ist groß, ebenso groß wie die Verlockung, Impulshaftigkeit und stark aufgeladene Lernerfahrungen (die kognitiven »Verzögerungen« der Impulse) so einfach verbinden zu können – ein Vorgang, der in der analogen Welt deutlich schwerer zu erreichen ist.

Wir können die Frage der Abschnittsüberschrift (»Wie sehen wir uns heute in Familien?«) nicht beantworten, ohne diesen »digitalisierten« Blick, der unser aller Blickrichtungen prägt, miteinzubeziehen. Wir scheinen uns (wie oben bereits angesprochen) mehr und mehr von außen nach innen wahrzunehmen als umgekehrt. Das hat Auswirkungen auf die Fähigkeit, unsere Interozeption in eine selbstwirksame Kommunikation mit der Umwelt zu integrieren. Wir leben möglicherweise zunehmend in der Erwartung, dass unsere digital »erregende« Kommunikation zu einer sicheren und beruhigten Selbstwahrnehmung führt – was aller Wahrscheinlichkeit nach so aber nicht eintreffen wird.

Unser Blick auf uns selbst und unser Gegenüber bleibt im ersten Schritt – und trotz erwähnter »Richtungsänderungen« in dieser Hinsicht bei jüngeren Generationen – einer von innen nach außen. Er ist einer, der von Bewertungen im Innen zu sicheren Kommunikationen im Außen führen soll. Verlagert sich der Blick in den Zwischenraum einer Kommunikation, wo uns mehr die Technik spiegelt als die Realität menschlicher »analoger« Interaktionen, geraten wir in eine exponentielle Verunsicherung darüber, wer wir sind, wo wir sind und wie wir miteinander umgehen und kommunizieren sollen – und bestenfalls auch können.

Demenentsprechend ist die Problemlage in Familien, wo es um Mediensucht geht, getragen von destabilisierenden Kommunikationsmustern und Regeln im alltäglichen Miteinander. Aufgefangen werden kann diese Anlage zu Abhängigkeit und Suchtverhalten in Bezug auf digitale Medien zumeist nur in Familien, wo die diskutierten Übergänge zwischen Bindungs- und Beziehungsmustern von einer stabil ausgebildeten Sprachlichkeit und Körperlichkeit im »Körperbau« der Familie getragen werden. Dadurch kann der mediale Zwischenraum von den Jugendlichen genutzt werden, sei es auch phasenweise exzessiv, ohne dass die tragenden Pfeiler der familiären Kommunikation einstürzen. Die Blickrichtung in solchen Familien bleibt eine stabil zugewandte, da Intero- und Exterozeption nach wie vor Balancen im Beziehungssystem untereinander finden.

Sind die Bindungs- und Beziehungskonzepte in Familien bereits (oft seit mehreren Generationen) unter Druck, entwickelt der mediale Zwischenraum schlechtenfalls eine Sog- und Suchtwirkung: Die Möglichkeit, Beziehungskonflikten innerhalb der Familie auszuweichen und sich in den scheinbar sichereren kommunikativen Raum der sozialen Netzwerke zu bewegen, ist verlockend. Dabei ist es grundsätzlich gar nicht auszuschließen, dass die Betroffenen dort auch gute Erfahrungen in einem (aber virtuellen [→ virtuell/Virtualität]) sozialen Raum machen. Die Überprüfung in der »guten alten« analogen Welt, in der Realität, die aller Vermutung nach ein Vielfaches an sozialer Kompetenz erfordert, kommt irgendwann – oft mit Härte. Der Schutzraum des »Dazwischen« muss dann vor allem aus der Innenwelt der sozial Interagierenden heraus selbst konstruiert werden. Konnte das im Familiensystem nicht geübt und in Versuchen und Irrtümern erlernt werden, lauert das Scheitern in der analog-sozialen Lebenswelt, oftmals auch für Menschen, die zuvor durch das Internet soziale Anerkennung und Wohlstand erlangt haben.

3.8.2 Fallbeispiel 5

Im folgenden kurzen Fallbeispiel geht es um einen 13-Jährigen, der Schulschwierigkeiten und Verhaltensauffälligkeiten (Impulskontrollschwäche, depressiver Rückzug, Mediensucht und Eskalation deswegen) zeigte. Versuche der Eltern, insbesondere des erfolgreichen und gesellschaftlich gut verankerten Vaters, den Jungen zu mehr Engagement in Schule und Freizeit zu bewegen, waren wenig erfolgreich. Lediglich das Fußball-Training funktionierte als Sozialraum etwas. Die Eltern machten sich verständlicherweise Sorgen um die gesamte Entwicklung ihres Sohnes.

Sichtbar wurde für uns als Familientherapeut:innen eine kommunikative Struktur, bei der der Jugendliche jeglichen verfügbaren Zwischenraum als »Vermeidungsraum« nutzen konnte, zum Beispiel durch das »Daddeln« am Computerspiel oder beim Chat. Ebenso gab es »Vermeidungsräume« der Kommunikation in der Triade zwischen Mutter, Vater und Sohn – wenn Letzterer die Eltern gegeneinander ausspielte. Auch das symptomatisch (»störende«) Agieren im Schulsystem konnte der Vermeidung dienen, weil es vor allem den Vater in eine konflikthafte Rolle und Kommunikation mit dem Schulsystem und den Lehrer:innen zog, hinter der sich der Jugendliche gut in Sicherheit bringen konnte. Die Eltern würden auf seiner Seite bleiben, ihn beschützen. Er musste sich nicht den Folgen eigenen Handelns stellen und wusste, auch der nächste Konflikt würde vorbeigehen – und er selbst sich wieder in den für ihn »sichereren« Räumen einfinden können. Räume wohlbemerkt, in denen er seine eigenen, oft negativen Bewertungen über die Welt und das Leben in ihr nicht wirksam mit einer flexiblen Außenwahrnehmung in Kontakt bringen musste: Er fand Linderung in Ablenkung (Medien), Essverhalten und letztlich auch für ihn belastenden Bindungs- und Beziehungskonzepten zur Mutter hin, die sich dem nicht gut erwehren konnte.

Familientherapeutische Interventionsversuche waren herausfordernd: Jeglicher Einspruch von außen würde den Rückzug des Jugendlichen in die Zone der Vermeidung verstärken oder gar verfestigen. So gab es den Versuch, die Rückzugsräume zu thematisieren und gemeinsam zu reflektieren, dass der Jugendliche mehr Selbsterfahrungen durch soziale Verantwortungsübernahmen benötigte. Familiäre »Verträge« sollten helfen, im Sinne von zugesicherten Verabredungen zum Kontakt für den Jugendlichen eine Veränderung seiner Haltung in den Beziehungsmustern vor allem zum Vater hin zu bewirken. Die Übermacht seines Vaters, der nach außen (!) hin in fast allen Bereichen des Lebens erfolgreich zu sein schien, brauchte einen veränderten Rahmen und eine ebenso veränderte Bewertung dieser »Macht« auch im Vater selbst. Wir versuchten, eine strukturelle Veränderung in der Triade Mutter–Vater–Kind auszulösen, u. a. in der Paararbeit mit den Eltern an ihrer Beziehung. Dem Sohn galt es Ressourcen und eigene Kompetenzen zu vermitteln, jenseits der Medienkompetenz im digitalen Raum. Seine Fähigkeit, soziale Netze auch außerhalb des Internets zu aktivieren, sollte gestärkt werden. Es gab für uns wenig Zweifel, dass eine neu einregulierte Balance zwischen Intero- und Exterozeption der Hebel für eine verbesserte Selbstregulation nicht nur für den jugendlichen Symptomträger, sondern für die ganze Familie sein würde. Dementsprechend schienen Einzeltherapien (beider Eltern), aber auch Körperarbeit (sensomotorisch ausgerichtete Therapieansätze zur stärkeren Aktivierung parasympathischer Regulationen des autonomen Nervensystems) mit dem Sohn Mittel der Wahl zu sein, Letzteres auch, um das (vermutlich durch überhöhten Medienkonsum mitverursachte) »Arousal« [→ Arousal] des Jugendlichen zu moderieren

Co-Regulation in Familien kann auch auf zu enge, zu symbiotisch (körperlich) ausgerichtete Weisen erfolgen. Denn Co-Regulation bedeutet nicht, dass wir uns überwiegend in Formen körperlicher Zuwendung austauschen. Sie bedeutet genauso, dass wir lernen, in der Ablösung Entspannung und Sicherheit miteinander zu erfahren, um unsere Neugier und Anlage zur spielerischen Erkundung der Welt (ggf. co-regulierend) nutzen zu können. In einer gelungenen Co-Regulation bewegt sich unser intrinsisch [→ Intrinsische Motivation] motivierter Handlungsimpuls nach außen, zu anderen hin, aber auch zu uns selbst, im Sinne einer Selbsterfahrung in eigenen, spürbaren Handlungsimpulsen. Dies ist möglich, wenn meine Interozeption, im Abgleich mit der Außenwahrnehmung, ausreichend Sicherheit und Entspannung signalisiert (vgl. Pollatos u. Fischer 2018, S. 113 ff., über den Zusammenhang zwischen Motivation und Interozeption).

Der (hier aus der Polyvagaltheorie zu verstehende) Ansatz, Innen- und Außenregulationen bei (jugendlichen) Symptomträgern in eine wirksamere Balance zu bringen, wurde in dem beschriebenen Fall auf besondere Weise sinnfällig. Denn dem Jugendlichen ging es in einem kompensierenden Verhalten, welches das diffuse Ineinander von *Symptomatischem* (Essen als emotionale Beruhigung, Medienkonsum zur Impulskontrolle), *Problemen* (sozialer Rückzug, instabile Familiendynamik) und *Emotionen* (Wutausbruch des Sohnes, abwertende Dialoge der Eltern) letztlich »irgendwie« balancierte, grundsätzlich nicht sehr schlecht. Sein Essverhalten, seine körperliche (bewertend: »regressive«) Geborgenheit in der Familie, Impulsregulation bei Computerspielen u. a. boten ihm eine funktionale Plattform der Selbstregulation; und über seine »Interozeption« stellten sich Gefühle von Sicherheit und Selbstbestätigung in einem jederzeit abrufbaren »Suchtverhalten« ein, das ihn im Zweifelsfall »lebenslänglich« stabilisieren würde – wenn dem Jungen damit auch die Selbsterfahrung und -regulation in der Außenwelt möglich gewesen wäre. Die Lebenswelt im Außen wird sich aber nur in seltenen Fällen zum Co-Player letztlich destruktiver (in vielen Fällen auch »co-abhängiger« [→ Co-Abhängigkeit]) Selbstregulationen machen.

Versuche, die Selbstregulationserfahrungen innerhalb der Familie auf die kommunikativen Muster im Außen zu übertragen, führten jedoch auf allen Ebenen des Verhaltens zu Problemen im sozialen Austausch. Insofern galt es hier, dem hochsensibel veranlagten Jugendlichen die Außenwelt auf eine Weise schmackhaft zu machen, die seine verfestigten Erwartungshaltungen in Richtung Ablenkung, Lustgewinn und »Vermeidungsgewinn« nicht bestätigen würde. Befriedigung bei der Mediennutzung durfte kein Geborgenheitssubstrat liefern oder eine Ersatzform der Sicherheit versprechen. Hierfür waren Veränderungen der Verhaltensmuster der Eltern mit entscheidend, indem Vermeidungsverhalten nicht indirekt belohnt wurde (z. B. durch fehlende Strukturen bei familiären Regeln, die Fluchträume ermöglichten, fehlende Verbindlichkeit in der Kommunikation u. a. m.). Es brauchte Lernerfahrungen wirksamer sozialer Interaktionen, die bei dem Jugendlichen kein Stress- oder Überforderungsgefühl verursachten, vielmehr das Gefühl einer in der sozialen Aktivität entspannten und co-regulierten Neugier. Vor allem aber brauchte es Erfahrungen, die Co-Regulationen im Familiensystem nicht mit den Erwartungshaltungen durch den erfolgreichen Vater vermischten.

Selbstwirksamkeitserfahrungen, die auf diffuse Weise zu stark mit Leistungs- und Normerfüllungserwartungen verbunden werden, verhindern eine entspannte Selbstregulation zwischen innen und außen: Der sensible Übergang zwischen intrinsischen Bewertungssystemen sowie Regeln und Normen im Außen kann in schwer auflösbare Schräglagen geraten: Die Jugendlichen verstricken zunehmend ihre inneren Einschätzungen mit den sozialen Feedbacks der Außensysteme, welche sich in Normfragen und -antworten, Herausforderungen durch schwer annehmbare Regeln, Statussymbolen und Memen über lange Zeiträume herausgebildet haben. Jedwede Gefühlsregelung dysbalancierter Heranwachsender wird dadurch vorschnell in einen Abgleich mit der als ebenso grenzenlos wie herausfordernd erlebten Außenwelt gebracht – ein Abgleich, der als symptomatisches Agieren leicht in psychiatrische Gefilde vorstoßen kann. Mit anderen Worten: Erfolgt ein Abgleich zwischen subjektiven Erfahrungswerten und objektiven Norm- und Werteerfahrungen (die als willkürlich und subjektiv belastend wahrgenommen werden) nur noch auf der Ebene der Frustrations- und Kränkungserfahrung, ist keine Unterscheidung zwischen persönlichen Bewertungen und allgemeinen Einschätzungen der Mitwelt mehr möglich. Jegliche Regel im Außen wird als verstörend willkürlich wahrgenommen. Und gegenläufig dazu werden gesellschaftliche und familiäre Erfahrungen als herausfordernde Einladung zu eigenen (meist überzogenen) Bewertungsvorgängen und damit verbundenen »Ich-Konzepten« erlebt – Bewertungen, die paradoxerweise Sicherheit geben sollen, aber das Gegenteil bewirken. Diese können mit

Grenzverletzungserfahrungen einhergehen, sei es durch einen selbst, sei es durch andere (reaktiv) verursacht. Denn Regeln und Normen im Außen sind meistens nicht dafür angelegt, durch vorschnelle Bewertungen und Handlungen herausgeforderter Jugendlicher außer Kraft gesetzt zu werden.

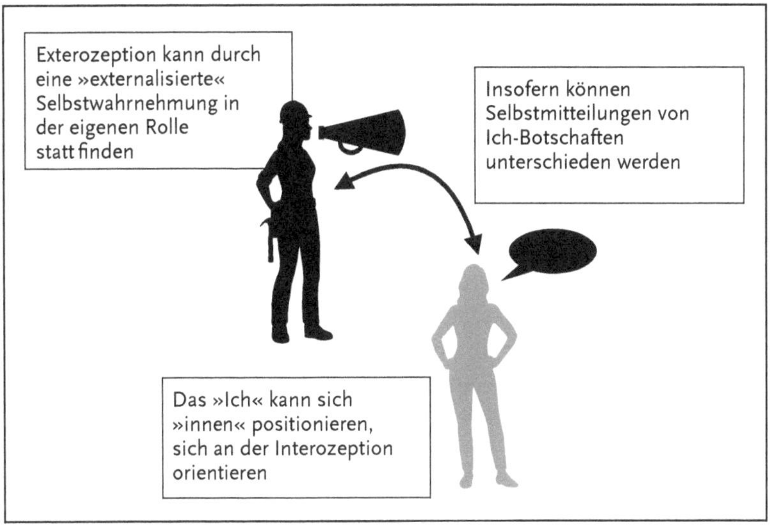

Abb. 10: Rollen als Ausdruck der Balance zwischen Exterozeption und Interozeption

Der Jugendliche im genannten Fall wird seine Rolle in der Familie noch finden müssen. Dabei scheinen Rollenbilder heutzutage etwas Überkommenes zu sein, wenn überhaupt sind sie vielleicht noch als Elternrolle oder in beruflichen Rollenbildern wertfrei zu diskutieren. Und was soll eine »Sohn-Rolle« und die Rolle als ältestes Geschwister beinhalten? Dies allerdings ist eine Frage, die im oben beschriebenen Fall hilfreich sein konnte. Denn Rollen und ihre zugehörigen (gesellschaftlichen) Bilder helfen uns, die Zwischenräume zwischen Intero- und Exterozeption spielerischer einzunehmen. Wir müssen nicht mit Rollen verschmelzen, eben weil wir sie nur »spielen« – ein Spielen, welches unmittelbar dem Umgang mit unserer sozialen Wirklichkeit dient, in der wir uns gegenseitig co-regulieren, um bestenfalls entspannter miteinander kommunizieren zu können.

Eine Rolle kann insofern meiner sicheren Selbstwahrnehmung dienen, als in ihr Ort, Anlass und Motivation zu eigenem Verhalten klarer werden. Für den Jugendlichen bedeutete das, dass er sich als Sohn eines (im Außen der Gesellschaft) erfolgreichen Vaters sicherer fühlen könnte, ohne dass es zu einer Konkurrenzsituation mit Unterlegenheitsgefühlen kommen musste. Eigene Kompetenzen und Umsetzungen sollten im Vordergrund stehen, eine altersgemäße Erkundung der eigenen Selbstentwicklung brauchte die Sensibilität beider Elternteile, die ihrem Sohn hier seinen Platz zuzuweisen lernen mussten – einen Platz jenseits des »Zwischenraums« der Medien und Computerspiele.

Auch Rollen markieren, als symbolisch-sprachliches Sozialmodell, jenen Zwischenraum, den wir benötigen, um das eigene Verhalten wirksam zu steuern, hier nicht in zu vielen Möglichkeiten zu versinken. Wir »veräußerlichen« uns in diesen Rollen (was ihr teilweise schlechtes Image erklärt) und sind durch Funktionen, Rituale und gesicherte Erwartungen an diese Rolle geschützt: Hinter ihr können wir uns selbst wahrnehmen und dabei auch den Erwartungen widersprechen, zu flexibleren Konzepten in einer wie auch immer angelegten Ich-Stärke finden. Das »Ich« begegnet dem »Selbst« über die Rolle, stärkt sich oder zieht sich aus ihr zurück, um in den Schutzraum einer Innenwahrnehmung zu gelangen, wo das Außen nicht über »m*ich*« verfügt. Auch hier gilt es, Übergänge zu formulieren, sie im miteinander zu kommunizieren, sei es, weil ich deutlich mitteile, dass ich eine Rolle nicht einnehmen will. Vielleicht will ich gerade *nicht* Sohn dieses erfolgreichen Vaters sein. Dennoch kann es eine Möglichkeit geben, *meinen* Ort in der Familie zu finden, als Bruder, als Cousin – oder auch als Mensch, der ohne Definition und Rolle einfach nur dazugehört.

Das häufige Ausweichen des Jugendlichen vor den Herausforderungen der Selbst-Positionierung in der eigenen Familie zeigte uns auf, dass er seinen Ort leichter in der virtuellen [→ virtuell/Virtualität] Welt digitaler Spiele finden konnte, ohne dort zu viel Konkurrenz, Übermacht oder quälende Erwartungshaltungen vorfinden zu müssen. Letzteres erscheint mir eines der kritischen Punkte des Internets zu sein: Im Grunde erwartet es nichts von uns, außer unsere Daten und unser williges Verhalten, diese dort abzugeben. Die essenziell und existenziell wichtige Bedeutungsebene der am eigenen Selbst im sozialen Lernen erfahrenen Bewertungen und Werte erscheint allenfalls im Schattenbereich des Cyber-Mobbings. Und auch dort dreht es sich nicht um soziale Lernerfahrungen, sondern um ein reaktives und williges Verhalten im Sinne eines Systems, welches die Zwischenräume zwischen Erfahrung, Bewertung und Objektivierung (in Werten, Erkenntnissen und Normen) auszuschalten gelernt hat. Auch hier gilt: Dies ist nicht »Schuld« des Systems, sondern eine Anlage, die wir in uns selbst tragen und deren innere und äußere Konsequenz wir in unserem Sosein als Menschen nach wie vor nur unzureichend verstanden haben.

4 Wir erzählen Geschichten

4.1 Handlungsoptionen

4.1.1 Unser Körper zwischen Handlung und Sprache

Wir sind agierende Wesen. Unsere Aktionen haben normalerweise ein Ziel, auch wenn sie manchmal ziellos erscheinen: Das »ziellose« (spielerische) Erkunden von Handlungsmöglichkeiten zielt (u. a.) auf eine intrinsisch motivierte Stabilisierung eigener Impulse und auf Emotionsregulation. In diesem Prozess der Handlungssteuerung geht nichts ohne Entscheidungen – und sei es nur diejenige, loszugehen, wenn die Ampel auf Grün steht. Dazu gleich mehr.

Jede Handlung schließt Bewegungen mit ein, die auf der Grundlage unserer sensomotorischen Anlagen erfolgen. Nehme ich in diesen Handlungen und Bewegungen Affekte – die als in Handlungen nach außen gerichtete Emotionen aufgefasst werden können (vgl. Vaas 2000, [→ Affekte]) – oder auch situativ orientierte Absichten (Intentionen) des Handelnden wahr, lässt sich der Vorgang in einem (ggf. affektiv gesteuerten) »Verhalten« beschreiben. Hinzu kommt die »Sprache«, hier verstanden als sprachliches Verhalten und/oder sprachlich-emotionaler Ausdruck. Oder gar als spielerisch-sinnlich erfahrene Bewegungsmöglichkeit unserer lauthaften Sprachanlagen. In jedem Fall braucht es *vor* jeder Handlung »Entscheidungen«, die entweder (vor)schnell (impulsiv und affektiv) oder überlegt und geplant erfolgen können (vgl. Kahnemann 2011).

So gesehen sind Entscheidungen wie *Cuts,* Filmschnitte, die unsere Wirklichkeit in der Zeit verändern. Und sei es nur durch eine triviale Handlung wie das Hinübergehen über den Fußgängerweg, nachdem die Ampel auf Grün umgesprungen ist. In den Entscheidungen *beenden* wir die Planung oder die kurzfristige Überleitung in einem Handlungsimpuls. Letztere (die Planungen und die Impulsanbahnungen) markieren den »Zwischenraum« zwischen inneren Einschätzungen aufgrund von Wahrnehmungen (intero- und exterozeptiv) und unseren nach außen gerichteten Handlungen. Was aber genau passiert in diesem Zwischenraum? Wo, um diese etwas seltsame Frage zu stellen, sind wir, wenn wir uns zwischen innen und außen entscheiden?

Wir sind dabei, unsere Aufmerksamkeit, die gerade noch auf das erwartbare Grün der Ampel gerichtet war, in eine konsequente Handlung überzuführen. Diese nachfolgende Handlung erlaubt es uns, unsere Aufmerksamkeit nun auf etwas anderes zu richten. Oder – und das ist ein entscheidender Punkt – die Aufmerksamkeit ungerichtet zu lassen, im Zustand eines in viele Richtungen hin offenen Gesamtgewahrseins. Letzteres markiert den *realen* (zeitlichen) »Zwischenraum«, bevor wir auf die Startbahn zur nächsten Handlung, zum nächsten Impuls und zu den ihnen vorangehenden Entscheidungen gehen. Bestenfalls (therapeutisch betrachtet) sind wir in einem »spürenden Gewahrsein« (vgl. den *felt sense,* Gendlin 1998).

Eine (selbst)wirksame und selbstregulierende »Entscheidung« ist nur möglich, wenn wir uns vorher in einem entspannt wahrgenommenen Zwischenraum einer ungerichtet-generalisierten Aufmerksamkeit eingefunden haben.

Sind wir dort nicht in einem entspannt-regulierten Zustand, kann es sein, dass wir uns gestresst fühlen [→ Stress] und zwischen der einen und der nächsten Entscheidung (zur Handlung) keinen ausreichenden Platz lassen konnten. In etwa so, als ob wir statt wie auch immer sinnvollen Filmschnitten eine willkürliche Aufeinanderfolge von *Cuts* inszenieren – *Cuts*, die in der Folge keine sichere und entspannt zu kommunizierende Wirklichkeit herstellen, weder für mich selbst noch für andere.

Wir fragen uns in diesem Abschnitt, welche Rolle unser Körper (unsere Körperlichkeit) und unsere Sprachlichkeit bei diesem Vorgang der Entscheidungsfindung spielen, – ein Vorgang, der entspannt oder angestrengt bis hoch spannungsvoll und gestresst [→ Stress] stattfinden kann.

Zwischen Körperlichkeit und Sprachlichkeit haben wir unsere Fähigkeit zur »Imagination« beschrieben, unsere Anlage, Dinge und Situationen der Außenwelt in uns abzubilden, aber sie auch zu antizipieren, zum Beispiel, um zu Entscheidungen zu kommen. Dieses Vorstellungsvermögen benötigen wir, um den Zwischenraum zwischen zwei *Cuts* (zwei Entscheidungen) sinnvoll nutzen zu können – um uns dazwischen zu »entspannen« (neu einzuregulieren) und die fokussierte Aufmerksamkeit in eine generalisierte umzustellen, das erwähnte (spürende) »Gesamtgewahrsein«. Um diese Umstellung in uns »einzustellen«, brauchen wir wiederum eine *Vorstellung* von dieser generalisierten Aufmerksamkeit. Es ist, als ob wir uns selbst dabei zuschauen, wie sich unsere Kameraperspektive verändert. Eine mehrdimensionale, nach innen und außen gerichtete Orientierung meines

Selbst führt mich aus dem Tunnel einer (gerade noch) fokussierten Aufmerksamkeit hinaus. Meine Aufmerksamkeit muss sich selbst in ihre eigene Generalisierung steuern, indem ich eine Vorstellung darüber (den Ausweg aus der Fokussierung) generiere – denn das Umschalten (von Fokussierung zu Generalisierung) passiert nicht von allein. Anders als der Weg hinwärts in die gerichtete Aufmerksamkeit funktioniert der Weg heraus nicht reflexhaft. Unser wahrnehmendes Denken ist hier langsamer, aller Vermutung nach weil »Aufmerksamkeit« als schnelle (reflexhafte) Einstellung der Wahrnehmung evolutionär dem unmittelbaren Überleben diente – dem Tiger, der plötzlich in wenigen Metern Entfernung auftaucht, sollte ich rechtzeitig Aufmerksamkeit schenken –, während das (wahrnehmende, erinnernde und planende) Denken dem längerfristigen Überleben angepasst war: Wie kann ich es bewirken, dass ich dem Tiger möglichst erst gar nicht mehr begegnen muss, obwohl ich mit ihm ein Gebiet zur Nahrungssuche teile?

> Die Umlenkung unserer Aufmerksamkeit von der Fokussierung in die Generalisierung erfolgt in der Regel vom Außen über das Innen zu einem Gesamt-Gewahrsein zwischen innen und außen, welches als »Zwischenraum« die Verbindung zwischen Fokussierung und Defokussierung herstellen kann.

Um von einer stark fokussierten Außenwahrnehmung zu einer generalisierten Aufmerksamkeit zu gelangen, benötige ich eine körperliche Selbstwahrnehmung, die ohne eine entspannte Intero- und Propriozeption (die Wahrnehmung der eigenen körperlichen Position im Raum) nicht gelingen kann. Verbleibe ich im Außen und dort stark fokussiert, wird der dringend benötigte »Zwischenraum« des beschriebenen Gesamtgewahrseins zunehmend schwerer zu erreichen sein. Beispielsweise weil die Lernerfahrung und eine daraus resultierende Vorstellung dafür fehlen: Ich weiß nicht mehr, *wie* ich dorthin komme, mir fehlt die Fantasie, auf welche Weise meine Selbstwahrnehmung ohne (eine sich vorschnell selbst einstellende) Aufmerksamkeitsfokussierung gelingen kann. Meine Selbstorientierung zwischen innen und außen hat sich verloren, entweder in einer andauernden (und belastenden) Außenorientierung oder indem Ersatzräume zur inneren Entspannung aufgefunden werden, die oft mit Sucht oder Zwangsverhalten konnotiert sind.[61]

Der kritische Punkt eines Verlustes der Vorstellungsfähigkeit für die Zwischenräume im Selbstgewahrsein zwischen innen und außen stellt sich einerseits im Verlust der (als stabil erlebten) Körperlichkeit dar. Denn ein Körper, der nur über die Kommunikation im Außen erlebt wird, kann sich innen nicht fühlen und wird zum Spielball der eigenen Impulse, die nur nach außen gerichtet sind, ohne einen interozeptiven Abgleich. Er stellt sich aber andererseits auch im Verlust einer Zwiesprache (und unserer Sprachlichkeit in ihr) dar, – einer inneren Zwiesprache, in der wir die Übergänge zwischen Intero- und Exterozeption auszudrücken in der Lage wären. Unsere Sprachlichkeit *kann* sich hier im »Zwischenraum« unserer Wahrnehmungen ausdrücken, nach innen *und* nach außen gerichtet. Bleibt die Aufmerksamkeit außen hängen, endet diese spezifische Form einer Zwiesprache. Wir »sprechen« nur noch dort, wo die Sprache uns dabei hilft, weiter im Außen verbleiben zu können, und beenden eine wirksame Zwiesprache mit unserer Interozeption. Und nicht nur die Sprache wird schlechtenfalls zur Erfüllungsgehilfin einer gestörten Balance zwischen Intero- und Exterozeption. Auch der Körper richtet sich auf die zunehmend verselbstständigten Handlungsimpulse aus. Denn Sprache und Sprachlichkeit nutzen dann unsere Körperlichkeit nicht mehr, um in eine innere Vorstellung eines übergreifenden Gesamtgewahrseins gelangen zu können. Sprache und Körper verschmelzen vielmehr in rein außenorientierten »Handlungserfüllungsgehilfen«. Ohne eine in uns selbst wirksame Kraft der Imagination können wir den beschriebenen essenziellen Zwischenraum nicht mehr herstellen.

Es gilt im Übrigen: Kein Kleinkind kann sprechen lernen, ohne eine innere Vorstellung darüber erlangt zu haben, wen oder was es da gerade benennt – und »*be*spricht«. Diese Verknüpfung von Vorstellung (Imagination) und Sprachvermögen führt zu einem veränderten Selbstgewahrsein. Erst in dieser Veränderung kann ich selbst*wirksam* sein – indem ich die Sprache und meine Sprachlichkeit in ihr nutze, um mich a) körperlich sicherer zu fühlen, b) die Aufmerksamkeit entspannter zu lenken und c) *zwischen*durch diese immer wieder generalisieren zu können – um in einen Zustand der Sicherheit und Entspannung zurückzukommen. All dies könnte aber auch bedeuten, dass wir unsere Sprachfähigkeit nicht zuletzt unserem Vorstellungsvermögen zu verdanken haben.

In dieser Perspektive wäre unsere Sprache auch deswegen entstanden, weil wir in ihr und durch sie eine wirksamere Innen-außen-Balance erhalten können. Sie hilft unserem Körper, seine Aufmerksamkeit zu steuern – und die komplexen Entscheidungsanforderungen zwischen Impulsen, Handlungen und Verhaltensweisen zu bewältigen, ohne in andauerndem Aufmerksamkeitsstress zu versinken. Die Sprache erlaubt uns also, auf intentionale Weise (Sprache als Handlungsabsicht) zurück in eine fokussierte Aufmerksamkeit zu kommen. Sie erlaubt aber ebenso wirksam, den Fokus zurück in die entspannte Generalisierung der Aufmerksamkeit zu lenken.

An dieser Stelle schließt sich ein Kreis: »Sprache« wurde als System im »Zwischenraum ihrer Körper« (vgl. Abschn. 1.2.1) verortet, also als System betrachtet, welches sowohl innen als auch außen wirksam ist und dabei einen dritten (Zwischen-)Raum generiert. Ihre Verbindung zu unserem Bewusstsein braucht dessen Verkörperung (Embodiment [→ Embodiment]), und diese Verkörperung findet, neben den grundlegenden sensomotorischen Prozessen, in einem körperlich zu erkundenden Sprachlernen (Spracherwerb) statt – wir brabbeln, grummeln, seufzen, jauchzen beim ersten Spracherwerb –, und dafür hat uns die Natur die neurophysiologischen Anlagen geschenkt, u. a. im »Social Engagement System«, das den Spracherwerb mit unterstützt. Dies geschieht zum Beispiel, indem unsere sozialen Lautbildungen mit den sichernden oder alarmierenden (energieversorgenden) Unterstützungen des autonomen Nervensystems verbunden werden.

Das bedeutet: Sprache ist ein essenzieller Teil unseres verkörperten Bewusstseins (wie sich u. a. am Beispiel von Demenzerkrankungen erkennen lässt, wenn das Bewusstsein »von sich selbst« mit dem zunehmendem Verlust der eigenen Sprachfähigkeit schwindet. Sprache trägt zur Selbstentwicklung bei, gerade weil sie unseren Körper mit seinen vorsprachlichen Erfahrungen über Körpersprache und verkörperte Sprachlichkeit verbinden kann).[62]

Wir können an dieser Stelle festhalten: Eine wirksame Therapie ist nicht eine Frage von zu viel oder zu wenig Sprache, von zu viel oder zu wenig Erzählen über mich selbst. Sie ist vielmehr eine Frage der Art und Weise der Verkörperung von Sprache in mir selbst – wie also meine Sprachlichkeit und meine Körperlichkeit sich in einem sicheren Bewusstsein meiner Selbst einfinden können – und welche Rolle meine Vorstellungskraft (Imagination) dabei spielt.

Unserer Aufmerksamkeit wiederum kommt, je nach Fokussierung oder Generalisierung, dabei die Rolle eines zeit- und raumgebundenen Gestalters zu. Sie markiert die Schnittstellen, durch die wir nach außen hin agieren *oder* uns nach innen hin – einen zeitlichen Aufschub nutzend – abgrenzen.

∞ *Die Innen-außen-Grenze unseres Bewusstseins ist, auch wenn sie philosophisch (phänomenologisch) aus guten Gründen diskutiert werden kann, ein überlebensnotwendiges Konstrukt. Denn schließlich würde es schon biologisch betrachtet keinen Sinn ergeben, wenn beispielsweise Schmerzen im Magen-Darm-Bereich durch Vorgänge der Exterozeption markiert werden könnten. Sie mögen durch wie auch immer schlecht »verdauten« sensorischen Input aus dem Außen ausgelöst worden sein, aber sie können sinnvollerweise nur als innerer Vorgang erlebt werden. Andernfalls wären sie sofort auch Teil des Erlebens meiner Mitmenschen und nicht mehr meine eigenen Schmerzen. Diese Erkenntnis betrifft auch andere Vorgänge der Interozeption (also nicht nur die sog. »Nozizeption« = Schmerzwahrnehmung). Fantasien oder in mir selbst wahrgenommene Emotionen (z. B. beim Lesen eines Buches) haben keinen unmittelbaren Bezug zur Exterozeption, selbst wenn sie ggf. an bestimmte Umstände oder Situationen gebunden oder durch sie ausgelöst worden sind. Es wäre zu diskutieren, ob jegliche Interozeption nur eine zeitlich versetzte und subjektiv transformierte Exterozeption bedeutet. Das würde aber nichts daran ändern, dass es den qualitativen Sprung zwischen beiden Modi der Wahrnehmung gibt – und dass Zwischenräume der Wahrnehmung zur Balancierung dieser Modi ein natürlicher Vorgang sind.*

Wir können die Sprache in Therapien auf eine Weise konzeptualisieren, in der sie sozusagen in Zusammenarbeit mit der Imagination als Mitspielerin für unsere Aufmerksamkeitsbalance fungiert, d. h. der Unterstützung einer essenziellen Balance zwischen Fokussierung und Generalisierung der Aufmerksamkeit dient. Auf diese Weise kann ein für Therapieansätze nützliches (konzeptionelles) Dreieck entstehen, wo Sprache, Aufmerksamkeit und Interozeption im Zusammenspiel innerhalb der Handlungssteuerung gesehen werden.

Abb. 11 soll verbildlichen, wie die Sprache als (therapierelevantes) Ausdrucksorgan (im sprachlichen Erfassen der Therapiesituation) einerseits durch die Wahrnehmung – Intero- und Exterozeption –,

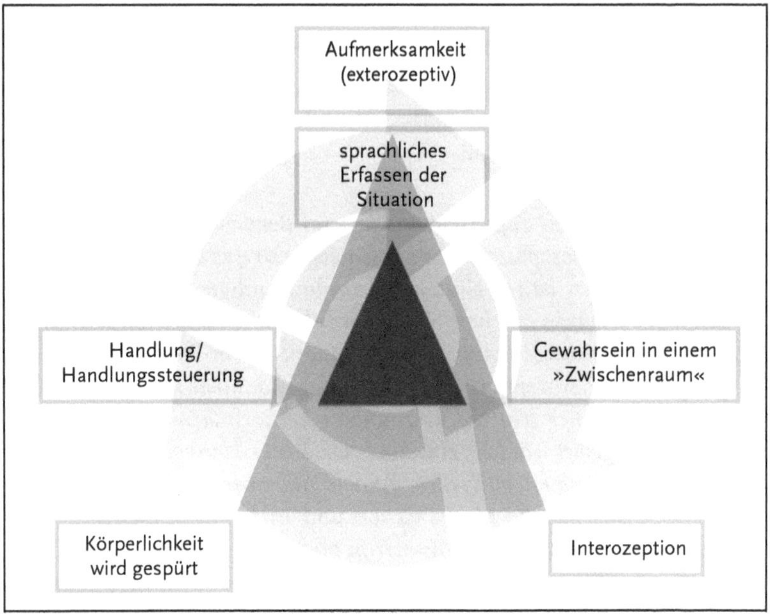

Abb. 11: Dreiecke der Handlungssteuerung – Handlungssteuerung im Zusammenspiel von Sprache, Aufmerksamkeit und Interozeption

andererseits durch unseren Körper und unsere Handlungen in und aus ihm beeinflusst wird. Der Aufmerksamkeit kommt dabei als Mitspielerin eine besondere Rolle zu. Sie sorgt, im Zusammenspiel mit der Sprache, als »Dirigentin«[63] unserer Wahrnehmung für eine Balance zwischen Fokussierung und Generalisierung. Die Sprache als (ursprünglich sensomotorisch) veranlagtes Organ der vorstellungsbegabten Kognition bewirkt eine Verlangsamung der Wahrnehmungsprozesse, während die Beschleunigung im Sinne einer plötzlichen Fokussierung der »Neurozeption« zugeordnet werden *kann:* Unser autonomes Nervensystem sorgt im Zusammenspiel mit dem limbischen System und anderen Gehirnteilen in Bruchteilen von Sekunden für ein vorbewusstes Reagieren auf Gefahrenlagen (Porges u. Porges 2023).

Das bedeutet nicht, dass jedes Fokussieren der Aufmerksamkeit durch Vorgänge der Neurozeption bewirkt wird, aber es bedeutet, dass ein plötzliches und nicht bewusst steuerbares Fokussieren im Körper neurophysiologische Vorgänge impliziert, die im Falle einer (gefühlten oder realen) Gefahrenlage unsere Interozeption beeinflussen: Ab einer bestimmten reflexhaften Einstellung unserer Aufmerksamkeit können wir davon ausgehen, dass wir uns in einem mobilisierten Zustand befinden, der u. U. auch subjektiv als Gefahrenlage erlebt wird.

Fazit: Sprache und Aufmerksamkeit wirken in einem komplexen Zusammenspiel zwischen Fokussierung und Generalisierung zusammen. Denn die Sprache ist an unser Vorstellungsvermögen gebunden, welches wir für ein bewusstes und entspanntes Umschalten zwischen Fokussierung und Generalisierung der Aufmerksamkeit brauchen.[64] Auch kann für dieses »Umschalten« der Übergang zwischen Intero- und Exterozeption therapeutisch nutzbar werden, indem sich hier ein Sprachverstehen »im Denken wahrnehmend« orientiert und verlangsamt – und dadurch einer impuls- oder ablenkungsgesteuerten oder auch einer zu stark emotionsfokussierten Aufmerksamkeitsverlagerung entgegenwirkt.[65]

4.2 System-Sprachen

4.2.1 Systeme und Narrative

Vielleicht kann die Polyvagaltheorie einer wissenschaftlich orientierten *Community* der (systemischen) Therapieszene helfen, eine produktive »Verstörung« bezüglich eigener Therapieansätze anzustoßen. Schließlich ist die begründete Überzeugung, dass die Therapie helfen wird, ein wichtiger Teil des Heilungsprozesses.

Eine ebenso wichtige Frage ist, was unsere sprachliche Orientierung im Heilungsprozess beeinflussen kann oder soll. Das trifft auf ent*sprechende* Konzepte zu den Therapiemethoden ebenso zu wie auf solche, die aus unseren Biografien oder Familiengeschichten stammen; ebenso beträfe diese Frage existenziell verankerte Identitäts- und Selbsterzählungen oder auch solche aus einem Lebensumfeld, (in) dem wir gerade »ausgesetzt« sind. *Narrative* hingegen sind der systemisch-sprachliche Teil unserer Wirklichkeitserzählung, die wir in einem »Zwischenraum« konstruieren, um eine (narrative) Grenze zwischen Innen- und Außenräumen unserer Existenz ziehen zu können.

Auch unter dieser Perspektive (eines solchen Zwischenraums) ist die »Sprache« zwischen uns mehr als ein irgendwie kommunizierendes Organ: Geschichten aus einem sinnstiftenden Narrativ sind ein Produkt der Sprache jenseits der direkten Kommunikation, ein Ausdruck des Umstandes, dass Menschen Vorstellungen über sich selbst entwickelt haben – und damit in einen Abgleich gehen – in all ihren Anbindungen an eine möglichst realitätsnahe Kommunikation, die zur eigenen körperlich und sprachlich veranlagten Wirklichkeit werden soll. Aber wir wissen um die fragile Balance zwischen Vorstellungen, Fantasie und Realität außerhalb von uns selbst. Verlieren wir das Gefühl für diesen Abgleich, droht eine (wie auch immer veranlagte) Verschlechterung unseres Zustandes, durch die wir bestenfalls den Anstoß erhalten, die notwendige Innen-/Außenregulation wieder aufzusuchen.

Systeme erzeugen Erzählungen und Narrative, um ein kommunikatives Selbstverständnis herzustellen und die Kraft diesbezüglicher Sinnstiftungen nicht durch ausschließlich selbstbezügliche Zielsetzungen zu verlieren. Eine lebensnahe Bezogenheit von Zielsetzungen (dieser Systeme) und ihren strukturellen Anlagen benötigt die Offenheit der eigenen Ausrichtung auch auf Ziele hinter den Zielen, auf Inhalte und bezogene Bedeutungen, die nicht ausschließlich immanent, sondern letztlich auch transzendent und emergent sind, das heißt einen systemischen Output ermöglichen, der in der ursprünglichen Struktur (der Systeme) so nicht angelegt war.

> Gesunde Systeme sind in der Lage, Informationen und Kommunikationen auf eine Weise zu generieren und sie dann auf eine Weise zu formulieren, die in ihrer ursprünglichen Zielsetzung und Anlage zur systemischen Selbsterhaltung so nicht angelegt war.

Dies gilt auch für das System Familie. Wenn wir uns gegenseitig dazu bestimmen, einzig in Funktionalität ökonomischer Absicherung oder abhängigkeitsgesteuerten Loyalitäten gegenüber dem System Familie zu verbleiben, werden wir uns längerfristig (selbst)destruktiven Prozessen gegenübersehen: Die identitäts- und sinngebende Kraft der Familiensprache und ihrer Erzählungen ist kaum zu unterschätzen. Aber auch »Identität« ist weniger ein selbstbezügliches als ein in nicht unerheblichen Teilen außengerichtetes Konzept der Rückversicherung. So gesehen mag es sich in Familiensystemen und ihren Erzählungen mehr um eine »Tonalität« (vgl. Abschn. 4.7), um eine Familienmelodie drehen.

Unterbleiben oder versiegen sinnstiftende Erzählungen, so werden systemische Strukturen (Rituale, zeitliche Abläufe des Alltags, Regeln, Planungen für gemeinsame Erlebnisse u. a.) mehr und mehr auseinanderfallen. Den Strukturen zugrunde liegende Werte werden infrage gestellt, beispielsweise durch den Umstand, dass die Orientierung von einzelnen Familienmitgliedern sich nach außen hin, anderen Erzählungen (und ihren »zwischenräumlich« konstruierten Narrativen) zuwendet. Familie findet als System ohne Erzählungen über sich selbst keinen Zusammenhalt mehr. Sie zerbricht. Im Extremfall schwindet das Bedürfnis, Nachkommen zu zeugen, weil es keine Erzählung mehr gibt, auf deren sinngebender Basis etwas fortgesetzt werden könnte. Oder das Zeugen von Kindern wird zu einer Art Selbstzweck, ein Umstand der als »geschichtsloser« auch vor besonderen Herausforderungen stehen kann.

Solche »aussterbenden« Familien sind (vor allem seit den nach wie vor unverheilten Traumata der zwei Weltkriege) möglicherweise häufiger, als wir glauben.[66] Sie sind auch dann bereits im Prozess, wenn noch Nachkommen geboren werden, aber die inneren und äußeren Gegebenheiten schon deutliche Hinweise erkennen lassen, dass keine Geschichten mehr erzählt werden, die einen Nährboden für Stabilität und Entwicklung eines Systems bereitstellen können. Die Botschaft einer »Erzählung« lautet nur noch: irgendwie überleben, mit Betonung auf »irgendwie«. Und der bloße Überlebensmodus wird zu gesellschaftlichen Konflikten führen, so wie es in sozial benachteiligten Milieus (aber nicht nur dort) auch zu beobachten ist.[67]

Die Schattenseiten von gesellschaftlichen Narrativen finden sich nicht selten in Verschwörungserzählungen. Dabei transportieren Erzählungen konkrete Inhalte. Narrative werden als Meta-Erzählung abgeleitet und eher in Stimmungen und Zuweisungen erfahren – z. B. würde die Erzählung, dass »Impfen« eine Verschwörung der Pharmaindustrie ist, zu dem Narrativ von Eliten und »wir da unten« führen, und natürlich dem der »bösen« Pharmaindustrie. Verschwörungserzählungen gab es allerdings schon, bevor es das Internet gab. Jedoch ist das heutzutage in Familien hineinwirkende Risiko der »sozialen« Virulenz über das Web ein Beispiel dafür, wie Leerstellen in den diskutierten Zwischenräumen zwischen Wertesystemen und regelbasierten Alltagsvorgängen durch Fremderzählungen aus sozialen Netzen in Beschlag genommen werden. Solche in das Familienleben eindringenden Narrative erhöhen das Risiko der Erkrankung familiärer Systeme. Nicht, dass Familien sich abschotten und die »böse« Welt außen vor halten sollten. Aber Familiensysteme bleiben durch in flexiblen Prozessen erweiterte Selbsterzählungen [→ Selbsterzählung] lebendig, um die »systemische Psyche«

> *gesund zu halten. Bleiben solche Regulationsvorgänge aus, stellen sich überlebenswichtige »Grenzverläufe« unserer Selbstregulation andernorts her – dort, wo wir schlechtenfalls Emotionen und Bedürfnisse nutzen, um Außensystemen zu dienen und uns diesen zu unterwerfen.*[68]

Eine möglicherweise schleichende Abwertung familiärer (aber auch kommunaler) Wertesysteme in der kommunikativen Anlage sozialer Medien wird wenig diskutiert. Scheinbar kann nicht Thema sein, was als Problem wenig mitgedacht wird. Denn was soll unsere Wertesysteme bestimmen, wenn nicht soziale, kulturelle *und* familiäre Erzählungen in der realen Welt?[69] Finden diese dort kaum noch statt, dringen Ersatzerzählungen der sozialen Netze wie Wasser in undichte Dächer unserer Selbstbestimmungsfähigkeit – einer Fähigkeit, die normalerweise in den identitätsbildenden *Erzählungen* der realen Welt ausgebildet wurde (in Familien, Gemeinden, in Vereinen und sonstigen sozialen Gruppierungen). Wir brauchen, gerade in independenten (im Vergleich zu *inter*dependenten)[70] Strukturen gesellschaftlichen Zusammenlebens die *sinnhafte* Erzählung darüber, wer wir zusammen sind und was wir tun. Die im Internet häufig vollzogene Diffusion von sozialen, beruflichen und individuellen Narrativen mit informationsökonomischen Interessenlagen haben unser aller reales Bedürfnis nach Co-Regulation und unsere Selbsterzählungen in ihr zu wenig auf dem (Bild-)Schirm.

4.2.2 Narrative, die uns beruhigen oder beunruhigen

> »Wir werden ohne Worte geboren, geschweige denn mit Geschichten [, …] und das Erzählen von Geschichten ist eine Fähigkeit, die wir von anderen Menschen lernen. Am Anfang kommt es also immer von außen. Auch wenn wir uns selbst eine Geschichte erzählen, geben wir diese Geschichte in die Welt hinaus und erhalten ein Feedback dazu. In gewisser Weise sind unsere Geschichten also immer Auseinandersetzungen mit anderen Menschen. Manchmal entfalten sie sich direkt im Dialog mit den Menschen in unserem unmittelbaren Leben, wie unserer Familie oder unseren Freunden – aber zuweilen handelt es sich auch um umfassendere kulturelle Geschichten« (Olsen 2024; Übers.: M. A.).

Narrative [→ Narrativ] wirken als Erkennungsmelodien von Lebenswelten, in denen wir Anbindung herstellen können. Hier wirken Ideen und Konzepte, die aus Erzählungen hergeleitet und weitererzählt wurden. *Erzählungen* und ihren Berichten über Ereignisse und Personen hören wir zunächst nur zu. Vielleicht merken wir sie uns wie ein Märchen, das uns vorgelesen wurde. Sie hinterlassen Erinnerung und Eindruck in uns, wirken jedoch weniger auf unsere identitäts- und selbstbezogenen Orientierungsversuche in der Außenwelt ein, weil sie – anders als Narrative – nicht so sehr eine bestimmte Idee oder Einstellung transportieren sollen.

Narrative fließen aus den Lebenswelten *in* die Familien hinein, während familiäre *Erzählungen* in ihnen ihre Geschichten weitergeben, Familiengeschichten, aus denen sich familiäre »Wiedererkennungsmelodien« entwickeln *können*. Auf deren Hintergrund entwickelt sich ein stabilisierendes oder auch verunsicherndes Narrativ, je nachdem, was weitergegeben wurde, aber auch wie »angesagte« Narrative der Gesellschaft sich damit vertragen.

> Narrative sind als Meta-Erzählungen Botschafterinnen von Systemen, deren Existenzberechtigung ursprünglich von uns alle verbindenden Erzählungen und symbolisch wirksamen Ritualen abhängig war, ebenso wie von religiösen Sinnstiftungen. In diesem Zusammenhang haben wir aufgezeigt, auf welche Weisen das Ausbleiben von »Schmierstoffen« für Schnittstellen zwischen dem Innen (des Familiären) und dem Außen der Gesellschaft Einzelne herausfordert, indem ein verstärkter Druck auf die eigene biografische Erzählung entsteht. Familiäre Narrative (»Familienmelodien«) können, so betrachtet, helfen, den individuellen biografischen Druck in einer gemeinsamen Erzählung zu stabilisieren, eine Erzählung, deren Narrativ entwickelt, erweitert oder auch gemeinsam infrage gestellt wird. Familiäre Sinngebung würde dementsprechend heute auch bedeuten, das, was Familie sein soll oder noch sein kann, gemeinsam zu hinterfragen und in lebendigen Diskussionen, aber auch neuen Lebensmodellen erfahrbar zu machen.

Narrative berühren so gesehen auch die empfindliche Ebene, wo sich Sprache über ihre optionale Kraft der Vergangenheitsbezogenheit mit gegenwärtigen Werten und Bewertungen berührt und sich in »Wiederbelebungen« (eben jener Werte und ihrer Herkunftsgeschichten) aktualisiert, selbst identifiziert und dabei neu konnotiert. Narrative wirken dabei »subkutan«, tief in unsere Selbsterfahrung hinein und geben uns Sicherheit – oder auch nicht –, indem sie, gesprochen im Lichte der Polyvagaltheorie, mit zu unserer *auch* sprachlich verankerten Co-Regulation beitragen.

Wir finden hier, in der *narrativen* Kraft familiärer Sprachlichkeit, die zeitlichen Verbindungslinien familiärer Identität und ihrer Ausdrucksformen in der »Psyche«. Solche Identität und ihr Ausdruck im Selbst benötigen die symbolische Kraft von Erzählungen und ihren Narrativen, um uns in unseren körperlichen und sprachlichen Ausdrucksmöglichkeiten auf eine Weise zu erreichen, die nicht nur in oberflächlichen Attributen wirksam ist, sondern auch in tieferen Ebenen verankert werden kann. Und dies *kann* so sein, wenn die Wirkungskraft familiärer Narrative die »Zwischenräume« unserer Erfahrung zwischen Intero- und Exterozeption herstellen kann bzw. konnte: Denn unsere »Selbsterzählungen« sind natürlich *auch* eine kulturgeschichtliche Konstruktion, wie sie seit der Aufklärung Ende des 17. Jahrhunderts in uns allen wirkt. Deren symbolische Aufladung wurde z. B. durch Charles Taylor (1996) beschrieben. Im Kontext dieses Buches können wir festhalten:

> Die Kraft einer Sprache, wie sie in uns wohnt und außerhalb unseres Selbst passiert, ist ihre Fähigkeit, Vorstellungen in »Zwischenräumen« (sprachlich-handelnd) und erzählend umzusetzen, um über dem »Abgrund« zwischen Außen- und Innenraum unseres Wahrnehmungssystems zu balancieren und darin zu einem Ausdruck unseres Denkens zu werden, welches wir selbst sind – in bestem Descartes'schen Sinne. Aber nicht, weil wir (im geläufigen Sinn) denken, sondern weil wir unsere körperlich agierende Sprachlichkeit in ihren co-regulierenden »Denkfähigkeiten« als Zwischenraum der Selbsterfahrung nutzen können. In diesen sprachlichen Balanceakten entstehen für Familiensysteme »emotional gefärbte« und sinnstiftende Narrative – Familienmelodien, deren »Tonalität« aus vielen gemeinsamen Erzählungen generiert wurde.

4.3 Weitere Räume zwischen Sprach- und Körperlichkeit

4.3.1 Räume der Sprache

Sprache ermöglicht mehr als ein Reden. Sie bringt sprachlich formulierte Anlagen unserer Erinnerungsfähigkeit und dement*sprechende* innere Bilder und Konzepte in eine aktualisierte Form, die Innen- und Außenräume unserer Wahrnehmungsfähigkeit in einem »vorhergesehenen« (und dafür vorgesehenen) Raum – der Sprache – vermittlungsfähig macht: Wir können nicht nur über die Realität kommunizieren, sondern in dieser Kommunikation eine gemeinsame Wirklichkeit herstellen. Diese geht über das, was wir als Realität um uns herum annehmen, hinaus und erweitert sie in Bedeutungszuweisungen, Erzählungen, Interpretationen u. a. Sie stellt der als objektiv (als »wirklich«) angenommenen Realität eine Fülle von individuellen Wahrnehmungen in einem Raum der Sprache gegenüber, der seinerseits eine mächtige und objektivierbare Kraft erlangt.

Sprache ist ein objektivierbarer Raum subjektiver Erzählungen (selbst in Bilanzberichten). Dies zu verstehen ist wichtig, weil in den Erzählungen und Narrativen der Gesellschaft auch Familienangelegenheiten politisch bedeutsam (und verallgemeinerbar) werden können: Gesellschaft artikuliert sich im Ort der Familien und ihrer Schnittstellen politisch. Umgekehrt wirkt Politik in die Familien hinein, sei es mittelbar in politischer Diskussion (z. B. in Umweltdiskursen), sei es unmittelbar über harte Faktenentscheidungen (z. B. militärische Einberufungen, finanzielle Zuwendungen u. a.). Dieses Ineinanderwirken von sprachlichen Handlungen kann entzündlich sein, wie es sich in den Zeiten der Pandemie gezeigt hat, wenn die Diskurse der Politik zu Beunruhigungs- und Angsterzählungen werden, die innerhalb der Familien weder realistisch beurteilt noch co-regulierend aufgefangen werden können. Bestenfalls gehen Menschen auf die Straße zur Demo, schlechtenfalls reagieren sie mit Gewalt und dem Versuch, gesellschaftliche Regeln der sozialen Sicherheit (z. B. Hygiene) zu konterkarieren und zu zerstören.

Familientherapie losgelöst von gesellschaftlichen und politischen Themen zu betrachten, ist konsequenterweise eindimensional. Schließlich wird Familientherapie in der Regel eine systemisch veranlagte Therapie sein, weil der Blick auf unsere körperlich veranlagte Sprachlichkeit den systemischen Blick auf ihre co-konstruierten »Zwischenräume« *notwendig* macht, wenn wir uns in Therapien nicht in bloßer »Innenschau« verlieren wollen.[71] Ein systemischer Blick bedeutet dabei mehr, als beispielsweise zu konstatieren, dass uns allen die Covid-Pandemie als systemisches Desaster zu schaffen gemacht hat. Er bedeutet, anzuerkennen, dass die eigene Sprach- und Körperlichkeit als dyadisch veranlagtes System *selbst* der Ausdruck und die Folge einer um sich greifenden »System-Sprache« ist, – einer Sprache, die deutlich mehr bedeutet als *irgendeine* Mischung aus äußeren und inneren Bildern und ihren Narrativen, aus denen »ich« meine Identität zusammengesetzt habe. Wir sind durch diese Sprache nicht »irgendwie« beeinflusst, sondern auf sehr spezifische Weise. Diese

Beeinflussung spielt in *systemischen* Therapien eine bedeutsame Rolle (vgl. Abschn. 2.2.2).

»System-Sprache« ist der in uns selbst wahrnehmbare Raum von »Sprache an sich«, wie er sich »zwischenräumlich« in uns allen herstellt und wie er uns alle auf empfindliche Weise treffen mag, wenn wir uns dort einfinden, wo wir uns zugehörig fühlen. Diese Art der Sprache hat deutlich mehr »Wirkungsmacht« auf uns, als sie als lediglich selbstbestimmtes Mittel der Kommunikation in der Lage wäre. Sie entfaltet sich in uns, schier omnipotent, oft ohne unser selbst-bewusstes Zutun – und gerade auch deswegen mit mächtigen Auswirkungen, die wir womöglich als manipulativ erfahren und gegenüber denen wir uns machtlos fühlen.

Dabei gilt: Lebensweltlich veranlagte Sprache wird über *Objekte der Identifikation* politisch. Gegenstände des Alltags können durch identifizierende Verbindung das Verhalten bestimmen (z. B. via Smartphones). Oder es sind *Meme*, durch die die »Sprache an sich« als Objekt der Kommunikation im Bewusstsein verfügbar wird, ob es sich um sprachliche Formulierungen (»Geiz ist geil«) oder in das Bewusstsein aller eingedrungene Bilder (wie die brennenden Zwillingstürme von 9/11 in New York) handelt. Schließlich können es Melodien und die Tonalität von gesellschaftlichen Erzählungen sein, Narrative, wie sie unser aller Kommunikation lenken. Wir sind von den »Meistersingern der Sprache« und ihren Lehrlingen ergriffen – und verzweifelt bemüht, ein Gefühl von Selbstbestimmung und Wirksamkeit nicht zu verlieren, nicht zu Papageien der Sprachmacht von Medien, Politik und Gesellschaft zu werden; oft genug werden wir es dennoch, ohne Möglichkeiten einer wirksamen Gegenwehr.[72] Psychische Erkrankungen scheinen einen Ausweg aus der verlorenen Selbstbestimmung zu markieren. Sie wirken in ihrer derzeit gehäuften Normalisierung wie ein Fanal einer Mixtur aus Vermassung und überspannter Individualisierung, die *Un*möglichkeit einer sicheren und entspannten Selbstwahrnehmung in einer zunehmend überreizten Gesellschaft signalisierend, deren Botschaften ebenso zunehmend unverständlich wie gleichermaßen künstlich vereinfacht erzählt werden. »Sicher gestimmte« Narrative, im Sinne von stärkenden Hintergrundmelodien aus den Lebenswelten, kämen uns unwahrscheinlich, ja unglaubwürdig vor: Es *muss* alles anstrengend und kompliziert sein.

Gleichermaßen dringend braucht es die (zum Populismus neigende) Vereinfachung.

Nehmen wir an dieser Stelle noch die multiplen Auswirkungen der Covid-Pandemie und nachfolgender Krisen dazu, nährt dies die Befürchtung, wir könnten uns zwischen einem Rückzug ins und einem Aktionismus im öffentlichen Raum bei Demonstrationen oder Protestaktionen letztlich in einem Zustand verlieren, der den Verlust einer als wirksam erlebten Innen- und Außen-Sprache aufwendig kompensieren muss. Sei es in Sucht- und Zwangsstörungen des Alltags, sei es in der Ikonisierung von Identitätsnarrativen, die das tiefer sitzende Gefühl einer »Scheinhaftigkeit« nur mühsam überschreiben können.

Heilung, so wir sie in Familiensystemen benötigen, könnte in einer veränderten »Sprache« erfolgen, einer Sprache, die *An*sprache und *Mit*sprache, *Zwie*sprache und *Laut*sprache ist. Die zu einer »Sicherheit« ver*sprechenden* Erzählsprache des Alltags wird. Und die als Sprachlichkeit *nicht nur* in selbstbezüglicher Kommunikation abgeschliffen und bis zu überzogenen Kenntlichkeiten »angekleidet« wird – z. B. in Emojis oder im »Understatement« des Denglischen, die ich beide ebenso befürworte, wie ich sie in ihrer etwas aufdringlichen Einfältigkeit bedaure. Besserenfalls würde zur »medialen« Selbstbezüglichkeit eine facettenreiche Bildhaftigkeit hinzukommen, in der Sprachmelodien, Jargons und ihr ikonisches Ausdrucksvermögen wirkliche Vieldeutigkeit versprächen statt der Eindeutigkeit einer »Erlösung«, die es in und durch Sprache nicht gibt.

Vielleicht wäre dies auch eine Sprache, die uns fordert, umgarnt, einnimmt, abstößt, unablässig anzieht und erobert, – und eine Sprache, über die wir in Träumen, Bildern oder in einer vielfach zugänglichen »Familienmelodie« erweitert werden können. Wir fänden eine Welt vor, in der die absichtsvolle Ungenauigkeit von Gemeintem und die nicht absichtsvolle Genauigkeit von Nicht-Gemeintem einer Gesamterfahrung von Sprachlichkeit »körperlich entweichen« können – und einer Körperlichkeit, die ihrerseits sprachlich »entweichen« kann. Die Vielfalt bietende Heilungskraft einer solchen Sprache (und der körperlichen Sprachlichkeit in ihr) mag die Last der rational und irrational verbrämten Worte erleichtern – vielleicht, indem diesen Worten »neue Kleider« geschenkt werden, vermutlich aber mehr dadurch, dass Worte zu Wahrnehmungen und darin vielschichtig *wahrgenommener* (statt eindimensional verstandener) Bedeutsamkeit verführen können.

So viel poetisierende Utopie darf hier anklingen, mit der hoffnungsvollen Aussicht auf heilende Schritte in einer Sprache, die *Wahrnehmungs*sprache werden könnte – in einer Sprache, die zwischen unserer Außenwahrnehmung (Exterozeption) und einer sensibleren Innenwahrnehmung (Interozeption) vermitteln kann, indem sie uns befähigt, Worte zu Wahrnehmungen werden zu lassen. Sie mag dabei von einer (ihr selbst innewohnenden) Tendenz ablassen, in diesen ihren Worten das »Belastende« in uns denkend zu (re)inszenieren. Denn:

> Sprache ist ein objekthaft (»materiell«) erfahrbares Produkt menschlichen Bewusstseins, dessen Qualitäten immateriell *wirken,* ohne es zu sein. Sie ist ein Produkt unserer Fähigkeit, Außen- und Innenräume der Wahrnehmung in laut- und bildhafter Kommunikation in einen Abgleich »dazwischen« zu bringen.

Sprache ist in dieser Hinsicht ein Doppelwesen zwischen einer Externalisierung (von Wahrnehmung) und dem (optionalen) Entzug derselben in ihrer »ausgedachten« Form. Sie (die Sprache) konnte unsere Wahrnehmungen zu einem Denken werden lassen, welches in seiner impliziten und expliziten Form die Welt verändert hat, unsere Kultur und unsere Technik erst hat möglich werden lassen. Eine solche »Ermöglichung« ist schon immer der virtuelle [→ virtuell/Virtualität] Aspekt von Sprache gewesen: Etwas von ihr kann (als Bedeutung und Verweis) da sein, ohne bereits wirklich anwesend zu sein. Sprache ermöglicht Dinge, die noch nicht da sind, aber vielleicht bald hier sein werden. Denn Sprache konnte das schon lange, was heute das Internet vorgibt: Zwischenräume zwischen Realität und Realitätspotenzialen mit ihren Strukturen einer spezifischen Verbildlichung[73] kommunikativ zu besetzen – und diese als subjektiven Erfahrungsraum allen Menschen objektiv zu ermöglichen. Das Internet ist also nicht mehr und nicht weniger als der ins Hyperbolische verlagerte Sprachraum, der die Zwischenräume menschlicher Wahrnehmungen immer schneller abbildet, aktualisiert, transformiert und leider in Teilen auch regrediert.

Fazit: Der Raum der Sprache – in und außerhalb unseres Selbst und einem »Dazwischen« – wird, so viel können wir mindestens annehmen, durch Worte der Alltagssprache ebenso bestimmt wie durch Erzählungen, die mein Selbst in seiner Identität [→ Identität] aus biografischen Erinnerungen und Familienmelodien herstellen: Aus diesen Erzählungen werden innere und äußere Narrative meiner Selbstbestimmung.

Ich spreche hier von einem »Raum der Sprache«, weil das biografische Selbst (und sein agierendes »Ich«) sich nicht nur in der Zeit erfährt und entwickelt, sondern als Ort der Selbstbestimmung einen Raum der Wahrnehmungssprache benötigt, der zwischen der gefühlten und höchst subjektiven Innenerfahrung und den eigenen Erlebnissen im Außenraum der Welt stabil unterscheiden kann. Und der hierfür den selbst wahrgenommen Zwischenraum der eigenen Sprachlichkeit zu nutzen weiß. Entsteht hier eine andauernde Diffusion, innerhalb derer die Zuordnungen immer wieder erschwert werden, was aus welchem Wahrnehmungsraum entsteht, was also auf emotional empfundene Weise mehr »innen« und was mehr »außen« in Affekten und ihren zugeordneten Ereignissen erzählt wird, so kann (dies nur als *eine* Folge) zwischen meinem »Ich« und seinem »Selbst« keine wirksame Stabilität entstehen, die m*ich* in der Sprache und ihren oben benannten Fähigkeiten, einen Zwischenraum zwischen Innen- und Außenwahrnehmung herzustellen, orientieren kann. In solcher Diffusion verwischt meine Klarheit darüber, ob ich mehr im Außen oder mehr im Innen existiere: Meine Sprachfähigkeit trennt sich von meinen Wahrnehmungsfähigkeiten – die integrierende Herausbildung einer individuellen *Wahrnehmungs*sprache bleibt überwiegend aus. In der Folge fallen Sprache und Wahrnehmung auseinander, mutmaßlich gefolgt von einer Diskrepanz zwischen Denken und Wahrnehmung. Wir geraten in desintegrierende Prozesse einer Selbstauflösung und müssen als »Notausgang« Ersatzräume zur Sicherung einer stabilisierten Selbstwahrnehmung herstellen. Das kann, wie oben angedeutet, Suchtverhalten sein; das kann aber auch die »Selbstübermittlung« (das Aufgeben eines »verinnerlichten« Selbst) an fragwürdige Erzählungen über Identitäten aus dem Außenraum der Welt bedeuten, die mich innerlich stabilisieren sollen.

Im folgenden Abschnitt soll ausgeführt werden, wie in therapeutischen Ansätzen Sprache genutzt werden kann, unsere Wahrnehmungsräume zu stabilisieren, allein und mit anderen in der Co-Regulation.

4.3.2 Die Wahrnehmung der Sprache und die Sprache der Wahrnehmung

In Therapien sind wir es gewohnt, der Sprache als Organ unserer Selbstmitteilung zu vertrauen. TherapeutInnen sind es gewohnt, auf Botschaften zwischen den Zeilen zu hören, wie auch die Sprache als Mitteilungsorgan zu hinterfragen und dabei z. B. das Gesagte vom Gemeinten zu unterscheiden. Wir hören auf Melodien in den Worten, versuchen innere Bilder aus einer Gesamtsituation therapeutischer Kommunikation sprachlich zu destillieren.

Dennoch verschwimmen oftmals die Ebenen: Was dient »nur« der Kommunikation und der Beziehungsebene zwischen Therapeutin und Klientin? Welche Erzählungen werden auf welche Weisen für das therapeutische Setting (und nur hierfür) erzählt? Wie drückt sich eine Klientin in der Therapie aus, wie im Alltag? Welche Emotionen dürfen gezeigt werden oder an diesem Ort der Therapie gerade nicht? Damit sind komplexe Übertragungssituationen, Widerstände und Missverstehen aufgrund unterschiedlicher Herkunft und Sozialisation noch nicht mit eingepreist, also Kosten und Reibungsverluste unserer Kommunikation mit Sprache und ihren Anverwandten (Mitgedachtes, Verschwiegenes, Körpersprachliches, »Umredetes«, Biografisches etc.).

Letztlich bleiben wir darauf angewiesen, zu versuchen, uns in den Ausprägungen unserer körperlich agierenden Sprachlichkeit bestmöglich zu verstehen und dabei ein Gesamtbild herzustellen, das uns etwas über die »Sprache an sich« erzählt – wie sie sich in uns zeigt, wer wir in ihr sind, warum das so sein könnte und welche Bedeutungen uns weiterhelfen, was wir daraus herleiten mögen. In diesem Verstehen stellt sich für mich die Frage, ob wir hierfür Räume der Wahrnehmung (und Wahrnehmungsebenen) aktiv aufsuchen *oder* ob wir in einem Raum der (wie auch immer kognitiv) ausgerichteten Interpretation und Analyse verharren. Natürlich ist auch Wahrnehmung ein kognitiver Prozess, aber die Ebenen der geteilten Wahrnehmung (und ihre Versprachlichung) dürften andere sein als solche des Austausches von Gedanken. Gedanken können uns quälen, Wahrnehmungen hingegen sind erstmal so, wie sie sind, auch wenn sie manchmal erschrecken oder gar traumatisieren.

Die *therapeutische* Verarbeitung von (Selbst-)Wahrnehmungen in und über unsere Sprachlichkeit erhält ihre Wirksamkeit durch die

Art und Weise der Sprachverarbeitung. Bin ich ein denkend-sprachlicher Mensch oder ein wahrnehmend-sprachlicher? Und wo wären die Übergänge und feinen Grenzlinien, an denen jegliche Ebene der Wahrnehmung schon zum Gedankeninhalt geworden ist? Wo verläuft die Grenze zu unserer Körperlichkeit? Gibt es diese? Oder sind wir als sprachwahrnehmende Wesen genau diese *körperlich*-sprachlichen Wesen, als die wir in der Evolution der Sprachentwicklung veranlagt wurden?

An einem besonderen Beispiel können wir die Problemstellung veranschaulichen. Beim sogenannten Phantomschmerz signalisiert das Gehirn eine Schmerzwahrnehmung (Nozizeption) an einem Körperteil, der nicht mehr vorhanden ist. Aber wie können wir etwas wahrnehmen, was nicht mehr da ist? Warum sollten wir Schmerzen »halluzinieren«, deren Ursprungsort es nicht mehr gibt? Hier scheint die Wahrnehmung die Folge einer Schmerzerinnerung zu sein – und Erinnerungen sind an Orte gebunden (!). Durch den Verlust des Ortes (der im Gehirn durch spezialisierte Verbindungen verknüpft war) können wir zwischen Gegenwärtigkeit und Erinnerung nicht mehr unterscheiden. Diese paradoxe Situation lässt sich besser verstehen, wenn wir anerkennen, dass »Wahrnehmung« versucht, auf Bekanntes (Erinnertes) zurückzugreifen. Wahrnehmung und Erinnerung bedingen sich also – und sie bilden spezialisierte »Räume« als Orte der Erinnerung, die wir körperlich und sprachlich explizit machen können. Phantomschmerzen könnten insofern so etwas wie fehlausgelöste »Erinnerungsräume« sein, weil Schmerz immer auch mit Schmerzerinnerung zu tun hat. Die richtige Frage zum Phantomschmerz wäre in diesem Falle also nicht, warum es ihn gibt, sondern warum er in diesem Moment als Erinnerung in einem Raum der Erinnerung (in einem spezifischen Kontext) auftritt.[74] *Eben solches gilt m. E. auch für »emotionale« Schmerzen im Kontext (und »am Ort«) der Therapie.*

Erinnerungen sind allerdings als solche keine Gedanken, sondern *können* sich gedanklich bemerkbar machen. Wenn wir Wahrnehmung, Erinnerung und Denken in einem Dreieck konzeptualisieren, in dessen Zentrum die Sprache als Achse oder Anker, als Filter oder Weggabelung, als Anziehungs- oder Abstoßungszentrum fungiert (siehe Abb. 12), lässt sich das Problem des Hin- und Herwechselns (des Übergangs) von einer zur nächsten (kognitiven) Kategorie (z. B. von Wahrnehmung zu Erinnerung, von Erinnerung zu sprachlichem Denken, von sprachlichem Denken zu körperlicher Empfindung) besser verstehen. Die Sprache wäre, bildlich gesprochen, eine Art zentrales schwarzes Loch, das nicht nur verschlingt, sondern ebenso ausstößt und gebiert, ein Kraftzentrum mit einer *zwie*gerichteten Kraft, die uns in unseren kognitiven Anlagen anzieht und abstößt.

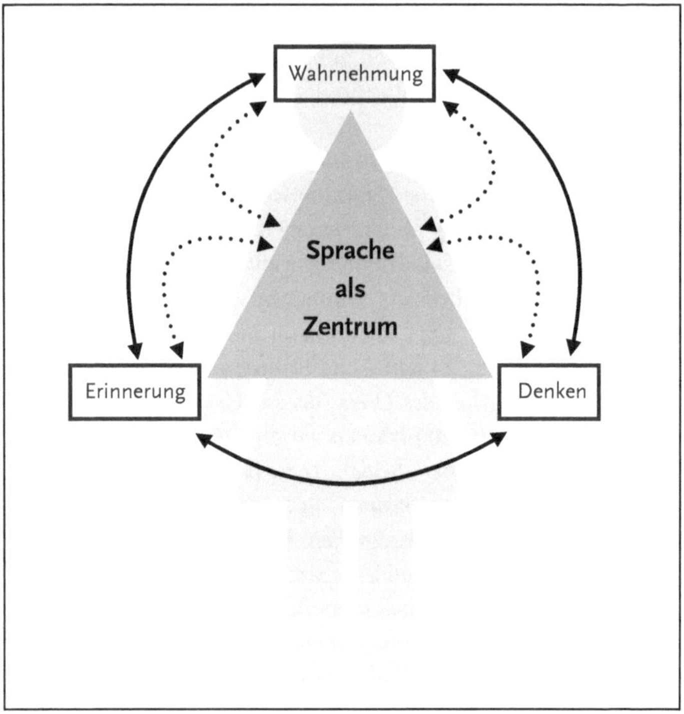

Abb. 12: Sprache als Zentrum im dyadischen System aus Körper- und Sprachlichkeit: Wahrnehmung, Erinnerung und Denken beeinflussen sich gegenseitig und werden selbst in der Sprache vermittelt und moduliert (gepunktete Linien).

Die Metapher »schwarzes Loch« ebenso wie der Begriff »Zentrum« sollen uns nicht dazu verleiten, der Sprache eine zu große Macht zuzuschreiben, wie es unter religiösen Konnotationen jahrhundertelang der Fall war (und anderenorts noch ist). Verdeutlicht werden soll aber, wie stark die Anziehungs- und Abstoßungskraft unserer spezifischen Fähigkeit zum Sprachlichen in uns wirken kann (indem z. B. Erinnerung an einmal Gesagtes schmerzhaft sein kann).

Aber *wenn* die Macht der Sprache immer noch so groß ist, wie wir es im heutigen Stadium unserer Menschheitsentwicklung annehmen können (einen Teil der Macht haben bereits die Sprachen der Technik [formale Sprachen] übernommen), so liegt das darin begründet, dass unsere Sprache das primär vorliegende dyadische System aus Körper- und Sprachlichkeit jahrhundertelang in ein monadisches System verwandelt hatte, darin machtvoll unterstützt von Religionen, die der *»geistigen«* Worte dringend bedürfen, und der Philosophie, die auch nicht dafür bekannt ist, die Wortmacht der Sprache in jedem Satz anzuzweifeln.

In Abb. 12 wurde bewusst die »Wahrnehmung« im Kopf der Person platziert, um der Vorstellung vom »Denken im Kopf« etwas entgegenzustellen. Gemeint ist allerdings: Das Dreieck aus Wahrnehmung, Denken und Erinnerung ist im dyadischen System aus Körper- und Sprachlichkeit *in Bewegung* (deswegen die Pfeile in der Abbildung). Alle wirksamen Ebenen unserer Gesamtwahrnehmung bewegen sich relational zu weiteren Ebenen im Körper – und werden durch das autonome Nervensystem mit beeinflusst.

> Die therapeutischen Konsequenzen der hier beschriebenen Konzeptualisierung der Sprache, die nicht aus unserem Gehirn »entspringt«, sondern als systemisches [→ systemisch/System] Produkt unserer gesamten kognitiven Anlage ein virtuelles [→ virtuell/Virtualität] Zentrum bildet, könnten kaum größer sein. Sie implizieren, dass unsere bisherigen Problemsichtungen einen (sprachlichen) Herkunftsort haben, wo unsere Körper- und Sprachlichkeit in Beziehungen verstrickt ist, die ohne eine »Sprache der Wahrnehmung« und eine »Wahrnehmung der Sprache« (bzw. Sprachlichkeit) nicht aufzulösen ist: Unsere (kognitiv) ausgerichtete Fähigkeit zur Selbstwahrnehmung geht mit unserer Körper- und Sprachlichkeit im besten Sinne des Wortes Beziehungen ein, deren Qualität davon abhängt, inwieweit wir in der Lage sind, diese als Wahrnehmungssprache und Sprachwahrnehmung zu formulieren.

Selbst*bewusstsein* ebenso wie ein Selbst*wahrnehmungs*bewusstsein wären in dieser Konzeption das »Security-Personal« – ohne dass wir hier im engeren Sinne ein solches Bild evozieren wollen, es sei nur verwendet, weil das Konzept von »Sicherheit« in der Polyvagaltheorie eine bedeutende Rolle spielt. Sicherheit bedeutet *nicht* Gewalt der Macht oder der Überlegenheit. Sie steht für die persönliche Wahrnehmung von Verbindung und deren als vertrauensvoll eingeschätzte Grundanlage in einer gegenseitigen Kooperation und Co-Regulation.

Fazit: Sprache [→ Sprache] kann als sekundäres Organ unserer Wahrnehmung konzeptualisiert werden.[75] Als »Organ« kann Sprache unsere Wahrnehmungen transferieren, übersetzen und dabei in einen Abgleich bringen. Sie kann unsere Wahrnehmungen also *sprachlich* formulieren *und* dabei als sie selbst wahrgenommen werden. Sie ist zugleich »aktivisch« und »passivisch« wirksam – als Sprache der Wahrnehmung(en) und als wahrgenommene Sprache, Letzteres in ihrer Fähigkeit zur Artikulation dessen, was wir in uns und um uns herum als Wirklichkeit zu begreifen in der Lage sind.

Für Therapien, ob sie nun mehr an unserer Sprachlichkeit oder mehr an unserer Körperlichkeit ausgerichtet sind, bietet diese Konzeption Möglichkeiten, Heilung unter veränderter Perspektive anzustreben. Denn Sprache fungiert hier nicht als »Grundwortschatz« einer wirklich oder vermeintlich wahren Selbst- oder Problembeschreibung. Vielmehr kann »Sprache« zu dem werden, was sie in uns selbst *ist* – zu einem integrierten Teil unseres (dyadisch orientierten) Gesamtsystems, wo sie uns nicht von der Wirklichkeit trennt (und u. U. in sprachlich forcierte Dissoziationen schickt), sondern uns mit der Wirklichkeit verbindet, uns zu einem verbundenen Teil *der* Wirklichkeit macht, die selbst in großen Teilen eine sprachlich erzeugte Wirklichkeit ist. Unsere Sprachlichkeit hilft uns durch diesen Ansatz einer Wahrnehmungssprache und einer Sprachwahrnehmung, nicht in Abspaltungen oder Dissoziationen[76] von unserer Körperlichkeit zu geraten. Dies ist für therapeutische Interventionen von entscheidender Bedeutung. Und dies löst das Diktum »Reden reicht nicht« insofern auf, als wir sagen können: Reden kann dann wirksam sein, wenn es sich in einer Sprache der Wahrnehmung und in der Wahrnehmung der Sprache einfindet.

4.3.3 Die Polyvagaltheorie – ein Narrativ zur Wahrnehmung unseres Körpers

Wenn es uns nicht gut geht, ob allein oder im Kreis der Familie oder mit Freunden, können wir oft nicht mehr unterscheiden, was Ursache, was Wirkung ist. Gemäß den nach meiner Beobachtung noch stark in uns allen verankerten Schuld- und Schamgefühlen (welche auch eine stärkende Kraft entwickeln können, z. B. wenn sie uns einladen, in unserer körperlichen Bezogenheit sprachlich-verantwortlich miteinander umzugehen), suchen wir die Ursachen für mangelndes Wohlbefinden einerseits schnell bei uns selbst: Wir sind »selbst schuld«.

Andererseits neigen wir, gleichsam in einem Reflex der Gegenwehr gegen dieses starke »Selbstbeschuldigungsvermögen«, auch dazu, vorschnell nach außen zu schauen, in anderen Menschen, in »den Umständen« oder der »bösen Gesellschaft« die Ursachen für unser Leid auszumachen. Vielleicht geraten wir auch in ein Schlingern zwischen Selbstbeschuldigung nach innen und Vorwürfen nach außen. Wo auch immer wir uns in einer Ursachensuche verorten, geht es oftmals um die Verlagerung einer ursprünglich »offenen« Wahrnehmung, die in »Verschlusssachen« eines negativen Denkens verlagert bzw. verwandelt wird. Jedoch kann auch das sog. »positive Denken« eine wahrnehmende Entspannung nicht mal eben so herbeireden. Gesucht wäre vielmehr eine qualitative Veränderung unserer Sprachlichkeit, die zwischen einer Sprache der Wahrnehmung und einer Wahrnehmung der Sprache fließen kann – und dabei sich ihrer selbst als sprechendes Etwas gewahr wird (die Wahrnehmung der Sprache an sich, wenn sie erklingt) – und, sozusagen im selben Atemzug, wahrnehmen kann, was sie in Tonfall, Gestik und Bedeutung zu transportieren in der Lage ist (die Wahrnehmung der *bedeutsamen* Sprachlichkeit der Sprache). Ersteres würde interozeptive Ebenen berühren, Letzteres unsere auf uns selbst gerichtete Exterozeption benötigen: die hohe Kunst, sich selbst als sprechendes Subjekt von außen wahrzunehmen, ebenso wie von innen zu spüren. All dies hat auch mit unserer inneren »Sicherheit«, mit den Signalen unserer »Neurozeption« zu tun, die als körperliche mit unserer Anlage als sprachliche Wesen interagieren. Denn unsere Sprache ist auf komplexe Weise nicht nur mit unserer Wahrnehmung und unserem Denken verbunden, sondern über das Stammhirn auch mit den Regulationen des autonomen Nervensystems (Kemmerer 2022).

Wir können unser (sprachliches) Denken durch eine flüssigere Wahrnehmung zwischen Innen und Außen wenn nicht ersetzen, so doch erfolgreich »überlagern« – indem wir eine besondere Kunst der Selbstwahrnehmung in den Vordergrund holen, statt diese als gelegentliche Korrektur unseres gewohnten Denkens einzusetzen und damit zu unterschätzen.

Dabei fordert uns die Polyvagaltheorie nicht unbedingt zu mehr Meditation oder Achtsamkeit auf. Auch wenn beide zweifellos wunderbare Werkzeuge zur Steuerung eigener Denk- und Wahrnehmungsvorgänge sein *können:* bei Meditation und Achtsamkeit geht es (meiner allerdings vielleicht unzureichenden Erfahrung nach) um eine Steuerung und Ausrichtung der Selbstwahrnehmung in einem vorwiegend *»top-down«* gesteuerten Prozess. Wir versuchen, unsere »Gedankenenergie« in Prozesse der Wahrnehmung [→ Wahrnehmung] umzuleiten und dadurch aus den Schleifen belastender Denkvorgänge zu entkommen. Demgegenüber schlagen an der Polyvagaltheorie orientierte therapeutische Ansätze vor, den Körper selbst in einem *Bottom-up*-Prozess zu Wort kommen zu lassen: Dies ist nur auf eine Weise möglich, in der wir die ca. 80 Prozent *a*fferenter (also zum Gehirn *hin*führender) Signale unseres autonomen Nervensystems besser wahrnehmen bzw. diese zunächst einmal zu registrieren lernen.

Die häufige Ausblendung unserer körperlichen Signale hat dabei einen evolutionär zu begründenden Sinn: Wir konnten nicht in einem interozeptiv ausgerichteten Innehalten die Variabilität unseres Herzschlags spüren, während um die Ecke ein Raubtier lauert. Heutzutage sieht es allerdings anders aus. Überspitzt gesagt, *müssen* wir die Variabilität unseres Herzschlags bewusster wahrnehmen, um nicht zum Opfer unserer in schierer Rationalität überlasteten Prozesse zu werden. Die Managerin im Büro muss nicht mehr dem Tiger entkommen, sondern ihrem erlernten Modus, der Gedanken statt Wahrnehmungen »bevorzugt« und der zur Überlastung des eigenen Körpers führt.[77]

Mit einer *registrierenden* Wahrnehmung unserer »Neurozeption« geraten wir in einen vielleicht als widersprüchlich empfundenen Zustand, *vor*bewusst ablaufende Signale des autonomen Nervensystems bewusst wahrnehmen zu sollen. Wie kann das funktionieren? Nun, erstens nehmen wir die *Signale* der Neurozeption interozeptiv wahr, nicht die Neurozeption selbst, die – so das Konzept von Stephen Porges – in einem neurophysiologischen Feedback-Kreislauf zwischen der Amygdala und dem autonomen Nervensystem konzeptualisiert ist (hier vereinfacht markiert in diesen zwei Begriffen, es sind deutlich kompliziertere Signalwege). Ihre *Signale* wären z. B. deutlich spürbare Angst-Reaktionen oder ein schleichendes Gefühl der Verunsicherung im sozialen Kontakt. Auf diese Empfindungen und ihre Auswertung können wir uns wahrnehmend beziehen, ohne sie in einen Kreislauf der »gedanklichen« Abwehr überzuführen. Wir können sie erstens zunächst als das, was sie sind (z. B. Reaktionen unseres Körpers durch Schwitzen, beschleunigten Herzschlag, Enge-Gefühle etc.) oder körperlich zu sein scheinen, wahrzunehmen lernen – denn selbstverständlich führt nicht jede physiologische Reaktion des Körpers oder jede Dysbalance des autonomen Nervensystems zu Emotionen oder negativen Empfindungen.

! *»Registrieren« ist allerdings kein aktiv gesteuerter Prozess der Wahrnehmung, so wie es bei Achtsamkeitsübungen der Fall ist. Registrieren meint einen passiven Prozess der Wahrnehmung von Signalen, die unser Körper normalerweise »unter dem Radar« aussendet, um uns in unseren dem Überleben dienenden Top-down-Prozessen des Wahrnehmens und Denkens, des Erinnerns und des affektiv gesteuerten Handelns nicht zu stören.*

Zweitens findet eine (interozeptiv ausgewertete) Neurozeption eben in solchen körperlich wahrnehmbaren Zuständen statt: als variabler Herzschlag in Relation zu einer entspannten oder flachen Atembewegung, als Schwitzen, wenn wir uns schämen, oder als Kreislaufreaktionen, wenn wir wütend werden. Will sagen: *Meistens* gehen Emotionen hinweisende Reaktionen des Körpers voraus, die wir als (vorbewusste) Antworten unseres neurozeptiv ausgerichteten autonomen Nervensystems auf Gefahren- oder Sicherheitssignale wahrzunehmen lernen können.

»*Vor*bewusst« meint die Schnelligkeit der »detektierenden« Reaktion unseres Körpers. Es meint nicht, dass wir die Auswirkungen dieser Reaktion nicht registrieren können. Und mit *registrieren* ist zunächst ein passiver Zustand der Selbstwahrnehmung gemeint, *nicht* die bewusste Hinlenkung der eigenen Aufmerksamkeit, auch nicht deren blitzschnelle Fokussierung oder Ablenkung, z. B. bei überraschenden Botschaften der digitalen Medien.

> Eine schnelle Fokussierung der Aufmerksamkeit und ein ebenso schnelles Registrieren der neurozeptiven Signale können auch gleichzeitig ablaufen. In einer solchen Gleichzeitigkeit können wir das Ineinanderwirken von sprachlich induzierten und körperlich signalisierten Wahrnehmungsvorgängen beobachten.

Fazit: Die Polyvagaltheorie bietet eine wissenschaftlich und therapeutisch zu verstehendes Narrativ, Vorgänge der bewussten Wahrnehmung (Interozeption) und vorbewusst ablaufende Prozesse der sogenannten Neurozeption zu integrieren. Dadurch vermögen wir uns in (polyvagal)therapeutisch gestützten Entwicklungen in die Lage zu versetzen, uns selbst zwischen intero- und exterozeptiven (Selbst-) Wahrnehmungen körperlich-sprachlich flüssiger und entspannter zu regulieren. Zwischen Wahrnehmung [→ Wahrnehmung], Denken, emotionalem Ausdruck und Verhalten können Integrationsvorgänge angestoßen werden, die uns helfen, unterschiedlich zu bewertende psychische Probleme verändert wahrzunehmen. Dabei müssen »Probleme« nicht abgeschafft oder gelöst werden, sondern benötigen eine in der Tiefe veränderte Integration in unser Selbstkonzept [→ Selbstkonzept].

4.4 Die Wahrnehmung der eigenen sprachlichen Identität

4.4.1 Fallbeispiel 6

Der spürbare Zusammenhang zwischen Eigenarten unserer Sprachlichkeit und unserer Identität [→ Identität] zeigt sich nicht zuletzt in den medial vermittelten Reden und *Talks* seit dem Beginn der audiovisuellen Aufzeichnungen. Was zunächst nur als Jargon oder zeittypisches Idiom mit entsprechender Prosodie wahrgenommen werden mag, wird sich in anderer Perspektive als prägendes Narrativ aus einem gesellschaftlich *und* familiär bestimmten Umfeld herausstellen.[78]

Im folgenden letzten Fallbeispiel geht es um den Zusammenhang zwischen unserer Sprachlichkeit und polyvagaltherapeutischen Konzepten. Das Fallbeispiel beinhaltet die Beschreibung einer Persönlichkeit, die sich durch eine stark dysregulierte Sprachlichkeit ausdrückt. Sie findet in der eigenen Sprache nicht zu sich selbst, weil eine solche (auch durch starke Affekte beeinflusste) Dysregulation keine stabile Selbstwahrnehmung zulässt – und damit auch keine (körperlich und sprachlich gestützte) Identitätsbestimmung auf der Basis einer stabilen Selbstwahrnehmung.

Dies sei hier vorausgesetzt: »Identität« beruht auf einer spezifischen Integration aus körperlich und sprachlich beeinflussten Selbstwahrnehmungsvorgängen. Diese Integration sorgt dafür, dass wir uns als »Selbst« stabil identifizieren können; es führt zu unserer Identität, die wir als solche sprachlich benennen sowie körperlich ausdrücken und empfinden können. Dabei gibt es zwischen den Begriffen »Selbst«, »Identität« und »Persönlichkeit« Relationen und Abhängigkeiten, die allerdings in diesem Zusammenhang nicht von entscheidender Bedeutung sind.

Die Klientin (»Martha«) dieses Falls ist 1936 geboren. Kriegs- und Nachkriegserinnerungen sind für sie nur in einzelnen Bildern verfügbar. In einem großbürgerlichen Milieu war ihre Familie in der Lage, das Grauen des Krieges, die Not der Nachkriegszeit von ihr fernzuhalten, zumindest was die existenziellen Grundbedürfnisse anging. Ein Trennungstrauma erlitt Martha durch den frühen Verlust ihres Vaters, als sie 6 Jahre alt war. Auch wurde sie gegen Ende des Krieges an verschiedene Orte verschickt, wo ihre Sicherheit höher zu sein schien als in einer Großstadt. Die Verlusterfahrung durch den Tod des Vaters ebenso wie die Erfahrung der existenziellen Unsicherheit durch die Unterbringung bei Verwandten und Freunden konnten wenig verarbeitet werden – sie blieben als »Trauma-Reste« in einer lebenslänglichen inneren Verunsicherung und einer äußerlich geschwächten Existenzgrundlage gegenwärtig (Hypothese).

Die Annahme einer posttraumatischen Belastungsstörung sei hier dahingestellt. Klar wurde – unter der Perspektive der Konzepte dieses Buches –, dass die Sprachlichkeit der Klientin in einem beständigen Alarmzustand wahrzunehmen war: Ihre Mitteilungen überschlugen sich förmlich ohne Punkt und Komma, waren dabei intellektuell anspruchsvoll und sollten dies auch sein. Gleichwohl traten die Inhalte hinter dem alarmierten Tonfall ihrer Sprachlichkeit weit zurück – auch wenn ständig neue Geschichten aus der Vergangenheit erzählt wurden und deren Bedeutung auf der zwischenmenschlichen und familiären Ebenen reflektiert und analysiert werden konnte. Es entstand jedoch durch diese wortreichen Mitteilungen keine oder nur wenig spürbare Entlastung. Martha glaubte an ihre Wahrheit von sprachlich herausgearbeiteten Interpretationen, die Analysen und Deutungen der Vergangenheit, die sie als philosophisch gebildeter Mensch alsbald auch wieder infrage stellen musste. Es gab aus den ebenso affektiv gerichteten wie rationalisierend »gedachten« Ebenen der eigenen Sprachlichkeit kein Entkommen; die Sprache und ihre bedeutungsvollen Möglichkeiten wirkten fast wie ein Suchtmittel. Sie waren die einzige Form, unverarbeitet gebliebenen Erfahrungen aus der Kindheit etwas entgegenzusetzen und diese als affektiv und intellektuell gefärbtes »Sprachgeschehen« in die eigene Identität so einzubauen, dass Verlustgefühle ebenso wie ein starkes Gefühl der generellen Unstimmigkeit des eigenen Lebens nicht als überwältigend wahrgenommen werden mussten.

Unabhängig von tiefenpsychologischen Aspekten lässt sich unter der Perspektive hier diskutierter Ansätze festhalten, dass eine Integration von Verlusterfahrungen in diesem Fall möglich erscheint, wenn eine veränderte Selbstwahrnehmung der »traumatisierten« Sprachlichkeit erfolgt. Diese bewirkt eine Reintegration von emotionalen Anteilen der eigenen »Selbsterzählung« [→ Selbsterzählung] über das Leben.

Dabei zielt eine nachholende Integration weniger auf verdeckte (oder verdrängte) Emotionen der Klientin. Hier können im Zweifelsfall wenig hilfreiche Zuordnungen über eine (sich selbst bewertende) Sprachlichkeit stattfinden, deren Wahrheits- und Heilungspotenzial ungewiss bleibt: Eine selbst »entdeckte« Emotion sucht sich ihren Weg in verbale Zuordnungen – Interpretationen in der eigenen »Selbsterzählung« –, wodurch der in diesem Fall »verwundete« Sprachraum in neue Kreisläufe einer in Affekten ausgeprägten Dysregulation des Selbstgewahrseins eintritt. Die Wahrnehmung der eigenen Sprachlichkeit konnte *hier* nur bedeuten, sich *im* Sprechen als *körperlich* betroffener Mensch selbst wahrnehmen zu lernen.

Ebenso ging es hier um eine einfühlsamere »Mentalisierung« [→ Mentalisierung] sich selbst gegenüber, um das sicherere Lesen eigener emotionaler und körperlicher Zustände. Eine Dysbalance der Integration eigener Selbstanteile bedeutet *auch* die fehlende Erfahrung, den Folgen der Dysregulation eigener Sprachlichkeit gewissermaßen auf die Schliche zu kommen: Sprache und ihre aufgeladenen Wörter können uns fortlaufend retraumatisieren, zum Beispiel, wenn diese auf eine Weise eingesetzt werden, die eine stabile Realitätserfahrung verhindert und die ebenso stark verunmöglicht, dass »Ich« eine mein Selbst stabilisierende Form der Identität herausbilden kann.

Martha fand keine Ruhe in der Übermittlung der Erzählungen über sich selbst an andere. Belastender aber noch war, dass ihre Sprachlichkeit keine sicheren Beziehungs- und Kontaktebenen zu anderen Menschen erlaubte. Diese fühlten sich durch eine schwer einschätzbare und beständig volatile Mischung aus sprachlich »eingekleideten« Affekten, aus schwer einzuordnenden Bedeutungs- und Zuweisungsebenen zu stark herausgefordert, um sich auf eine stabile Beziehung einlassen zu können. Dies traf insbesondere auf Liebesbeziehungen zu, aber teilweise auch auf Marthas Freundschaften, ebenso auf die Beziehungsebenen in der Familie. Ihre Mitmenschen wussten zu wenig, wen sie vor sich hatten, auf welchen Ebenen der Begegnung ein Austausch und eine wirksame Kommunikation möglich sein würde. Marthas Worte hatten andere Funktionen, als die »wertfreien« Träger von Mitteilungen oder gegenseitiger kommunikativer Zuwendung zu sein. Natürlich sind Worte selten wertfrei, aber sie erhalten ihre Bedeutsamkeit in der Kommunikation letztlich auf dem Boden sicherer Beziehungsebenen, wie sie auch durch »neurozeptive« und präverbal wirkende Signale der Sicherheit getragen werden. Martha aber versuchte, durch die Bedeutungen der Wörter hindurch, in den (oft wortwörtlich, dann wieder stark metaphorisch überhitzt artikulierten) Inhaltsebenen selbst ihre Sicherheit in Beziehungen zu finden, was so nicht gelingen konnte.

Die Polyvagaltheorie gibt uns an dieser Stelle die grundsätzliche Perspektive, eine belastete Sprachlichkeit auch als Folge einer Traumatisierung zu betrachten. Als physiologisches Belastungsgeschehen sucht dieses eben auch sprachlich Wege, die uns Schutz vor überwältigender Erinnerung bieten sollen. Es kann den Versuch geben, schlimme Erfahrungen »wegzureden«, sie in ständig neuen Erzählungen in Schach zu halten und gleichzeitig nicht in vollem Umfang spüren zu müssen. Allerdings hält diese Bewältigungsstrategie nur dann, wenn ich mich selbst in dieser (ums Überleben kämpfenden) Sprachlichkeit *nur sehr eingeschränkt* wahrnehme – also die eigene Weise der »Sprachlichkeit« als schützenden Prozess nutzen kann. Meine Selbstwahrnehmung und meine (essenzielle) Interozeption körperlicher Selbstempfindungen werden »ausgeschaltet« werden müssen, wenn die Schutz- und Bewältigungsfunktion der beschriebenen »hyperaktiven« Sprachlichkeit weiter bestehen soll.[79]

Der Abgleich mit der Sprachlichkeit der Mitmenschen bleibt in einer solchen Sprachlichkeit aus, um den Schutz gegen traumatische Erinnerungen aufrechterhalten zu können. Die »Interozeption« als nach innen gerichteter Teil der Selbstwahrnehmung wird durch die eigene (nach außen orientierte) Sprachlichkeit in den Hintergrund gedrängt. Denn je stärker um *Selbst*wahrnehmung gerungen wird, umso stärker richtet sie sich (auf paradox veranlagte Weisen) nach *außen*, in der überanstrengten Suche nach bezogenen Signalen von Mitmenschen, die auf dieser (rational und gleichzeitig hoch affektiv veranlagten) Ebene der Sprachlichkeit *antworten* sollen. Doch werden diese Antworten zu oft ausbleiben, wenn das Gegenüber den fehlenden Innenabgleich der Gesprächspartnerin wahrnimmt und sich (dadurch irritiert) zurückzieht.

Auf der Ebene von Beziehungen in der Familie verursachte in diesem Fall eine traumatisch belastete Sprachlichkeit andauernden

Stress, Missverständnisse und das vergebliche Kämpfen um einen entspannteren Kontakt untereinander. Das Festhalten an »affektiv-rationalisierenden« Einschätzungen der eigenen Position und Beziehungsebenen zu anderen Familienmitgliedern hatte die Funktion, eine Lösung der traumatischen Spannung auf einer tieferen Ebene wirksamer Kommunikation zu *verhindern*, um den hyperaktiv sprechenden Selbstschutz vor (traumatischer) Überwältigung aufrechtzuerhalten.

> Mit Blick auf überlastete neurozeptive Kreisläufe zwischen dem autonomen Nervensystem und den entsprechend (!) reaktiven Regionen im Gehirn lässt sich feststellen, dass oft gerade durch stark affektbetontes Sprechen und mitunter emotionale Ausbrüche in der gemeinsamen Kommunikation *keine* Lösung und Entspannung der familiären und individuellen Konfliktebenen möglich ist. Die Traumatisierung des Wahrnehmungssystems auf vorsprachlich angelegten Ebenen wird das verhindern – und unsere immer neu überdachten und »überredeten« Erzählungen mit dem Ziel der Selbststabilisierung werden zu einem Sisyphos-Prozess in einer Suche, die letztlich nicht weiß, was gesucht wird, geschweige denn, was genau gefunden werden könnte.

Polyvagaltherapeutisch konnten wir mit Martha insofern kleine Schritte der Veränderung gehen, als es gelang, ihre Selbstwahrnehmung auf das affektbetonte Sprechen zu lenken unter gleichzeitiger Wahrnehmung körperlicher Empfindungen (die allerdings zunächst nur sehr diffus und kaum zu konkretisieren waren). Dabei ging es in einem ersten Schritt auch darum, erst mit dem Sprechen anzufangen, wenn der eigene Herzschlag eine gewisse Ruhe und Spürbarkeit (beim Auflegen der eigenen Hand) erreicht hatte. Auch dann sollten nur kurze Sätze gesprochen werden, um sofort wieder zurück zur Interozeption des Herzschlags zu gelangen. Das Veränderungsziel war hier, das Sprechen und die dem*entsprechende* Regulation über das autonome Nervensystem in eine wahrnehmbare Beziehung zu holen. Dadurch konnte sich die Wahrnehmung [→ Wahrnehmung] der eigenen »sprachüberlasteten« Identität verändern.

Das Wort »Identität« [→ Identität] wird hier benutzt, um darauf hinzuweisen, dass es nicht nur um Wahrnehmung und den subjektiven Ausdruck eigener Sprachlichkeit darin geht, sondern um eine in einer starken Außengerichtetheit (»Extraversion«) wahrzunehmende

Selbststabilisierung – dies im Sinne einer Identitätsbestimmung: »Ich« bin diejenige Person, die auf diese oder jene Weise mit ihrer Sprachlichkeit verbunden ist. Erst, wenn »ich« mich im Außen (durch die Rückmeldungen anderer Menschen) als »identisch mit mir selbst« (entspannt) wahrnehme, kann ich die sprachlich forcierten »Abwehrmaßnahmen« gegen (traumatisch) überflutende Wahrnehmungen möglicherweise erkennen und zu anderen »Lösungen« kommen. Als »identisch mit mir selbst« kann ich mich aber nur dann wahrnehmen, wenn ich entsprechende Antworten meiner Mitmenschen im Sinne eines mentalisierenden Feedbacks bekomme – Feedback, in dem die Körper- und Sprachlichkeit des Gegenübers meinen eigenen Ausdruck komplementiert. Eine (traumatisch verstärkte) »Extraversion« [→ Selbsterzählung] sucht sich ggf. an einem »Selbstkonzept« [→ Selbstkonzept] festzuhalten, welches unbedingt Resonanz und Sicherheit im Außen finden muss – durch Antworten, die gleichermaßen dringend erwartet wie verhindert werden. Unsere »Sprache« findet dann nicht in den Hafen einer entspannten Sprachlichkeit mit sich selbst, weil der selbstwahrnehmende Abgleich durch eine interozeptiv ausgerichtete Selbstwahrnehmung ausbleibt. Dies führt zu einem verzerrten Selbstbild, dessen Selbstkonzept in einer perpetuierenden (ggf. sprachlich forcierten) Identitätssuche gefangen bleibt.

Fazit: (Entwicklungs)traumatisiert[80] kann nicht nur ein desintegriertes (Selbst-)Wahrnehmungssystem sein. Zu den *identifizierenden* Funktionen unserer Wahrnehmung gehören die Sprache und unsere Sprachlichkeit in ihr dazu. So bietet Sprache narrative und symbolisierende Möglichkeiten der Identitätsfindung, in denen unsere Sprachlichkeit unser »Selbst« auch weit von uns selbst zu entfernen in der Lage ist.[81] Sprache wird hier zu einer Art hypersemantischem Schutzwall gegen einen angsteinflößenden realen Kontakt mit anderen, ebenso gegen belastende Erinnerungen, die bei einem Durchdringen dieser zum Zusammenbruch des Selbstkonzepts [→ Selbstkonzept] führen könnten. Letzteres besteht bestenfalls aus eigenen Erfahrungen und ihrer Versprachlichung in einer empfundenen Gegenwärtigkeit. Hier kann »ich« Selbsterzählungen fortspinnen und dabei *schlechtenfalls* in Verwirrung und Selbst(ent)täuschung geraten – *oder* in ein sicheres Verbindungsnetz aus guter Kommunikation und resultierender Selbstwirksamkeit.

Trauma und Sprache sind in gewisser Perspektive zwei Seiten einer Medaille. Das ist u.a. dem Umstand geschuldet, dass unser Übergang von der sensomotorischen Ersterfassung der Welt als Kleinkind in die sprachliche Konstruktion (und Erfassung) dieser Welt ein hochsensibler Übergang ist. »Sprache« kann uns hier verwirren oder gar behindern, z. B. wenn wir uns ihr im Erlernen unserer Muttersprache nur unter Stress [→ Stress] nähern können, sei es durch Hörprobleme oder sonstige Schwierigkeiten der kognitiv wahrnehmenden Verarbeitung.

Ebenso kann uns das erste Sprachverstehen und Sprechen in einer zu schnellen Ablösung aus der sensomotorischen Phase überlasten – und in emotionalen Herausforderungen dieser neuen (sprachlichen) Wirklichkeitsverarbeitung in ein Ungleichgewicht bringen: Wir hören zu sehr auf die Sprache im Außen, um alles zu verstehen und zu erfassen. Das erspürende »Nachhören« in uns selbst leidet und damit die essenzielle Innenwahrnehmung der eigenen Sprachlichkeit. Diese kann sich in diesem Fall nicht zu einer entspannten Selbstwahrnehmungssprache entwickeln. Ein Teil von uns bleibt verstört zurück, voller Stress auslösender Unsicherheiten und »inneren Fragezeichen«. Wir wissen förmlich nicht, wie und wo wir uns selbst in der Welt wahrnehmen sollen, weil unsere sprachgebundene Selbstentwicklung die komplexen Integrationsvorgänge aus wortgebundener Lautmotorik, emotionalem Ausdruck und der kognitiven Verarbeitung semantischer Ebenen nicht bewältigen konnte. Die Welt bleibt in uns unbewältigt und unser Selbst in ihr in einem unsicheren oder gar »traumatisierten« Zustand, den wir nicht als entspannten Bezug in einem Zwischenraum von innen nach außen und zurück herstellen können.

4.5 Wir fühlen uns in der Sprache

4.5.1 Die fruchtbare Brache der Sprache

Das Sprachspiel der Überschrift, eine »Paronomasie« – d. h. ähnlich lautende Wörter ergeben eine Sinnverstärkung –, könnte (darüber hinaus) auf der Ebene der assoziativen Wahrnehmung auch als »furchtbare Rache der Sprache« gehört werden, sollten entscheidende Konsonanten nicht genau genug verstanden werden. Gleichzeitig sind beides keine Formulierungen, die irgendwie »logisch« oder gebräuchlich klingen; dadurch wird Aufmerksamkeit erzielt, ein Mechanismus, der in der Werbung angewendet wird. »Sprache« buhlt um unsere Aufmerksamkeit und »bettelt« darum, unser Denken lenken zu dürfen. In gewisser Perspektive füllt die Sprache den Raum *zwischen* Wahrnehmung [→ Wahrnehmung] und (Nach-)Denken, indem sie in ihren

Wörtern und Sätzen diese beiden kognitiven Kategorien fusioniert – schließlich können wir nur sprechen und Sprache verstehen, weil wir gleichzeitig die Laute wahrnehmen und ihre Bedeutung erfassen, sie »nachdenkend« in diesem Prozess bewerten. Der kommunikative Aspekt der Beziehungssicherheit bleibt dabei (manchmal auch gewollt) auf der Strecke; Sprache kann ein Mittel kommunikativer Gewalt sein, wenn gar nicht beabsichtigt ist, dass die verschiedenen Ebenen der Kommunikation[82] verstanden und sicher auseinandergehalten werden sollen.

»Fruchtbare Brache« ist als rhetorisches Stilmittel allerdings nicht nur eine Paronomasie, sondern auch ein Oxymoron (Beispiel: »alter Knabe«). Denn eine Brache liefert nicht unbedingt das Bild eines fruchtbaren Bodens oder Landes. In übertragenem Sinn kann die Sprache als Kommunikations- und Beziehungssystem brachliegen und gerade deswegen fruchtbar werden (oder auch nicht). In einem »Brachliegen« kann die Sprache auch zur Rache an uns selbst werden; weil ihre Botschaften missverständlich und uneindeutig gehalten werden oder auch allzu deutlich »vergiftet« sind und die Möglichkeit der »Virtualisierung« von Zukunft in ihr systemisch immanent wirkt, z. B. in Form von Drohungen, die durch das Offenlassen von zukünftigen Möglichkeiten entstehen: »Vielleicht hole ich dich ab.« Oder auch nicht.

Sprache in Therapie wird in Prozessen kritisch (soll heißen heilsam oder gerade nicht), wo wir über kommunikatives Scheitern in Familiensystemen oder Paarbeziehungen reflektieren – ein Scheitern, welches aus den Verwirrungspotenzialen einer Sprachlichkeit resultiert, die sich aus den verkörperten Sicherheitsankern von Verbindung und Beziehung gelöst hat. Sprache kann sich aus solcher Verankerung lösen, weil sie – evolutionär bedingt – auch als Werkzeug zur Täuschung, zur (Selbst-)Manipulation und Gewalt dienen kann. Sie trägt den eigenen Widerspruch immer schon in sich. Aus diesem Dilemma gibt es einen Ausweg, *wenn* die multimodale Anlage von Sprache in der jeweiligen Sprachlichkeit den »Verbindungsaufbau« untereinander zu stärken in der Lage ist. Worte wären dann keine bedeutungsschweren »Monster«, sondern beziehungsfördernde Laute; deren *Bedeutung* entsteht in solcher Bezogenheit – durch eine co-regulierende Körperlichkeit – weniger durch Regeln der »gewaltfreien Kommunikation«.[83] Wir können vermuten, dass Bedeutung (besser: Bedeutsamkeit) im Sinne von Beziehung und Beziehungssicherheit ohne die verkörperte Sicherheit einer co-regulierten Sprachlichkeit keine oder nur wenig gelungene Kommunikation nach sich ziehen kann.

Information kann, je nach Kontext, Absicht und Anlage, alles und nichts bedeuten. Die Bedeutung an sich aber stellt im menschlichen Bewusstsein eine Wirklichkeit (ihre Bedeutsamkeit) her, deren Relevanz sich im Abgleich von subjektiver Wirklichkeit und (objektivierbarer) Realität herstellt, eben in den beschriebenen sprach- und wahrnehmungsbezogenen Zwischenräumen, die den Übergang zwischen subjektiven Erfahrungen und objektivierbaren Wiederholungen (dieser Erfahrungen) im Außen herstellen können.[84]

> Die Erfahrung menschlichen Bewusstseins zeigt sich dabei an einem solchen Grenzübergang, an dem unsere bewusste Erfahrung Sprachlichkeit als körperlich an- und verbindende Information bedeutungsvoll werden lässt. Hier wird über die Sprache eine (*mit*geteilte) »Anbindung« hergestellt, deren Bedeutsamkeit in unseren *miteinander* geteilten Erfahrungsspielräumen entsteht – und nicht nur in grenzziehenden Sicherungen gegeneinander. Diese Utopie, menschliche Sprache als verkörpertes Bewusstsein am Übergang zwischen Verbindung und Grenzziehung zu erleben, kann nur dort geringgeschätzt werden, wo »Sprache« eine ganz andere Funktion zugeschrieben wird, eine Funktion von Macht statt Teilhabe, Absicherung statt Sicherheit und Gewalt statt Verbindung.

Wir können abschließend das oben Beschriebene in einem (fiktiven) Dialog zwischen Therapeutin und Klientin verdeutlichen. In dem Dialog geht es um ein Beispiel, wo Emotionen in ihrer Bedeutsamkeit für den therapeutischen Prozess erforscht werden. Dabei soll die Grenzlinie zwischen (selbst) wahrgenommener Sprachlichkeit (der Klientin) und einer therapeutischen Sprache zu erspüren sein, einer Sprache, die sich als Wahrnehmung *outet* – statt als Bedeutungszuweisungsinstrument; Sprache zeigt sich hier im Zwischenraum von subjektiven Vorstellungen (die aus biografischen Erzählungen und Auswertungen stammen) und der schrittweisen Entdeckung von sprachlichen Verallgemeinerungen. Deren (tiefer erfahrene) Bedeutsamkeit wiederum *kann* in der *Verkörperung* eigener Bewusstseinsvorgänge bewusster und als etwas Besonderes wahrgenommen werden.

Ein Dialog

KLIENTIN »Ich kann nicht sagen, ob die Gefühle meiner Mutter für mich etwas bedeuten. Sie war für mich da. Und ihre emotionalen Ausbrüche waren ein Teil davon, Teil von ihrem Dasein … für mich.«

THERAPEUTIN »Ja.« *(schweigt eine Weile)*

THERAPEUTIN »Können Sie sich erinnern, wie es sich damals angefühlt hat, … wenn Ihre Mutter sehr emotional wurde?«

KLIENTIN »Ich war anwesend, aber irgendwie war ich auch da und gleichzeitig nicht anwesend. Die Situation war zu viel. Überfordernd, vermute ich.«

THERAPEUTIN »Wie ist es jetzt gerade?«

KLIENTIN »Ich bin immer noch gleichzeitig da und nicht da. Anwesend und abwesend. Es ist schwer, etwas zu fühlen, außer …«

THERAPEUTIN *(wartet)*

KLIENTIN »Schwer zu sagen. Vielleicht ist es Angst, starke Verwirrung. Aber schon diese Worte hindern mich irgendwie daran, etwas zu fühlen …«

THERAPEUTIN *(wartet)*

THERAPEUTIN »Nichts zu fühlen, ist …«

KLIENTIN »Furchtbar. Es fühlt sich leer an, dumm …«

THERAPEUTIN »… oder es ist das verzweifelte Bemühen, etwas nicht zu fühlen, was mit einem selbst nichts zu tun hat. Denke ich gerade …«

KLIENTIN »Es gab ja nur ihre Gefühle.« *(Pause)* »Die ich zu verstehen hatte.«

THERAPEUTIN »Das sprechen Sie jetzt so aus?

KLIENTIN »Ich konnte es damals nicht aussprechen. Aber *(zögerlich)* … da war noch etwas anderes. Etwas, das ich auch jetzt nicht sprechen … oder nicht fühlen kann …«

THERAPEUTIN »Ein Gefühl, das sich nicht fühlen lässt, weil die Worte dafür fehlen?«

KLIENTIN »Es lässt sich nicht benennen. Es ist, als ob die Erinnerung nichts mehr davon fühlen will …«

THERAPEUTIN »Ja, das lässt sich in Ihren Worten wahrnehmen. Worte, die nicht sprechen noch fühlen wollen.«

THERAPEUTIN *(schweigt eine Weile)*

KLIENTIN »Worte können doch nichts wollen.«

THERAPEUTIN »Oder … Worte können nichts anderes, als etwas ausdrücken wollen, selbst wenn ihre Bedeutung mitteilt, dass etwas *nicht* ausgedrückt werden soll …«

KLIENTIN »Wo bin ich selbst dabei?«

THERAPEUTIN »Ja …?«

KLIENTIN »Ich bin in den Worten anderer Menschen versteckt. Nicht zu sehen.«

THERAPEUTIN »Also, … ja. Wir sind wohl immer ein Stück weit in der Sprache unserer Mitmenschen versteckt. Das ist so.«

KLIENTIN »Ich muss mich also selbst suchen, in anderen Menschen, ihren Worten?«

THERAPEUTIN »Was Sie in der Sprache Ihrer Mitmenschen wahrnehmen, könnte etwas mit Ihnen selbst zu tun haben. Aber klar, ... wenn Sie sagen, Sie fühlen nichts, werden Sie auch wenig wahrgenommen haben, vermute ich ...?«
Hier versucht die Therapeutin eine Wendung, mit der sie etwas riskiert. Vermutlich ist das Ziel, sich nun nicht in einen Dialog über die »Selbstsuche« verwickeln zu lassen, der – mit Blick auf die »traumatische Leere« der Erinnerung der Klientin – sich wohl eher nicht produktiv entwickeln würde. Die enge Verzahnung, mit der die Therapeutin hier Emotionen und Wahrnehmungen suggeriert, könnte kritisch gesehen werden. Aber es ist der Versuch, im therapeutischen Raum der Sprache einer »Sprache der Wahrnehmung« den Weg zu ebnen.

KLIENTIN »Es lässt sich nur fühlen, was sich wahrnehmen lässt – ist es das, was Sie meinen?«

THERAPEUTIN »Jedenfalls können wir die Sprachlichkeit anderer Menschen wahrnehmen, als wäre sie ein Teil von uns selbst. Das birgt Probleme, aber auch Lösungswege.«

KLIENTIN »Verstehe ich nicht ...«

THERAPEUTIN »Sie konnten nur sprechen lernen, indem Sie die Emotionen Ihrer ›Muttersprache‹ zunächst so verstanden haben, als wären es Ihre eigenen. Irgendwann entsteht zusätzlich eine Differenzerfahrung – die Wahrnehmungen und Emotionen Ihrer Bezugspersonen sind in ihnen ähnlich und doch auch ganz verschieden. All das funktioniert – besser oder schlechter – über die Sprache und unsere Sprachlichkeit in ihr.«

KLIENTIN »Die Gefühle meiner Mutter waren mal auch meine eigenen Gefühle?«

THERAPEUTIN »Jedenfalls als Teil des Lernprozesses über das, was Gefühle sind oder sein können.«

KLIENTIN »Und dann war ich zu überfordert, mich selbst darin wiederzufinden?«

THERAPEUTIN »Wir könnten es herausfinden, indem wir Worte finden, deren Wahrnehmung Sie mögen. Die in Ihnen bleiben dürfen, auch wenn sie emotional gefärbt sind.«

KLIENTIN »Ich habe da noch keine konkrete Vorstellung zu.«

THERAPEUTIN »Nein. Wir müssten in kleinen Stücken ausprobieren, welche emotionalen Worte, welche Wortfarben, vielleicht sogar welche Fremdsprachen Sie mögen. Irgendetwas wird sich finden lassen, was Sie – im besten Sinne der Worte – anspricht.

KLIENTIN »Ja ... ich bin gespannt darauf.«

Der vorliegende Dialog könnte in tiefenpsychologischen (psychodynamischen) Begrifflichkeiten gelesen und anhand von Begriffen wie »Übertragung«, »Mentalisierung« oder psychoanalytischen Konzeptionen von frühkindlicher Traumatisierung analysiert werden. Gemeint ist in diesem Kontext aber auch eine aufeinander bezogene gemeinsame Reflexion über die Bedeutsamkeit von wahrgenommenen und nicht wahrgenommenen Emotionen in Sprache und Beziehung. Dabei erhält das eigene Angesprochensein durch Worte, die eine sichere Verbindung schaffen, einen Raum, der therapiesprachlich in einer *gemeinsam* empfundenen Behutsamkeit beschritten wird. Diese Behutsamkeit der Sprachwahrnehmung erlaubt eine Reintegration eigener Sprachlichkeit in eine – im Moment der Therapie erlebte – empfundene Verkörperung: Sprachlichkeit und Körperlichkeit können sich neu begegnen und neue Räume miteinander erkunden.

4.5.2 Sprachräume zwischen Emotionen, Ausdruck und Wahrnehmung

Unser emotionaler Ausdruck im sprachlich gebundenen Raum einer (Familien-)Therapie kann mehr bedeuten als eine »irgendwie« vernommene Verlautbarung zu einem gemeinsam besprochenen Thema. Das Thema kann ein Problem, ein Symptom, ein familiärer Konflikt oder eine Alltagssorge sein. Hinter dem Thema liegt jedoch oft das »Schweigen« unseres Körpers – selbst nach einem emotionalen Ausbruch oder einem Wortgefecht. Es ist, als ob die Körperlichkeit des Körpers nicht mit der Sprachlichkeit unserer Dialoge in Berührung kommen kann oder will – und als ob Emotionen (die an dieser Stelle als körperlich-sprachlicher Ausdruck konzipiert werden) gerade nicht den Weg in ein inneres Angesprochensein durch gemeinsame Worte ermöglichen.

Die Erkenntnis, dass emotionaler Ausdruck zwischen (!) Sprach- und Körperlichkeit in vielen Fällen *nicht* die Brücke zu einer sicheren Verbindung mit anderen herstellt, wirft die Frage auf, was uns in den »besprochenen Räumen« in der Therapie helfen kann, trotz starker Emotionen in eine sichere Co-Regulation mit anderen Beteiligten zu finden.

Wir haben in Abschnitt 3.4.7 beschrieben, wie ein »Zwischenraum« zwischen unseren (Sprach-)Handlungen[85] ein interozeptiv ausgerichtetes Gewahrsein benötigt, welches wiederum die Kraft unseres Vorstellungsvermögens (»Imagination«) braucht. Will sagen: Wir benötigen, um zu einer (*emotional* ausgerichteten) Sprache der Wahrnehmung und einer (ebenso emotional ausgerichteten) Wahrnehmung der Sprache – in unserer eigenen körperlich veranlagten

Sprachlichkeit – zu gelangen, einen als sicher wahrgenommenen Zwischenraum, einen Raum, den wir in unserer Vorstellung fortlaufend herstellen und wieder loslassen, sei es durch ein (interozeptiv veranlagtes) »Selbstgewahrsein«, sei es durch Achtsamkeit, sei es in der entspannenden Co-Regulation mit anderen Menschen.

> Emotionen [→ Emotion] sind dabei im besten Fall keine Gegenspieler von »Sicherheit« und »Selbstregulation«, sondern *Co-Player* in sprachlich-emotionalen (co-regulierenden) Ausdrucksräumen, die unsere Wahrnehmung mit sichern, mit inspirieren und mit verwandeln. Emotionen sind eine Art Ausdrucksverstärker für unsere Sprach- und Körperlichkeit. Ihre mobilisierende und kommunikative (oft auch manipulierende) Kraft kann dann produktiv und heilsam sein, wenn Emotionen unsere Wahrnehmungsbalance nicht einseitig nach innen oder außen verlagern – wenn sie also den viel beschriebenen »Zwischenraum« mit stabilisieren und nicht das Gegenteil davon bewirken.

Fazit: Sprachräume können stabilisierende und sichere Räume der Selbst- und Fremdwahrnehmungen sein, wenn unsere Wahrnehmung [→ Wahrnehmung] nicht einseitig nach innen oder außen kippt – z. B. wäre das der Fall, wenn ich stundenlang auf einen Bildschirm schaue, ohne meine körperlichen Empfindungen dabei zu registrieren. Es kann aber umgekehrt auch der Fall sein, wenn ich jede in mir selbst wahrgenommene Empfindung zu einem selbsterzählenden Geschehen über meinen momentanen Zustand erhebe (»Überachtsamkeit«). Im Blickwinkel der Polyvagaltheorie kann uns ein interozeptiv ausgerichtetes Wahrnehmen der Balancierungsvorgänge unseres autonomen Nervensystems helfen, solche Räume zu stabilisieren und sie dabei sensibler zu erfassen, ebenso wie diese behutsam zu benennen und emotional einen Ausdruck des Miteinanders in ihnen zu gestalten und zu sichern.

4.6 Reflexion

Wenden wir uns in diesem vorletzten Abschnitt den vielen Begrifflichkeiten dieses Buches noch einmal unter anderen Blickwinkeln zu – also Begriffen wie Sprache, Familie, Wahrnehmung, Emotion und anderen. Die Suche nach *Relationen* in der Sprache und ihren Begrifflichkeiten, inspiriert durch Hypothesen, Annahmen, Weiterverwendungen dieser Annahmen, Erzählungen in Fallbeispielen und Ähnliches, war in diesem Buch ein kreativer und hoffentlich konstruktiver Prozess. Die Fokussierung auf bestimmte Begriffe war bestenfalls nicht als Häufung, sondern als inspirierende Qualität zu lesen.

Wenn wir uns vergegenwärtigen, welche Begrifflichkeiten wiederum in Therapiesitzungen (durch Therapeut:innen oder Klient:innen oder beide) gehäuft vorkommen, sollten wir uns Fragen darüber stellen, ob diese Begrifflichkeiten auch genau deswegen bedeutsam sein sollten oder vielleicht gerade nicht.

Hier ein Beispiel zur Problematik des »Begrifflichen« in Bezug auf die Selbstregulation im Alltag oder auch in der Therapie: Stellen Sie sich vor, Sie haben ein Gefühl, zum Beispiel »Wut« auf Ihre Nachbarn, die mal wieder die Musik zu laut aufgedreht haben. Ein banales Alltagsproblem mit einer ebenso trivial erscheinenden Alltagsemotion. Ist es entscheidend für Ihr als solches erlebte Gefühl (die Emotion, [→ Emotion]), dass Sie einen Begriff von dem Wort »Emotion« haben? Würden Sie Ihre Wut anders erleben, wenn Sie nicht genau wüssten, was »Wut« als Wort auf der semantischen Ebene bedeutet? Müssen Sie die Wut semantisch und begrifflich verstehen, um sie zu haben? Und wissen Sie genau, ob das Objekt (der Anlass, der Auslöser) Ihres Gefühls eine notwendige Bedingung für Ihr Gefühl ist? Könnte es auch einfach so entstehen, und wäre es dann immer noch das gleiche Gefühl?

Meine Antwort wäre: Sie bräuchten wahrscheinlich keinen Begriff von »Wut«, um körperlich etwas Ähnliches wie diese zu erleben. Sie brauchen vielleicht einen Begriff von »Wut«, um über Ihre Wut über Ihre Nachbarn *nach*zudenken, oder wenn Sie Ihre Wut wie auch immer regulieren konnten, z. B. durch ein inneres Lächeln beim Gedanken an einen im Grunde liebenswerten Menschen. Im Moment einer »Emotion« (bzw. der durch sie ausgelösten Empfindungen) brauchen Sie aller Vermutung nach weder Ihre Sprachfähigkeit noch einen Begriff in dieser Sprachfähigkeit, um das Subjekt dieser (emotionalen) Erfahrung zu sein. Sicher, werden Sie sagen, aber zur Problembeschreibung brauche ich eine Vorstellung von dem Problem *und* die zugehörigen Begrifflichkeiten. Dem ist zuzustimmen. Und auf welche Weise wollen Sie »Ihr Problem« nun beschreiben? Indem Sie »Ihre« Gefühle mitteilen oder die Situation ihres Auftretens oder indem Sie eine Geschichte der Beziehungsebenen zu Ihren Nachbarn präsentieren? All dies ist denkbar und könnte auch wirkungsvoll sein.

Aber es gibt einen Haken. In genau *der therapeutischen* Situation, in der Sie von Ihrer schwer regulierbaren Emotion bei bestimmten Situationen berichten, ... wie können Sie in dieser Situation wissen, dass sich Ihre Vorstellungen über Emotionen und über die eigenen Gefühle in dafür wirklich (also eine veränderte *Wirk*lichkeit herstellenden) adäquaten Begriffen orientieren? Schließlich brauchten Sie keine dezidierten Begrifflichkeiten, um (körperlich spürbar) wütend auf die Nachbarn zu sein.

> Mit anderen Worten: Die körperliche Erfahrung Ihrer Wut könnte durch eine sprachlich-begriffliche Weiterverarbeitung in einer Therapie auf eine Weise transformiert werden, die eine Heilung in der oder von der belastenden (dies sei hier vorausgesetzt) und immer wiederkehrenden Emotion gerade verhindert, statt sie zu ermöglichen.

Begreifen wir aber Therapie als eine soziale Handlung, die »Sprache« auf die in diesem Buch diskutierten Weisen als Organ der Selbst- und Fremdwahrnehmung erklingen lässt, so mag sich auf diese Weise dieses (erkenntnistheoretische) Dilemma zumindest ein wenig moderieren lassen, *wenn* wir in der Therapie in Momenten einer stark fokussierten Erinnerung an ein Problem (und/oder sein Symptom oder die assoziierte Emotion) den »Umschaltmoment« zwischen Fokussierung einerseits und Generalisierung der gesprächszentrierten »Aufmerksamkeit« andererseits *nicht* verpassen (!) – und somit auch die Möglichkeit, dafür einen Abgleich zu finden. Dieser Abgleich *vermittelt* zwischen der Erinnerung an das Problem und einem Gewahrsein (interozeptiv) in dem jeweiligen therapeutischen Moment. Da die explizit verbalisierte Erinnerung in den meisten Fällen eine »introspektiv« wirkende Exterozeption (des Problems) beinhaltet, *verhindert* sie möglicherweise als einseitig versprachlichte (und nicht verkörperte) Problemerinnerung in der Therapie die im polyvagaltherapeutischen Blickwinkel notwendige Interozeption, das Spüren in dem erwähnten »Umschaltmoment« zwischen (Problem-) Fokussierung und allgemeinem Gewahrsein im Moment einer möglichen therapeutischen Linderung.

Somit kann sich eine Therapiesituation ergeben, in der es nicht gelungen ist, zwischen einer »Erinnerung« und der essenziellen Selbstwahrnehmung der eigenen Körper- und Sprachlichkeit *im Prozess dieser Erinnerung* zu unterscheiden bzw. zu vermitteln – gerade, weil »falsche« (oder falsch angewendete) Begrifflichkeiten oder »fatal« interpretierende Bedeutungsebenen in diesen das verhindert haben.

Jedenfalls scheint es mir wichtig zu sein, den besprochenen (!) »Umschaltmoment« im beschriebenen Zwischenraum der Wahrnehmung [→ Wahrnehmung] zwischen Intero- und Exterozeption im besten, d. h. im heilenden Fall als Moment des Gewahrseins in der Therapie als *mit entscheidend* zu konzeptualisieren.[86]

All das bleibt einen Tick zu »konzeptionell« – nein, sagen Sie jetzt nicht »abstrakt«, denn dafür sind Begriffe und ihre sprachliche Gegenwärtigkeit viel zu konkret –, wenn, ja wenn denn die therapeutisch (wie auch immer) heilsam wirkenden Erinnerungen sich nicht auch an Erzählungen knüpfen lassen, deren wahrgenommener »Raum« eine andere und tiefer verankerte Sicherheit schafft, als es die »herkömmlichen« (oft chronifizierten) »Problemerinnerungen« meiner Einschätzung nach leisten können; denn diese tragen das Risiko der Problemtrance im therapeutischen Prozess in sich, neben der oben beschriebenen Transformation in möglicherweise nicht heilungsdienliche Sprach- und Begriffswelten im Laufe der Therapie.

An dieser Stelle geht es auch um den empfindlichen Übergang von Problemen, die wir im realen Leben erfahren, hin zu dem Ort der systemischen (Familien-)Therapie, wo sie in ihrer berichteten Erzählung via »Sprache« zu etwas anderem werden – etwas anderem, das im Zweifelsfall in der sprachlichen Transformation die Bearbeitung des Problems mindestens erschwert oder gar verhindert. Eine Antwort aus einem (in meinen Augen zu positivistischen) systemischen Ansatz würde hier den bekannten Blickwinkel wiedergeben, in dem »Probleme« in Menschen bereits die Lösung in sich tragen bzw. bereits Teil der Lösung sind. Jedenfalls wenn sie »nur« sprachlich entsprechend anders erzählt werden – in einem Möglichkeitsraum umformulierend verändert werden können.

Aus den beschriebenen Gründen (bzgl. der Bedeutung von »Sprache« und ihren Begriffen in uns, und ebenso, weil ich »Sprache« als sekundäres Organ der Wahrnehmung konzipiert habe) stehe ich diesem »Möglichkeitsraum« skeptisch gegenüber – zumal ich nicht glaube, dass unsere körperlich gebundene Sprachlichkeit sich durch »suggestiv nachfragende Tricks« einer erweiternden Fragestellung oder veränderten sprachlichen Perspektivübernahme aus den Fesseln in der Tiefe unseres

Körpers verankerter (emotional verstärkter) Überlebensmechanismen so einfach durch sich selbst »überzeugen« oder »erlösen« lässt. Anders, als uns z. B. religiöse Worte glauben machen woll(t)en (ich urteile hier nicht über Religion, sondern zweifle lediglich bestimmte Teile ihrer sprachlichen »Induktionen« an), haben Worte per se keinen Erlösungsweg in sich, noch erleichtern sie uns in jedweder Bedeutsamkeit, wenn es hier vorwiegend um semantische Ebenen geht. »Reden reicht nicht« – eben deswegen, weil semantische Ebenen des Besprochenen das empfindliche Thema des benannten Übergangs von der Realität in die Vorstellung von ihr, des Übergangs von unserer Erinnerung in die geteilte Erzählung von ihr, des Übergangs von der Sprache selbst zu einer selbstwahrnehmenden Sprachlichkeit in ihr bis hin zu den Übergangen innerhalb unseres »dyadischen Systems« aus Körper- und Sprachlichkeit nicht ausreichend mit in den Prozess der Therapie aufnehmen können.

Die Ein*beziehung* des »Systemischen« in Prozesse der (Familien-) Therapie bedeutet in meinen Augen viel mehr als eine De- oder Rekonstruktion von (vermeintlich) sprachgebundenen Problemen oder Lösungen. Sie bedeutet für mich, zu verstehen, auf welche Weise unsere Vorstellungen über uns selbst und über unser Leben, aber auch über mögliche Probleme, Lösungen, Symptome und Emotionen, eine Verkörperung in uns selbst brauchen, die – und das ist der »jubelnd hochspringende« Punkt – das Körperliche als *Teil* einer Sprachlichkeit erfasst. Und die (als Verkörperung) umgekehrt die essenziellen *Wahrnehmungs*anlagen der Sprache *sowohl* auf unseren Körper (seine psychophysiologischen Anlagen) als auch auf unsere Sprachfähigkeit in all ihren unendlichen Möglichkeiten richtet.

Eine systemisch [→ systemisch/System] begriffene Neuerzählung kann nur als verkörperte und in einer solchen Verkörperung wahrgenommene »Vorstellung« über die Sprachlichkeit dieser Erzählung wirksam werden. Die Gründe dafür liegen einerseits in dem beschriebenen Dreieck aus Imagination (Vorstellung), Sprachlichkeit und Körperlichkeit. Sie liegen aber andererseits auch in dem Umstand, dass wir als auf Verbindung ausgerichtete und sozial veranlagte menschliche Wesen kaum »heilend« sprechen können, wenn wir die körperlichen Anlagen unserer sozialen Anbindungsfähigkeit, wie sie Stephen Porges in seinem »Social Engagement System« beschrieben hat, nicht als solche in unsere Selbstwahrnehmung gewissermaßen einbinden (!) können. Und wenn wir nicht mit diesen Anlagen als Sicherheit und Verbindung ausstrahlende Wesen andere einzuladen in der Lage sind – zum Beispiel, indem wir unsere eigene Sprachfähigkeit in unserem Körper neu zu empfinden lernen – ja, ein Stück weit vielleicht sogar neu zu »justieren« wagen. Solch ein Wagnis kann als Versuch ein lohnender Weg sein, zumal die gesellschaftlichen Tendenzen, »Sprache« und »Körper« beide auf belastende Weisen mehr und mehr zu desintegrieren, dringend Gegenimpulse brauchen, die uns nicht nur in einem therapeutischen Prozess helfen, uns besser zu verstehen, indem wir uns zunächst selbst besser wahrzunehmen lernen. Selbstwahrnehmung ist dabei kein einfach gerichteter, sondern ein multidimensional orientierender und sprachlich-körperlich ausgerichteter Prozess.

4.7 Tonalität offener Wendungen für ein Ende

In der Sprache der Musik mein die »Tonalität« eine beschreibbare Bezogenheit von einzelnen Elementen musikalischer Syntax zu- und aufeinander. Diese Bezogenheit ergibt sich durch einen (anzunehmenden) Hintergrund der Tonsprache – ein Hintergrund in Form einer »Tonart« und eines »Tonsystems« oder mindestens in Form einer nachvollziehbaren Syntax, auf deren Formulierungen sich Tonbewegungen, rhythmische Prozesse und anderes vollziehen.

Diese Erläuterung soll hier eine bessere Vorstellung darüber ermöglichen, wie unsere Sprachlichkeit und unsere Körperlichkeit ineinander verwoben sein können. Die eine ist, so könnten wir postulieren, des anderen Hintergrund und wird, in gemeinsamen, vorbewussten oder bewussten Prozessen, zum Vordergrund: Der Körper ist ein co-gestaltender (und co-regulierender) »Hintergrund« meiner Sprachlichkeit, der jederzeit auch in den Vordergrund geraten kann, sei es im körpersprachlichen, sei es im lautsprachlichen, sei es im verhaltensgesteuerten sozialen Handeln (vgl. zum Begriff des Verhaltens bezogen auf die Polyvagaltheorie [→ Verhalten]). Unsere Sprachlichkeit kann ebenso zum (anzunehmenden) Hintergrund werden, auch wenn sie meint, ständig im Vordergrund stehen zu müssen. Denn unser Körper (co-)reguliert unser sprachliches Verhalten ebenso, wie seine neurophysiologischen Anlagen dafür auf mittelbare (aber nicht minder starke) Weise mit unserem »Social Engagement System« verbunden sind.

Im Zusammenwirken mit unserer Vorstellungskraft darüber, wer wir und andere in der Welt sind, entstehen durch Prozesse unserer

Körper- und Sprachlichkeit Erzählungen und Narrative [→ Narrativ] über uns selbst und andere. Sie generieren spürbare Farben des (emotional verarbeiteten und affektiv handelnden) Ausdrucks, durch den wir unsere Erfahrungen teilen und mitteilen wollen. Die Farben entstehen aus der beschriebenen »Tonalität« – einer Tonalität, die uns empfinden lässt, ob Situationen und ihre Kontexte als sicher oder als unsicher oder gar gefährlich zu bewerten sind.

Wir könnten auch von einer atmosphärisch spürbaren Stimmung im Miteinander sprechen. Ich bevorzuge den Begriff der »Tonalität«, weil er m. E. impliziert, dass es in der Wahrnehmung [→ Wahrnehmung] all dessen auch um eine Wahrnehmung eines Systems geht, welches im Hinter- oder Vordergrund wirksam und einflussnehmend ist. Dieses System ist m. E. weniger in »biopsychosozial« wirksamen Kategorien zu beschreiben. Vielmehr scheint mir eine besondere »Sprache« in diesem System essenziell zu sein, die als »Sprache der Wahrnehmung« und als »Wahrnehmung der Sprache« in der Lage ist, Bedeutungen und (schier unendlich offene) semantische Ebenen in ihnen so herzustellen, dass sie in einem lebendigen Prozess assoziiert statt in einem spaltenden Prozess (unserer aller Selbstwahrnehmung) dissoziiert werden.

In diesem »Impuls ins Offene« wird die Entwicklung von Bedeutung als Prozess eben solcher (Sprach-)Wahrnehmung aufgefasst. Bedeutung ist ein selbstherstellender, ja auch selbstauffassender Vorgang. Bezogen auf therapeutische Prozesse bedeutet das, dass die *Bedeutung* von Lösung oder Heilung nicht auf im Zweifelsfall schädigende Weise vorausgesetzt oder angenommen werden darf, eben weil Heilung von sprachlich und körperlich beeinflussten *Selbstwahrnehmungs*prozessen (statt Analysen oder oft wenig nachhaltig heilenden Selbster*kenntnissen*) erst geschaffen werden muss. Heilungsvorgänge sind prozesshaft und selbstherstellend, eine Einsicht, die für systemische Therapeutinnen selbstverständlich sein sollte, einerseits. Andererseits kann sie nach meiner Erfahrung nur dann »sicher« umgesetzt werden, wenn sprachliche Wendungen in therapeutischen Räumen ein spürbares Gewahrsein zu erlauben in der Lage sind. Dieses Gewahrsein lässt weder vorschnelle Zugriffe auf Vergangenes zu, noch sollte »Zukunft« uns als forcierte »Lösungserinnerung« in die Mangel nehmen, indem wir die Bedeutung von »Heilung« in der Konstruktion von sprachlichen Wendungen als erfahrbare verschließen, statt sie zu öffnen. Offene sprachliche Wendungen sind aber nicht in der

»Trickkiste« lösungsorientierter Fragen zu finden. Offene Wendungen bedeuten, die Sprache als System spielerisch transparent zu machen und sie in ihrer körperlichen Sicherheit als spürbar und erfahrbar zu thematisieren.

Abschließend bleibt zu erwähnen, dass die Polyvagaltheorie derzeit auch als *science of safety* in der Diskussion ist. »Sicherheit« meint dabei, die umfassend empfindliche Wahrnehmung, ob eine soziale Situation kongruent zu den Kontexten, angemessen und zugewandt in der Kommunikation ist sowie last, not least auf eine hochspezifische Weise als »sicher« erfahrbar, ausgewogen in der Vermittlung zwischen körperlich spürbaren und sprachlich wahrnehmbaren Anteilen. Es geht also immer auch um die hochspezifische und nicht in dezidierten sprachlichen Formulierungen willentlich herstellbare Gewaltfreiheit einer Kommunikation, die sich (und dies hoffe ich in diesem Buch in ersten Schritten aufgezeigt zu haben) in den Räumen therapeutischer Sprachen von Moment zu Moment neu beweisen muss. Unser Körper gibt uns in diesen Wahrnehmungsprozessen Hinweise, deren sprachliche Auswertung ein Balanceakt sein kann und muss. Denn jedes ausgesprochene, jedes erzählte, jedes erhörte, jedes erinnerte Wort richtet uns in dem zutiefst menschlichen Bedürfnis nach Sicherheit und Aufgehobensein neu aus. Es gibt in den Räumen therapeutischer Sprachlichkeit weder ein »Irgendwie« noch ein »Ungefähr«: Mit »Sprache« therapeutisch umzugehen bedeutet, am offenen Herzen unseres eigenen körperlich-sprachlichen Wahrnehmungssystems zu operieren. Und wir sollten dieses System wahrscheinlich nicht »Seele« oder »Psyche« nennen – denn in diesen Begriffen verstecken wir im Zweifelsfall ein Nichtwissen, dessen Anerkennung und gemeinsame Wertschätzung ein erster Heilungsschritt sein kann.

Das letzte Wort aber gilt Stephen Porges' Polyvagaltheorie. Diese liefert uns einen Blickwinkel, aus dem wir unser wie auch immer »psychisch« veranlagtes Menschsein *nicht*dualistisch in Bezug auf unseren Körper wahrzunehmen oder verstehen lernen – und so der noch tief in uns verankernden Neigung nicht unterliegen, körperliches und sprachliches (denkendes) Sein innerlich oder äußerlich gegeneinander auszuspielen. Hier bietet Porges' Theorie schlüssige Konzeptionen, nach denen unser Nervensystem eben nicht durch unsere »Psyche« zu beschreiben ist, sondern durch unseren ganzen Körper (inklusive Gehirn), – ein Körper, der in seiner Körperlichkeit mit unserer Sprache und ihrer Sprachlichkeit in uns interagiert: Wir *sind* körperlich und sprachlich interagierende Wesen. Dies zu wissen und auch spüren zu können, auf dem Hintergrund von Begriffen wie »Neurozeption« und »Co-Regulation« und ebenso auf der stimmigen Konzeption des »Social Engagement Systems«, bedeutet für mich mehr als die Kenntnis irgendeines weiteren Konzeptes oder einer weiteren systemisch-neurowissenschaftlich veranlagten Theorie. Für mich bedeutet Stephen Porges' Lebenswerk nicht mehr und nicht weniger als die große Chance, mich selbst als Menschen, als *integriertes* Wesen, aber vor allem als »sicher« und entspannt im Kontakt mit anderen erleben zu können.

Glossar

Affekte

Im Kontext dieses Buches wird dieser Begriff benutzt, um die verwendete Konzeption von Innen-, Außen- und Zwischenräumen nicht nur unserer Körper- und Sprachlichkeit und unserer Wahrnehmungen in ihr zuzuordnen, sondern auch der Emotion einen handlungsorientierten Raum, in diesem Fall den Außenraum, zuordnen zu können. Wir können sagen: Im Verhalten sichtbare Emotionen sind durch Affekte beschreibbar (affektives Handeln). Häufige bzw. anhaltende negative Affekte, die sich ggf. auch als Persönlichkeitsmerkmal zeigen, sollen mit einer Häufung von Herz-Kreislauf-Erkrankungen in Verbindung stehen (Wirtz 2021, S. 115). Zugrunde liegen *kann* auch hier eine chronische Dysregulation des autonomen Nervensystems, dessen »Gefahrenhinweise« nicht selbstschützend ausgewertet werden können.

Arousal

»Arousal« bezeichnet einen Zustand erhöhter Aufmerksamkeit und Wachheit, der bei zu starker und lang andauernder Ausprägung zu Belastungen unseres körperlichen Gesamtsystems führt. Dabei ist von einer sensorischen Überlastung durch eingehende Reize (aus dem Cortex) auszugehen, die zu einem erhöhten Adrenalin-Spiegel und einer ständigen Mobilisierung durch den Sympathikus-Strang des autonomen Nervensystems führen.

Bindung

Die bekannten Modelle von (frühkindlicher) Bindung unterstreichen die Bedeutung von einem sozial und emotional sichtbaren Verhalten zwischen Kind und Bezugsperson – ein Verhalten, das eben Sicherheit und Entspannung ausstrahlt. Die Polyvagaltheorie liefert mit den Begriffen des *Social Engagement Systems,* der Neurozeption [→ Neurozeption] und der Co-Regulation [→ Co-Regulation] zusätzliche, neurophysiologisch begründbare Beschreibungen, warum wir als menschliche »Säugetiere« soziale Wesen sind, die Sicherheit und Bindung sowohl suchen als auch anzubieten in der Lage sind. Insbesondere über Stimmorgane, Saugreflex, Wahrnehmungsorientierung an den Augen des Gegenübers, (Zu-)Neigung des Kopfes und nicht zuletzt den auf die Frequenzen der menschlichen Stimme ausgerichteten Hörapparat sind wir (neurophysiologisch) in der Lage, soziale Verbindung herzustellen und Sicherheit mit Bezugspersonen zu suchen und zu finden.

Co-Abhängigkeit

Co-Abhängigkeit, aus der Perspektive der Polyvagaltheorie, kann als Verhaltensweise beschrieben werden, durch die in einer engen Beziehung Co-Regulation im (oft stillen) Einverständnis mit dem Suchtverhalten versucht wird: Verhaltensmuster aus Sucht und Abhängigkeit werden als Versuch der emotionalen Selbst-Regulation gelesen und vom co-abhängigen Partner mitgetragen, wobei verschiedene Phasen der Interaktion aus Solidarisierung, Co-Kontrolle, Beschützerrolle u. a. sich ablösen. Für Co-Abhängige führt die Dynamik schließlich in schwer auflösbare Beziehungsmuster.

Co-Regulation

Der in diesem Buch häufig verwendete Begriff meint, dass Säugetiere und Menschen die Kapazität haben, sich im körperlichen Kontakt miteinander zu entspannen und dabei Signale der »gegenseitigen Sicherheit« zu vermitteln. *Dys*regulation meint nicht in dem Sinn das Gegenteil, sondern die subjektiv empfundene (und ggf. objektiv im Verhalten sichtbare) Unsicherheit, die durch inneren Stress (vgl. [→ Stress]) oder sog. transaktionalen Stress (mit Um- und Mitwelt) ausgelöst sein kann und ggf. eine Co-Regulation mit anderen Menschen verhindert. Letzteres kann auch dann der Fall sein, wenn die Neurozeption als Signalsystem für Sicherheit die sozialen Signale anderer Menschen z. B. aufgrund posttraumatischer Belastungen nicht sicher auswerten kann. Wichtig für das Verständnis des Begriffes im Kontext der Polyvagaltheorie ist, dass die Co-Regulation ein zunächst vorwiegend präverbales interaktives Geschehen ist, weil sie durch vorbewusste Signale unserer Neurozeption von sozialer Sicherheit erst ermöglicht werden kann. Sie ist also, im Sinne aktiver Sprachhandlungen (Aufforderungen), in der Regel ein kaum willentlich steuerbarer Prozess der Interaktion.

Dissoziation

Der Begriff beschreibt den Umstand, dass unser dyadisch zwischen Körper und Sprachlichkeit ausgerichtetes Gesamtsystem nicht immer in der Lage ist, alle Eigenschaften und Aspekte des eigenen Zustandes in die bewusste Wahrnehmung [→ Wahrnehmung] hereinzuholen oder sie dort zu halten. Ebenso können Teile der Realität ausgeblendet werden: Sie sind nicht mehr mit dem Bewusstsein *asso*ziiert, weil adaptiv ausgerichtete Überlebensstrategien dafür sorgen, dass wir nicht durch die eigene Wahrnehmung einer Situation überwältigt werden.

Embodiment

Embodiment betont, dass unser Körper ein kognitiv ausgerichteter Teil unseres Gesamtsystems ist. Über ihn und seine sensomotorisch induzierten Lernerfahrungen sind wir zu einem Bewusstsein von uns selbst gelangt. Ebenso ist unser Körper im Gehirn (sensomotorischer Kortex) repräsentiert: Das Gehirn hat nicht nur seine sensorische Oberfläche abgebildet, sondern reagiert in einem präzisen Zusammenspiel von autonomem Nervensystem (ANS) und den subkortikalen Gehirnarealen auf alle *bottom-up* empfangenen (afferenten) Signale, die aus Organen sowie den Extremitäten und ihren Körperoberflächen wie auch der jeweiligen Position im Raum eintreffen.

Emotion

Unsere Arbeitsdefinition für dieses Buch lautet: Emotionen sind das Erlebnis und Ergebnis einer inneren und äußeren Kommunikation des Körpers und seiner Neurozeption [→ Neurozeption] auf umgebende Sicherheit oder Gefahr, die in kognitiven Prozessen weiter zugeordnet und sprachlich bezeichnet werden *kann*. Dabei ist es, unter dem Blickwinkel der Polyvagaltheorie, wichtig zu verstehen, dass mit den sprachlichen Auswertungen aus der Neurozeption subjektive Bewertungen (in Gefühlen, Empfindungen etc.) einhergehen.

Exterozeption

Die nach außen gerichtete und durch das Außen hervorgerufene Wahrnehmung [→ Wahrnehmung] unserer (nach außen gerichteten) Sinnesorgane.

Homöostase

Der Begriff beschreibt in biologischen Systemen einen Zustand des Gleichgewichts, bezogen auf die Energiebilanz, die das System zur Selbsterhaltung braucht. Ein Beispiel unseres Körpers ist die Temperaturregelung durch das autonome Nervensystem. Für die Polyvagaltheorie und die bezogenen therapeutischen Ansätze ist Homöostase insofern von Bedeutung, als der Austausch sozialer Interaktion unsere Energiebilanz verändert – und u. U. zur Erschöpfung führt: So hat das sogenannte »Burn-out-Syndrom« oft mit beziehungsbezogener Erschöpfung zu tun.

Identität

Unter dem Eindruck (derzeitiger) politischer und historisch-kulturell aufgeladener Diskurse scheint es nicht leicht zu sein, einen im ersten Schritt neutralen Identitätsbegriff zu formulieren. Im Bereich der hier diskutierten Themen wird Identität als in vielen Parametern beschreibbare (äußere) Erscheinung des eigenen Selbst betrachtet. Sie entwickelt sich aus einem »Ich«, das »s-ich« über die sprachliche Flexion zum erfahrbaren Selbst entwickelt hat, – ein »Selbst«, welches sich in Eigenschafts- (»Charakter«) und Möglichkeitsräumen (seiner Selbst) erkunden und ausdrücken wird und sich, im Zusammenspiel mit anderen Selbst-Verständnissen und Identitäten anderer Menschen, in einem sozialen Abgleich und in körperlich-sprachlicher Co-Regulation entwickeln und sichern kann.

Identität entsteht, neben den via Geburt immer noch eingrenzenden Faktoren wie Geschlecht, Herkunft, Hautfarbe etc., ebenso aus dem kulturellen und lebensweltlich geprägten Abgleich, der in sozialen Interaktionen hergestellt wird, sowie den resultierenden identitätsbildenden Narrativen [→ Narrativ].

Der Begriff wird in diesem Buch viel verwendet, weil eine stabile Identität (als *ein* Ergebnis einer Selbst-Entwicklung) auch als Ergebnis von als sicher oder nicht sicher empfundenen Beziehungen und den bezogenen Kontexten der Lebens- und Umwelt betrachtet werden kann. Entsteht eine »Identitätsdiffusion«, kann in einem solchen Zustand auch unsere auf Ausgleich bedachte Selbst-Beziehung zwischen Körperlichkeit und Sprachlichkeit in dysregulierende Prozesse geraten. Oft sind überanstrengte Versuche die Folge, die eigene Identität entweder sprachlich zu stabilisieren (z. B. durch Hinwendung zu sprachlich Halt gebenden Ideologien) oder körperlich (durch Hinwendung zu auffälliger Kleidung oder verstärkt körperfokussiertem Verhalten wie Training, Tattoos, Gewichtskontrolle etc.). Die starke Vermischung von Bezogenheiten auf das eigene Selbst-Verständnis (und sein »Ich«) mit den Fragen der personalen

Identität (geschlechtlich, sexuell, politisch, kulturell) bringt meines Erachtens mehr Konfusion als Klärung in die (alltäglichen) Fragen individueller Psychologie.

Imagination

Ausgehend von neueren Arbeiten im Bereich der Kognitionswissenschaften und der Philosophie (Omoge 2023) sei hier »Imagination« bezeichnet als die menschliche Fähigkeit, Phänomene der Außenwelt sowohl bildhaft als auch abstrakt zu erfassen: Einen Baum können wir uns vorstellen, weil wir ihn gesehen haben oder im Falle von Sehbehinderung angefasst haben. Wir können aber diese Vorstellung auch mit einem abstrakten Sprachzeichen (eben dem Wort »Baum«) verbinden, einem Zeichen, das in den meisten Sprachen (hier im Deutschen) keinen sinnfälligen Zusammenhang mit der Erscheinung aufweist (ein Umstand, der in der Linguistik als *Arbitrarität* bezeichnet wird). Diese Verbindung (des Konkreten mit dem Abstrakten) braucht unsere *Vorstellung* davon, dass ein nicht bildhaftes Zeichen mit einem sichtbaren (und ggf. im Blätterrauschen auch hörbaren) Ding oder Zustand verbunden werden kann. Imagination entsteht also durch eine Wahrnehmungsfähigkeit, die sich durch erweiterte kognitive Zuordnungen (z. B. in einem Wortzeichen) hin zu einer (inneren) Vorstellung wandelt. Imagination ist in dieser Konzeption nicht mit Fantasie ineinszusetzen. Sie bezeichnet zunächst »nur« unsere menschliche Fähigkeit, Dinge mehrdimensional zu erfassen und ihnen Attribute und abstrakte Zeichen zuzuordnen und all das in sich selbst als (ggf. auch bildhafte) Vorstellung abzurufen.

Implizites Lernen

Der Begriff aus der Lernpsychologie ist hier relevant, weil »Lernen« sich auch auf Prozesse sozialen Lernens (»soziale Kognition«) bezieht. Diese Prozesse können durch systemische (z. B. kulturelle) und strukturelle (z. B. Rollenzuweisungen in Familien) Faktoren beeinflusst werden, die uns im Moment des Lernens nicht bewusst sind – d. h., die implizit verlaufen. Das wiederum wird die Entwicklung und Ausprägung unseres Sicherheitsempfindens in sozialen Kontexten beeinflussen – und damit unsere »Neurozeption« von Gefahr oder Sicherheit, die wiederum unsere sozial ausgerichteten Emotionen beeinflusst etc.

Interozeption

Der Begriff bezeichnet die »Wahrnehmung innerorganismischer Prozesse« (Wirtz 2021) – d. h. unsere Fähigkeit, beispielsweise den eigenen Herzschlag oder Bewegungen des Darms wahrzunehmen. Viele dieser Prozesse verlaufen unterhalb der bewussten Wahrnehmungsschwelle – so auch die regulierenden Mechanismen des autonomen Nervensystems. Dennoch können wir die Gesamtwirkungen unserer autonomen Regulation spüren, teilweise *vor*bewusst, oder eben über bewusst wahrgenommene (interozeptive) Prozesse, wie die Wahrnehmung der eigenen flexiblen Herzrate (engl. *heart rate variability* [HRV]). Abzugrenzen ist begrifflich die sog. *Introspektion,* die unsere Fähigkeit meint, über uns selbst und über unser »Selbst« nachzudenken – im Sinne einer »Innenschau« der eigenen (wie auch immer aufzufassenden) Seele oder Psyche.

Intrinsische Motivation

Motivationspsychologie (als Teil der Verhaltenspsychologie) und Polyvagaltheorie treffen sich im Begriff der innen und außen erlebten »Sicherheit« – *intrinsische* Motivation meint einen inneren Zustand, der nicht durch starke Ablenkung oder Beeinflussung von außen *(extrinsisch)* hergestellt wird, sondern durch internalisierte Prozesse der Erfahrung und des Lernens in einer Person verankert ist. Ohne einen Bezug zur Interozeption [→ Interozeption] erscheint das schwer erreichbar: Wenn mein körperliches System (im Sinne der Polyvagaltheorie: »autonomer Zustand«) sich nicht sicher fühlt, die Neurozeption [→ Neurozeption] des Körpers Gefahrensignale sendet, ist der Zugriff auf eine innengesteuerte Motivation erschwert.

Konsistenz

Der Begriff meint allgemein die Verlässlichkeit und Stabilität von zu beobachtenden Phänomenen oder Verhaltensweisen, ebenso wie von in sich stimmigen (»logischen«) Aussagen. Aus einer neurowissenschaftlichen und systemischen Perspektive benötigt die situative Herstellung von empfundener »Sicherheit« eine *Konsistenz* (Verlässlichkeit und weitgehende Widerspruchsfreiheit) und eine *Kohärenz* (den spürbaren Zusammenhang) von ausgesendeten und empfangenen Signalen.

Konstruktivismus

Konstruktivismus meint die Fähigkeit unseres Denkens, die Wahrnehmung [→ Wahrnehmung] der Realität im Sinne einer selbst hergestellten Wirklichkeit zu konstruieren. Dadurch entsteht für uns die Wirklichkeit auf eine Weise, in der objektiv zu beschreibende Zustände der Außenwelt mit den subjektiven Wahrnehmungen unserer Selbst und unseres Selbst auf eine Weise verschmelzen, in der Realität und ihre Abbildung in unserer subjektiven Wirklichkeit unter Umständen nicht immer klar zu unterscheiden sind. Aus der Perspektive eines neurobiologisch orientierten Konstruktivismus wird angenommen, dass das Gehirn die Welt so wahrzunehmen lernt, dass es dem eigenen Überleben maximal nützlich und sinnvoll erscheint. Aus der Sicht der Polyvagaltheorie kann hier so viel gesagt werden, dass die gemeinsame (soziale) Herstellung von Kooperation und Co-Regulation ein Prozess ist, bei dem konstruierende und systemisch selbstorganisierende Teile wirksam sind. Entscheidend wäre auch hier die »Neurozeption« [→ Neurozeption], das heißt die vorbewusste Detektionsfähigkeit unseres körperlichen Systems, die einen Einfluss darauf hat, wie wir gemeinsam die Realität als »Wirklichkeit« wahrnehmen und erzählend konstruieren.

Mentalisierung

Der aus der Entwicklungs- und Tiefenpsychologie stammende Begriff kann, systemisch verstanden, als menschliche Fähigkeit betrachtet werden, kommunikative Signale in gegenseitiger Bezogenheit auszuwerten: Ein empfangenes Signal der Freundlichkeit lässt Rückschlüsse auf den inneren Zustand des Gegenübers zu, sofern ich selbst innerlich in der Lage bin, die Signale als sicher (bzw. freundlich) zu empfangen. Hier gibt es vor dem Hintergrund der Polyvagaltheorie das Konzept der »fehlerhaften Neurozeption«: Durch situative, persönliche und/oder traumatisch wirkende innere Belastungen ist eine Person nicht in der Lage, Signale von anderen Menschen »zutreffend« auszuwerten und sich in diese einzufühlen – eine »sicher« auswertende Mentalisierung im Miteinander bleibt aus.

Narrativ

Narrative können als Erzählungen über Erzählungen, die zu Erzählungen werden, konzipiert werden. Anders als eine Erzählung zielen sie oft mehr auf verdeckte Botschaften, die identifiziert werden sollen, ab.

Narrative enthalten schließlich eine eigene Tonalität, im Sinne einer atmosphärisch fassbaren Farbigkeit und Tonlage. Narrative können auch in Familiengeschichten zu Meta-Erzählungen werden, wenn es darum geht, aus Erzählungen (z. B. zu dem Lebenslauf einer bestimmten Person) Anhalts- und Orientierungspunkte für die Selbstfindung weiterer Familienmitglieder zu schaffen, auch im Sinne einer Identitätsentwicklung. Dabei bleibt die Frage nach den körperlich- sprachlichen Erlebnisweisen oft unsicheres Terrain – z. B., wenn Trauma-Erfahrungen durch Gewalt und Grenzverletzungen (mehrgenerational) nicht verarbeitet werden konnten.

Neurozeption

Stephen Porges schreibt in seinem Buch *Our Polyvagal World* (Porges u. Porges 2023): »Die Neurozeption kann als eine Art unsichtbares Sinnes- oder Radarsystem betrachtet werden, das die Welt ständig nach allen äußeren Zeichen und Signalen absucht, die uns helfen könnten, festzustellen, wie sicher wir zu einem gegebenen Zeitpunkt sind.« Dieses »Absuchen« nach Signalen ist ein rückkoppelnder neuronaler Feedback-Prozess zwischen dem autonomen Nervensystem und subkortikalen Gehirnarealen (limbisches System mit Amygdala, Stammhirn u. a.).

Selbsterzählung

Als Folge unserer Selbstkonzepte [→ Selbstkonzept] können wir unser eigenes »Selbst« biografisch entwickeln. Vor dem Hintergrund der Polyvagaltheorie sind Selbsterzählungen die Geschichten, die wir als Folge unserer selbstwahrnehmenden Interozeption [→ Interozeption], Introspektion – und im Sicherheit suchenden Abgleich mit der Wahrnehmungssprache der Mitmenschen – in die Welt bringen. Systemisch formuliert, entsteht die Selbsterzählung durch unser familiäres, kulturelles und gesellschaftliches Lebensumfeld, ebenso wie durch die Anlagen unseres eigenen, dyadisch ausgeprägten Systems aus Körper- und Sprachlichkeit.

Selbstkonzept

Dieser Begriff darf insofern in diesem Buch (und genau an dieser Stelle des Buches) auftauchen, als der Begriff des Selbst historisch Schnittstellen zwischen Philosophie und Psychologie markiert. In beiden Wissensgebieten geht es dabei sowohl um den Begriff der Wahrnehmung [→ Wahrnehmung] als auch um die kognitiven Voraussetzungen für diese. Wenn an dieser Stelle des Buches also von einer »Sprache der Wahrnehmung« und der »Wahrnehmung der Sprache« die Rede ist, werden hierdurch auch sprachphilosophische und psycholinguistische Aspekte berührt. Das »Ich« gerät erst durch die sprachliche Möglichkeit der Flexion in ein »M-ich« – von einer subjektiven Wahrnehmungsebene auf die Ebene der relationalen (und damit objektivierbaren) Beschreibungsebene im »Selbst«. In den sprachlichen Beschreibungen über uns selbst entwickeln wir Konzepte, die uns helfen, uns zwischen Innen und Außen im Zwischenraum der erfahrenen Körper- und Sprachlichkeit mit anderen Menschen selbst wahrzunehmen.

Sicherheit

Sicherheit aus der Perspektive der Polyvagaltheorie bedeutet die Abwesenheit von Gefahrensignalen für unser vorbewusstes Wahrnehmungssystem des Körpers, die Neurozeption [→ Neurozeption].

Social Engagement System

Das »System für soziale Verbundenheit« beschreibt als wichtiger konzeptioneller Baustein der Polyvagaltheorie eine neuronale »Plattform«, die unser autonomes Nervensystem mit den Kranialnerven (V., VII., XI., X. und XI.) verbindet (lat. cranium = Schädel). Diese Nerven verbinden wiederum den Hirnstamm mit dem (Neo-)Kortex. Im Ergebnis entstehen komplexe Signalwege zwischen dem Körper, den sozial »wirksamen« Gesichtsorganen (Mimik, Augen, Stimme, Kopfneiger, Saug- und Schluckmuskulatur) und den Handlungs- und Aufmerksamkeitssteuerungen des Kortex. Bezogen auf die Wahrnehmung [→ Wahrnehmung] laufen diese Prozesse sowohl bewusst als auch unbewusst oder nur vorbewusst ab.

Sprache

Sprache wird, gestützt durch unser sog. *Social Engagement System*, das System für soziale Verbundenheit, und seine Kranialnerven (V, VII, IX, X, XI), zu einem sekundären »Organ« der Wahrnehmung, so die Konzeption für dieses Buch. Damit erweitern sich die alltagssprachlich konnotierten Werkzeug-Funktionen unserer Sprachfähigkeit – Kommunikation, sprachliches Denken, Symbolisieren, Erzählen und Fingieren (mimetische Funktion), metasprachlich Agieren, Sprachhandlungen (vgl. die sog. *Speech Act Theory* nach John R. Searle [1969]) und anderes mehr – um eine organismisch veranlagte körperliche Funktion, mit der wir uns sozial regulieren und Soziales signalisieren können. Sprache kann so zum Organ unserer Co-Regulation werden und gerade als körperlich verankertes Organ unserer Sprachfähigkeit auf unser Gefühl von »Sicherheit« einwirken.

Stress

Stress wird in den vorliegenden Themenbereichen als Folge einer Dysregulation sowohl der physiologischen (autonom gesteuerten) als auch der emotionalen Balance betrachtet. Auf der Ebene der Wahrnehmung kann Stress als Folge eben einer Dysbalance zwischen Exterozeption und Interozeption konzipiert werden, weil der sichere »Zwischenraum« einer haltgebenden Zwiesprache mit Signalen aus der Umwelt nicht aufgesucht werden kann. Die Umweltsignale sind z. B. zu ablenkend oder zu intrusiv oder sie vermitteln Risiko und Gefahr, ohne dass der Empfänger solcher Signale ausreichend Ressourcen zur Selbst- oder Co-Regulation zur Verfügung hat.

systemisch/System

Ein systemisches Denken sollte *nicht* nur bedeuten, dass die verschiedenen Teile eines Systems oder die verschiedenen Systeme untereinander sich *irgendwie* beeinflussen (auch wenn diese etwas denkfaule Annahme sicherlich in vielen systemischen Therapien höhere Wirkungsgrade verhindert). Präziser wäre die Annahme, dass ein systemischer Einfluss deterministisch, variabel (statistisch) oder zufällig sein kann – und in diesen Einflussmöglichkeiten wiederum von den ebenso veranlagten Einflüssen eines anderen Systems abhängt oder mindestens beeinflusst ist. Alle solche Einflüsse können zu Steuerungen führen, die Selbst- oder Fremdsteuerungen sein können. In diesen Steuerungen gibt es (systemische) Ausrichtungen und Orientierungen in Raum und Zeit, deren Interpretation und Bewertung durch ein oder mehrere Systeme wiederum zu weiteren Einflüssen, Steuerungen und Orientierungen führen. Der Zusammenhang zwischen deterministischen Einflüssen (z. B. ein beschleunigter Herzschlag bei mehr Energieverbrauch des Systems [= hier die Physiologie des Körpers]) und variablen Einflüssen (z. B. die emotionale oder rationale Bewertung einer erhöhten Herzfrequenz) sowie rein zufälligen Faktoren (z. B. ein lauter Knall, der eben das Herz schneller schlagen lässt) kann, je nach Kontext und Situation, verstanden und genutzt werden, um die selbststeuernden Fähigkeiten eines Systems zu verbessern oder mindestens besser an die Bedingungen zu adaptieren.

Vagusnerv

Der Vagusnerv ist der X. Hirnnerv (auch Kranialnerv genannt). Er interagiert auf komplexe Weise mit den anderen Hirnnerven und versorgt darüber hinaus den Körper in einem weit verzweigten Netz *efferent* (weg vom Gehirn) und *afferent* (hin zum Gehirn) mit Informationen. Außerdem entspringt er aus zwei unterschiedlichen Quellgebieten im Hirnstamm, deren Fasern unterschiedliche Versorgungs- und Kommunikationsaufgaben im Körper übernehmen, u. a. die herunterregelnde Innervation des Herzens. Die vielen Fähigkeiten und Zuständigkeiten des Vagusnervs haben Stephen Porges zur Entwicklung der Polyvagaltheorie (altgr.: *poly* = viel) veranlasst.

Verhalten

Verhalten zeigt sich in Veränderungen, die ein Organismus in Raum und Zeit gemäß dem eigenen Überleben und in Anpassung an innere und äußere Signale vornimmt. Dabei spielt die Kommunikation zwischen verschiedenen internen und externen Systemen eine große Rolle.

Umgangssprachlich meinen wir mit menschlichem Verhalten sichtbare (motorisch gesteuerte) Ausrichtungen des eigenen Körpers, die einer Absicht (intentionales Verhalten) unterliegen.

Da die Polyvagaltheorie sich mit neurophysiologischen Grundlagen für menschliches Verhalten befasst, kommt dem Begriff in diesem Buch eine erweiterte und wichtige Bedeutung zu, die im Verhalten ein selbst- oder co-regulierendes Balance-Suchen konzipiert. Dieses Suchen dient vorwiegend dem eigenen *sozialen* Überleben durch Anpassungen und Regulationen im sozialen Miteinander.

virtuell/Virtualität

Das Wort »virtuell« ist ein gutes Beispiel für die Vermischung alltagssprachlicher und fachsprachlicher Begriffe. Im Zeitalter sich rapide fortentwickelnder künstlicher Intelligenz erlaube ich mir hier (mit leichtem Augenzwinkern) eine Antwort von ChatGPT wiederzugeben, und zwar auf meine Frage: »Wie wird der Begriff ›virtuell‹ umgangssprachlich, wie wissenschaftlich verstanden?«

> »Der Begriff ›virtuell‹ kann je nach Kontext unterschiedlich verstanden werden, sowohl umgangssprachlich als auch wissenschaftlich. Umgangssprachlich wird ›virtuell‹ oft im Sinne von ›nicht wirklich‹ oder

›nur scheinbar vorhanden‹ verwendet. Zum Beispiel kann man von ›virtuellen Freunden‹ sprechen, die online existieren, aber keine physische Präsenz haben. In diesem Sinne bedeutet ›virtuell‹ etwas, das in einer simulierten oder digitalen Umgebung existiert, aber nicht physisch oder greifbar ist. In der Wissenschaft wird der Begriff ›virtuell‹ oft präziser verwendet, insbesondere in Bereichen wie der Informatik, der Physik und der Philosophie. In der Informatik kann ›virtuell‹ beispielsweise bedeuten, dass etwas auf eine Weise vorhanden ist, die von der zugrunde liegenden Hardware abstrahiert ist, wie in virtuellen Maschinen oder virtuellen Speicheradressen. In der Physik kann ›virtuell‹ sich auf Teilchen oder Wechselwirkungen beziehen, die nur als mathematische Konzepte existieren, um bestimmte Phänomene zu erklären, obwohl sie nicht direkt beobachtbar sind. In der Philosophie kann ›virtuell‹ sich auf potenzielle Realitäten oder Möglichkeiten beziehen, die zwar nicht aktuell existieren, aber theoretisch existieren könnten. In beiden Fällen impliziert ›virtuell‹ eine Form von Abstraktion oder Potenzialität, sei es in Bezug auf Computersimulationen und digitale Umgebungen oder auf theoretische Konzepte und Möglichkeiten in der Wissenschaft und Philosophie« (ChatGPT [11.3.2024]).

Wahrnehmung

Wahrnehmung beschreibt einen aktiven und passiven Verarbeitungsvorgang, wenn Information in ein System aufgenommen wird. In menschlicher Wahrnehmung bedeuten wahrnehmende Prozesse fast zeitgleich auch kognitive Prozesse – d. h., es gibt (meines Wissens) keine Wahrnehmung, die nicht in Bruchteilen von Sekunden im Sinne kognitiver Möglichkeiten ausgewertet wird. Dennoch hat jeder kognitive Vorgang mehr perzeptive oder mehr kognitiv ausgerichtete Anteile, ebenso wie unsere »Wahrnehmung« *(Perzeption)* bewusste, vorbewusste und unbewusste Anteile mit sich bringt. Wahrnehmung versucht sich zwischen nach innen *(Interozeption)* und nach außen gerichteter Verarbeitung einzustellen und nutzt dabei – so die Konzeption dieses Buches – Sprache und sprachliches Denken als »sekundäre Organe« der Wahrnehmung, um ein solches »Sich-Einstellen« zu bewirken. Dabei spielt die (in diesem Buch aber nicht weiter erörterte) »Propriozeption«, die Selbstwahrnehmung des eigenen Körpers in Raum und Zeit, ebenfalls eine wichtige Rolle.

Anmerkungen

1 Vgl. Stein (2013).

2 Caroline Marchant und Stephanie O'Donohoe schreiben in einer Studie von 2014: »Zugehörigkeit und Autonomie erwiesen sich eher als miteinander verflochtene, denn als konkurrierende Dimensionen der Smartphone-Nutzung der Teilnehmer und trugen zur Verteilung und Entwicklung der Familie bei, während sich das Nest leerte« (Marchant a. O'Donohoe 2014; Übers.: M. A.).

3 Das Diktum »Familie als Keimzelle der Gesellschaft« geht auf den dt. Soziologen Ferdinand Tönnies (1855–1936) und sein Werk *Gemeinschaft und Gesellschaft* zurück.

4 Zu den Kritikern von Descartes, der den Menschen als biologische Maschine mit einer Seele (die er in der Zirbeldrüse verortete) begriff, gehörten u. a. der englische Philosoph Thomas Hobbes, der französische Mathematiker und Philosoph Blaise Pascal und auch Elisabeth von der Pfalz (!).

5 Vgl. hierzu auch ein Interview (Grote 2023) im Berliner Tagesspiegel mit der Sprachforscherin Lera Boroditsky (*Tagesspiegel Plus* vom 9.6.2023): Verschiedene Sprachen lenken unsere Aufmerksamkeit unterschiedlich und beeinflussen dadurch auch emotionale Konzepte.

6 Porges (2010), S. 29 ff.

7 Cannon, W. B. (1915): Der amerikanische Physiologe Walter B. Cannon hat den Begriff *»fight-flight-response«* geprägt, der beschreibt, welche physiologischen (Stress)mechanismen einer Angst-Reaktion im Körper zugrunde liegen.

8 Stefen Kölsch (2022, S. 66 ff.) spricht vom »Unterbewussten«, welches er als eines von vier Affektsystemen des »Unbewussten« mit Sitz im Orbitofrontalkortex abgrenzt von anderen wirksamen Systemen des Unbewussten in anderen Gehirnteilen.

9 Ich beziehe mich hier auf Feldman Barrett (2017).

10 Eine begrifflich umfassendere Definition von »Emotionen« findet sich bei Monika Schwarz-Friesel (2013). Sie definiert »Emotion« als einen »... mehrdimensionalen Komplex von bewussten und unbewussten Kenntnissen, Repräsentationen und Prozessen. Kennzeichnend [...] ist, dass es sich hierbei um auf innere und äußere Erlebniskomponenten bezogene Bewertungen handelt. Diese evaluative Komponente ist zunächst das distinktive Unterscheidungsmerkmal hinsichtlich kognitiver Kenntnissysteme.« Mit den neurophysiologischen Grundlagen geht diese Definition insofern konform, als die von Stephen Porges so benannte »Neurozeption« – als vorbewusstes Detektionsvermögen des Körpers – bewusste Prozesse des Fühlens und Denkens nach sich zieht, die die körperlichen Signale der Neurozeption auswerten.

11 Die Einflüsse von psychophysiologischen Faktoren (wie z. B. des autonomen Nervensystems) auf die Vulnerabilität von Familiensystemen wird intensiv erforscht (vgl. El-Sheikh a. Erath 2011). (Vgl. zum »Social Engagement System« Abschn. 2.1.2 und [→ Social Engagement System].)

12 Andreas Reckwitz schreibt im Kontext seiner »Praxistheorie« zum Thema »Dualismus« spannenderweise: »Die Verschränkung des Kulturellen mit dem Materiellen ergibt sich konsequent aus dem Aufbau der Praxistheorie. Praktiken gelten ihr einerseits als durch und durch materielle Phänomene, die sich in zwei Formen materialisieren: in den menschlichen Körpern und in den nichtmenschlichen Artefakten. Gegen die Geistbesessenheit und Körpervergessenheit großer Teile der Sozialtheorie in der langen Tradition der cartesianisch-kantischen Bewusstseinsphilosophie hebt die Praxistheorie also die Körperlichkeit der Praktiken hervor, [...]« (Reckwitz u. Rosa 2021, S. 55–56 ff.).

13 Mark Galliker schreibt 2017 in einem Artikel zum Leib-Seele-Verhältnis: »Die Person bezieht sich beim Focusing (Gendlin, 1978) durch ihren Leib letztlich auf die Situation und generell die Umwelt, in der sie sich gerade befindet, nicht zuletzt auch dann, wenn es insbesondere um ihr Selbst und scheinbar ›nur‹ um ihr eigentliches Selbst geht.« [Anm. M. A.: Gendlin schreibt:] »›Denn wir *sind* die Situation. Wenn wir das Äußere vom Inneren trennen, wenn wir es abspalten, sind wir schon wieder in der alten Anschauung. Denn: In uns ›innen‹ ist, wie wir mit anderen Menschen im so genannten Äußeren leben. Wir leben aber nicht mit anderen im Äußeren. Wir leben mit anderen in einer Situation, in einer Beziehung, in etwas, das wir zusammen sind‹ (nach Wiltschko, 2008, S. 31; Hervorhebung von Wiltschko).«

14 Vgl. Schneewind (2021).

15 Die Abgrenzung von Sprache und Kommunikation bleibt meistens eine rein funktionale (Kommunikation als allgemeinerer Begriff, Sprache als besondere Ausprägung). Vor dem Hintergrund der Themen dieses Buches scheint es mir allerdings wichtig zu sein, dass das Zeichensystem Sprache auf spezifische Weise mit dem Austauschsystem Kommunikation verbunden ist. Im Zeichensystem Sprache treffe ich auf eine »Verkörperung« von Kommunikation und Verhalten: Deren semantische Ebenen erhalten durch die Verkörperung in Sprachlauten und Zeichen eine An*bindung* an ihre individuelle Ausprägung im Menschen. Kommunikation ohne ihre Herstellung in relationalen und subjektiven Kontexten der Körper- und Sprachlichkeit bleibt in funktionalen und abstrakten Ebenen gefangen. Deswegen ist es z. B. bei der digitalen Kommunikation im Internet wichtig, sich klarzumachen, dass hier virtuell [→ virtuell/Virtualität] »gesprochen« wird. Sprache und Kommunikation werden im Internet m. E. auf eine prekäre Weise vermischt und fusioniert.

16 Dies sei hier unterstellt. Gisela Trommsdorff (1999) formuliert: »In der *Altruismus-Forschung* wird eher ein Zusammenwirken von Autonomie

und Verbundenheit angenommen. Die Voraussetzung von empathiebasiertem, prosozialem Handeln wird in der Selbst-Andere-Differenzierung (Bischof-Köhler, 1989) und einer gewissen Autonomie im Sinne von sozialen Kompetenzen sowie einer emotionalen Verbundenheit mit dem anderen (Mitgefühl als notwendige, wenngleich auch nicht hinreichende Voraussetzung) gesehen (Trommsdorff, 1995a). Diese Forschungen legen nahe, eine Dichotomie von Autonomie und Verbundenheit infrage zu stellen und vielmehr eine förderliche Funktion des Zusammenwirkens von Autonomie einerseits und Verbundenheit andererseits anzunehmen. Aus bindungstheoretischer Sicht sind persönliche Bindungen sogar eine Voraussetzung für Unabhängigkeit und Autonomie (als Entwicklungsziele und Entwicklungsphänomene).«

17 Richard Dawkins hat bereits 1976 in seinem Buch *The Selfish Gene* beschrieben, wie sich schon auf der Ebene der Genetik Kooperation auszahlt. Lesenswert ist in diesem Zusammenhang auch das Buch *Humankind: A Hopeful History* von dem Historiker Rutger Bregman (2020).

18 Es gibt Erweiterungsvorschläge zu Walter B. Cannons *»fight-or-flight«*-Konzept, vgl. Taylor et al. (2000).

19 Vgl. Klaus Wahl (1990); Bundesministerium für Familie, Senioren, Frauen und Jugend: https://www.bmfsfj.de/bmfsfj/aktuelles/alle-meldungen/zahl-der-opfer-von-haeuslicher-gewalt-steigt-deutlich-an-228266 [28.08.2024].

20 Es gibt eine Reihe von Studien über die Kognition von Elefanten und das sprichwörtliche »Elefantengedächtnis«, u. a.: Franziska Hörner et al. 2023.

21 Der Begriff »top-down« stammt ursprünglich aus der Informatik und meint hier die Hierarchie zwischen Programmarchitektur im Großen und Softwarekomponenten, die im Detail wirksam sind. In den Neurowissenschaften scheint es anerkannt zu sein, dass das Gehirn sowohl »top-down« als auch »bottom-up« Prozesse integrieren muss.

22 Emotion und Kognition werden in der psychologischen Wissenschaft zumeist als unterschiedliche Kategorien behandelt, z. B. werden Emotionen als kognitiv-sprachliche Reaktionen auf (interozeptiv wahrnehmbare) Körperzustände betrachtet. Das kann aber erkenntnistheoretisch auch angezweifelt werden (vgl. Bennett u. Hacker 2010).

23 Übungen zur Co-Regulation und sicheren Interaktion in Familientherapien sind nach meinem Kenntnisstand ein noch zu wenig erforschtes Feld. Virginia Satyrs humanistischer, auf Spürbarkeit (*felt sense* nach Gendlin 1982) ausgerichteter Ansatz, der Verbindung und Ausgleich schaffen soll, ist hierfür nach wie vor Vorbild.

24 Die amerikanische Aktivistin, Pädagogin und Professorin Niki Elliott hat kürzlich (April 2024) in einer Online-Weiterbildung zur Polyvagaltheorie formuliert, wie das System Familie als »heilende Gemeinschaft«

funktionieren könne. Dabei nannte sie drei Hauptpunkte: 1. Fühlbare physische Sicherheit für alle. 2. Fühlbare Sicherheit, dass »ich« mich gesehen, anerkannt und geliebt fühle. 3. Sicherheit, dass »ich« meine Besonderheit und meine ureigenen Fähigkeiten einbringen kann. Das mag nach allgemein anerkannten humanistischen Grundsätzen klingen. Vor dem Hintergrund des von Niki Elliott formulierten Ansatzes eines »radikalen Willkommenseins« und dessen Auswirkungen für unseren Körper und unser autonomes Nervensystem initiieren ihre Forschungen und Botschaften einen Wandel, dessen Bedeutung kaum hoch genug eingeschätzt werden kann.

25 Hier stehen wir dem Widerspruch gegenüber, dass ein Verharren in alten Strukturen dennoch Veränderungen bewirken kann, die sich gerade als Ergebnis fehlender Beweglichkeit (d. h. im Verharren) einstellen, – und die unerwünschte Änderungen sein können. Insofern erweist sich jede selbst hergestellte Veränderung als weniger risikoreich als die passiv ertragene: Exploration im Außen kann der sicherere Weg sein als das Verharren im Hafen der Anbindung (vgl. Bland a. DeRobertis 2017).

26 Vgl. Zimmer-Gembeck a. Collins (2003). In dieser Studie werden u. a. der Kontext und die Rolle von engen Beziehungen für die Autonomie-Entwicklung von Individuen betrachtet.

27 »Vorsprachlich« bedeutet an dieser Stelle lediglich, dass unsere *linguistische* Fähigkeit, Worte für Verhalten und Selbstausdruck zu nutzen, noch nicht wirksam sein kann. Vorsprachliche Prozesse der Wahrnehmungsverarbeitung *können* (aber müssen nicht) sprachlich oder symbolisch *konnotiert* sein, d. h., ihr Kontext ist auch ohne Worte im engeren Sinn sprachlich zu verstehen.

28 »Zwischenräume« werden in diesem Buch als Dimension aufgefasst, in der sich kommunikativ Relationen (Beziehungen zwischen Menschen, Dingen und Zuständen) herstellen lassen. In dieser Dimension (zeitlich, räumlich, medial) stellt die Kommunikation ihre eigenen Werkzeuge (Sprachen, Zeichen, Bilder) her, um dabei eben solche Relationen beschreiben zu können.

29 Der Begriff des »Haltens« (engl. *containing*) stammt ursprünglich aus der Psychoanalyse. Es geht um die Regulation von Affekten und anderen psychischen Zuständen durch das Beistehen und Dasein einer anderen Person (der Therapeutin) in der Auseinandersetzung mit dem Konflikt.

30 Vgl. Vyshedskiy (2022): »Die Sprachevolution beschränkt sich nicht auf den Spracherwerb: Eine große Studie über die Sprachentwicklung bei Kindern mit Autismus unterstreicht die Bedeutung der willentlichen Vorstellungskraft als Bestandteil der Sprache« (Übers.: M. A.).

31 Studien belegen, dass die Sprachentwicklung linkshemisphärische Regionen involviert. Spannend ist die Funktion des sog. prämotorischen Kortex, der die Sensomotorik von Willkürbewegungen kontextbezogen mitsteuert, vgl. die Studie von Mohammad Jahanaray, Ali Jahanaray a. Z. Zohoorian (2022).

32 Die Annahme, dass unser Vorstellungsvermögen, welches mit unsere wichtigste kognitive Fähigkeit zu sein scheint, direkt mit (sensomotorisch veranlagten) körperlichen Prozessen verbunden ist, wurde durch Studien untermauert (Casasanto 2009).

33 Dies kann an dieser Stelle nur eine Hypothese sein. Wichtige Hinweise geben Studien über die Sprach- und Kommunikationsentwicklung von autistischen Kleinkindern (Taylor et al. 2020).

34 Rationales Denken führt nicht per se zu einer Desintegration (oder Dissoziation) von anteiligen Emotionen. Bindungs- und beziehungsbezogene Verhaltensweisen, die stark von Emotionen und ihren Verbindungen zu präverbalen Körpererinnerungen abhängen, können aber durch ausschließlich rationales Denken erschwert werden (vgl. Johnston a. Olson 2015).

35 »Identität« [→ Identität] wendet sich von außen nach innen, »Persönlichkeit« von innen nach außen. Das »Ich« versucht innerlich und äußerlich zu steuern. Unser »Charakter« hilft dabei (oder auch nicht). Das alles bin »ich selbst«.

36 Vgl. Guggenberger 2012.

37 Zum Thema Bindung und ihre Auswirkung auf Beziehungen gibt es aktuelle Literatur: Simpson et al. (2003); Mikulincer a. Shaver (2016). In letzterem Werk wird das Thema Identität und Bindung insofern berührt, als es ein Kapitel über bindungsbezogene Selbst- und Fremdrepräsentationen gibt. Ein »Selbst« kann nur durch ein Selbstkonzept entstehen, welches wiederum mit Aspekten von Persönlichkeit und Identität eng zusammenhängt.

38 Zitat aus dem Abstract einer neueren Studie zum Thema Bindung und Autonomie: »Die Adoleszenz wird häufig als eine Entwicklungsphase hervorgehoben, in der ein besonderes Spannungsverhältnis zwischen dem Streben nach Autonomie und der starken Bindung der Jugendlichen an ihre Eltern besteht. Während diese Kräfte in der Vergangenheit als diametral entgegengesetzt dargestellt wurden (so dass das Erreichen des einen das Opfern des anderen bedeutete), haben neuere Arbeiten damit begonnen, die Art und Weise zu untersuchen, in der der Drang, enge Beziehungen zu den Eltern aufrechtzuerhalten, und das Bedürfnis, sich als autonomes Individuum zu etablieren, auf komplexe – und nicht unbedingt widersprüchliche – Weise zusammenwirken« (McElhaney et al. 2009; Übers.: M. A.).

39 Eine Studie aus dem Jahr 2023 (Hardiyanto et al. 2023) zeigt, dass selbst unter harten sozioökonomischen Bedingungen (hier: in Indonesien) in der familiären Kommunikation Werte wie Zuneigung und Zuwendung, Zuhören und Motivation die Persönlichkeitsentwicklung positiv beeinflussen können.

40 Ein guter Überblick über die Verschränkungen von Verhaltenstherapie und systemischer Therapie findet sich in: Esser (2015).

41 Vgl. zum Thema Wahrnehmung und ihre Beeinflussung durch die Technik den aufschlussreichen Essay *Our tools shape our selves* von Bryan Norton (2024).

42 Die Polyvagaltheorie schlägt in ihren Grundannahmen einen parasympathischen Vaguskomplex vor, der im Zusammenspiel mit anderen Hirnnerven ebenso wie durch die direkte Innervierung des Herzens nicht nur funktionelle Funktionen hat, sondern über diese auch soziale (co-regulierende) Mechanismen beeinflusst. Dies gilt ebenso für die (überwiegend sensorischen) Nervenbahnen des sog. dorsalen Vaguskomplexes. Doch auch hier gibt es laut PVT Einflüsse auf unser Verhalten, ausgelöst durch eine veränderte Interozeption, wenn den Signalpfaden dieses dorsalen Vaguskomplexes mehr Aufmerksamkeit zufließt. Die parasympathischen Einflüsse auf unsere Interozeption und in der Folge auf unser Verhalten sind also unterschiedlichen Signalpfaden zuzuordnen (deswegen Polyvagaltheorie).

43 Der Psychoanalytiker Stephen Grosz beschreibt in seinem Buch *The Examined Life: How We Lose and Find Ourselves* (2014), wie Veränderungen über »verkörperte« Prozesse hinter den introspektiven oder sprachlich gebundenen Selbsterfahrungen in der Therapie verankert wurden, – sei es unter vielen anderen auch »nur« durch das gemeinsame Lachen miteinander. Zitat aus einem Fallbeispiel seines Buches: »Sie fuhr fort: Selbst jetzt fällt es mir sehr schwer, meinen Gefühlen zu vertrauen. Aber wenn du lachst, bedeutet das, dass du meinen Gefühlen, meiner Wirklichkeit glaubst. Wenn du lachst, weiß ich, dass du die Dinge genauso siehst wie ich – dass du nicht nein gesagt hättest, dass du mich nach Hause hättest gehen lassen« (Übers.: M. A.). Lachen ist eine der unmittelbarsten »Verkörperungen« der Erfahrung eigenen und fremden Bewusstseins, die unser autonomes Nervensystem mit entspanntem Hoch- und Runterregulieren, bestenfalls mit der Co-Regulation im reziproken Miteinander belohnt.

44 Zumindest gibt es ausreichend Belege dafür, dass Spielen die soziale und sprachliche Kompetenz erhöht, vgl. Bergen (2002). Spannend ist auch Knight (2000).

45 »Mit-Gefühl« soll hier nicht für alltagssprachliches »Mitleid« oder »Empathie« mit sich selbst stehen. »Mit-Gefühl« meint ein teilnehmendes Mitgehen und Co-Regulieren eigener Selbstanteile. Im englischsprachigen Raum verwendet die polyvagaltherapeutisch orientierte Community oft das Wort *compassion, in Abgrenzung zu empathy.*

46 In der Trauma-Diagnostik geht es um die Trauma-Folgen, deren Diagnose anhand der Ereignisse und/oder der Entwicklungsbeeinträchtigungen (»Entwicklungstraumata«) erfolgen muss. Klinisch wird zwischen akzidentellen und interpersonellen Traumata unterschieden, wobei zusätzlich die Art der Verursachung (zufällig oder intendiert) und die Erstreckung (einmalig, kurz andauernd vs. mehrfach und lang andauernd) unterschieden wird (vgl. zur klinischen Diagnostik: Voderholzer

2022, S. 317 ff.). Allerdings lässt sich bei traumatisierten Menschen über fMRT eine auffällige Aktivität der Gehirnregionen um die Amygdala beobachten (vgl. *Wissenschaft im Dialog* 2015: »Was passiert im Gehirn bei einer Posttraumatischen Belastungsstörung?«. Verfügbar unter: https://old.wissenschaft-im-dialog.de/projekte/wieso/artikel/beitrag/was-passiert-im-gehirn-bei-einer-posttraumatischen-belastungsstoerung/ [5.7.2024]). Diese erhöhte Aktivität kann als solche aber nicht als diagnostisches Kriterium ausreichen.

47 Vigilanz meint einen Zustand *andauernder* Aufmerksamkeit, in dem kleinste Veränderungen (selektiv) wahrgenommen werden können.

48 »Abgespaltenheit« geht als Begriff auf Sigmund Freud zurück. Er vermischt sich heutzutage oft mit dem Begriff der »Dissoziation« [→ Dissoziation]. In diesem Nebeneinander zeigt sich m. E. ein spezifischer Unterschied zwischen sprachlich-kognitiv und perzeptiv-körperlich ausgerichteten Begrifflichkeiten in einem oft ungenauen Sprachgebrauch.

Insofern würde Dissoziation eher einen Wahrnehmungsvorgang meinen, während Abspaltung auf unterlassene Prozesse der Integration von Erinnerungen oder traumatischen Erlebnissen hindeutet.

49 Ein lesenswertes Buch zum Thema mehrgenerationaler Identitätsentwicklung ist: Twenge (2014), auch wenn es sich lediglich auf amerikanische Daten bezieht. Nicht von ungefähr wird das Thema »Identität« meist in starkem Bezug auf die Gesellschaft und weniger auf die Familie beschrieben (und wenn dort, so in Zusammenhang mit entwicklungspsychologischen Themen der Adoleszenz). Aufschlussreich ist eine Studie, die das Thema Persönlichkeit im Hinblick auf die Beziehungsqualität untersucht und ob dabei der Identität eine ausgleichende Rolle zukommen kann: Grossmann, Luyckx a. Prinzie (2023).

50 Wir treffen hier auf die Frage, inwieweit es das Evolutionswunder der Sprache ist, welches dazu geführt hat, dass die omnipräsenten technischen Sprachen sich als Sprachvermittler, Sprachwandler u. a. entwickeln konnten. Das wäre z. B. dann der Fall, wenn ich in der Sprache selbst bereits die »digitalen« Anlagen erkenne, die später dazu führen, dass virtuelle (digital hergestellte) Welten die analoge Welt ergänzen. (Sprache ist »digital«, weil sie grundsätzlich davon ausgeht, dass ein »Satz« nicht sein eigenes Gegenteil bedeuten kann. Darin unterscheidet sie sich von »analoger« Kommunikation (z. B. einem Winken mit der Hand), deren Bedeutungsebenen rein kontextabhängig zu verstehen sind.

51 Evidenzbasierung meint den bestmöglichen wissenschaftlichen Goldstandard, der in der Regel durch standardisierte Studiendesigns eingehalten wird. Evidenzbasierung gerät an Grenzen, wo sie sozusagen eine »Alleinherrschaft« beansprucht, jegliche empirischen Erfahrungen als signifikant oder als zufällig zu qualifizieren (vgl. hierzu: Kriz 2019).

52 Die Konzeption eines »Zwischenraums«, bezogen auf systemisch-therapeutische und wahrnehmungspsychologische Erwägungen, scheint zu-

nächst etwas abstrakt zu sein. Dem ist zu entgegnen, dass wir uns selbst nun mal in »Raum und Zeit« erfahren, und dass diese Erfahrung sehr konkret spürbar ist. Die Idee von »Erfahrungsräumen« ist darüber hinaus neurowissenschaftlich begründbar. Denn zwischen unserer unmittelbaren Aufmerksamkeit, deren Information wir ebenso unmittelbar verarbeiten und einer ebenso wirksamen langsameren Verarbeitung dieser Information in einem gleichzeitig ablaufenden Gehirnprozess (in anderen Gehirnarealen) gibt es einen »Spielraum« – genau diesen (zeitlichen) Zwischenraum, in dem wir entscheiden, welcher Teil der Wahrnehmungsverarbeitung in unseren Handlungsimpulsen wirksam wird: der schnelle oder der langsame Teil (vgl. hier: Kahnemann 2011).

Der Umstand, dass unser eigenes Bewusstsein bereits ein Erfahrungsraum ist, durch den unser Körper seine Sinneseindrücke in einen wirksamen Abgleich mit der Realität zu bringen sucht, ist oft noch schwerer zu fassen; wir geraten zu schnell (!) in den »Irrtum«, dass innere Räume von äußeren Räumen in einfachen Auflösungen (innen oder außen als Schwarz-Weiß-Modell) zu verstehen wären, was sie aber nicht sind.

53 Gewalt kann in diesem Sinne als fehlender Zwischenraum einer kommunikativen Lösung betrachtet werden. Sie sorgt als solche dafür, dass das gewaltvolle Außen zu dem Innen einer schmerzhaften Erfahrung wird, und lässt das vermittelnde »Dazwischen« aus.

54 Es ist nicht die Frage, ob, sondern wie die digitalen Medien unsere Kognition verändern. Eine kritische Studie dazu ist z. B.: Loh a. Kanai (2016). Nach der *»Goldilocks Hypothesis«* von Andrew Przybylski (Przybylski a. Weinstein 2015) schadet jedoch ein *mäßiger* Medienkonsum der psychischen Gesundheit (von Heranwachsenden) nicht: »Hingegen sagt der hohe Konsum zuverlässig den Zustand der physischen und psychischen Gesundheit voraus« (Übers.: M. A.).

55 Der Begriff »Introjekt« stammt aus der Tiefenpsychologie und geht auf den ungarischen Psychoanalytiker Sándor Ferenczi zurück (1910). Gemeint ist eine Identifikation mit Emotionen, Anschauungen, Inhalten, die nicht mit den eigenen Selbstanteilen integriert werden können, sondern nur nachgeahmt werden, um sich einer Situation anzupassen.

56 Eine Ineinssetzung von »Innerlichkeit«, im Sinne einer übertragenen Bedeutung von einer Innenausrichtung der Selbstwahrnehmung, und dem (hier) neurowissenschaftlich konnotierten Begriff der »Interozeption« kann aus vielen Erwägungen heraus kritisiert werden. Schließlich bedeutet z. B. eine (neurobiologisch bedingte) herabgesetzte Interozeptionsfähigkeit nicht, dass der betroffene Mensch nicht zur Selbstreflexion fähig wäre. In diesem Buch ist der Begriff »innen« allerdings mit perzeptiven Kategorien verbunden und beschreibt insofern nur einen (in meinen Augen jedoch zentralen) Teilaspekt unserer kognitiven Fähigkeiten.

57 So erstrebenswert die soziale Utopie sich selbst organisierender und in einer flexiblen Veränderung verankerter Ordnungssysteme im Grunde ist, so wenig scheint sie realistisch: Im Gegenteil, sie beschwört immer wieder den Gegenreflex harter Ordnungssysteme herauf und verhindert (als Utopie) womöglich das Aufkommen weicherer und gemeinsam immer wieder hinterfragter Regeln und Ordnungen.

58 Allerdings scheint es hinsichtlich einer sicheren Selbstwahrnehmung im Körperinneren (Interozeption) und der Außenwahrnehmung (Exterozeption) einen signifikanten Zusammenhang zu geben, wenn die Außenwahrnehmung nicht durch schnelle Ablenkungen verursacht wird, sondern eine bessere Innenwahrnehmung gezielt unterstützt: Die Studie von Fani et al. (2023) bestätigt diese Hypothese.

59 So zeigt die Studie von Velkoff a. Smith (2023) die zeitlich-dynamische Beziehung zwischen Affekten und interozeptiven Wahrnehmungen.

60 Vgl. hierzu Ayan 2022. In einem Gespräch mit der Neurowissenschaftlerin Melanie Wilke über das Bewusstsein äußert der Philosoph Michael Pauen, dass das »Bewusstsein« als Fragestellung bezüglich der Lebewesen eigenen Möglichkeit, sich selbst wahrzunehmen, systematisch überschätzt wird. Mit anderen Worten, wir machen uns Gedanken über einen Begriff, dessen Konzeption möglicherweise auf eine Weise gedacht wird, die begrifflich zu »hohe« oder zu »komplexe« Dinge suggeriert. Andererseits: Wie können wir von »Überschätzung« sprechen, wenn wir über einen Begriff gar keine konzeptionelle Klarheit haben? Meine Antwort an dieser Stelle ist: Ja, solange ein Sitz des Bewusstseins *im Gehirn* diskutiert wird, würde ich auch von Überschätzung sprechen. Diskutieren wir den Begriff als Folge der Integration eines (kognitiv ausgerichteten) Selbstkonzeptes, welches körperliche, d. h. intero- und exterozeptive sowie verhaltensabhängige Ausdrucksformen zusammenführt, wäre der Aspekt einer möglichen Überschätzung m. E. keine adäquat gestellte Frage. Letztere müsste dann eher lauten, ob wir uns in solchen integrativen Prozessen der Selbstkonzeption überfordern oder auch überschätzen können. Damit ist aber über den Begriff des Bewusstseins an sich nichts ausgesagt.

61 Eine Studie von 2004 untersucht den Zusammenhang zwischen einer sog. »Aufmerksamkeitsverzerrung« und dem Drogenkonsum (Robbins a. Ehrman 2004).

62 »Sprachen unterscheiden sich auf unzählige Arten voneinander, aber das muss nicht automatisch heißen, dass die Sprecher auch unterschiedlich denken. Lange war unklar, ob der Gebrauch von Mian, Russisch, Indonesisch, Mandarin oder Pirahã wirklich zu jeweils eigenen Wahrnehmungen, Erinnerungen und Überlegungen führt. Doch zahlreiche Forschungen – unter anderem in meinem Labor – haben inzwischen gezeigt, dass die Sprache sogar die grundlegenden Dimensionen menschlicher Erfahrung prägt: Raum, Zeit, Kausalität und die Beziehung zu anderen« (Boroditsky 2012).

63 Ich nutze hier das Bild einer »Dirigentin«, weil in dieser Aktivität (des Dirigierens) die Aufmerksamkeit fortlaufend zwischen Fokussierung (auf einzelne Instrumente) und Generalisierung (auf das ganze Orchester) »umschalten« muss.

64 In der Forschung wird eine »Generalisierung« der Aufmerksamkeit bei der Meditation mit dem sogenannten »Default«-Modus korreliert (Brewer et al. 2011). Allerdings ist hier anzumerken, dass in den vorliegenden Studien zu diesem Thema sprachlich unklar bleibt, wie zwischen einer (bei Meditation notwendigen) Fokussierung und der ebenso nötigen Generalisierung der Aufmerksamkeit unterschieden werden kann.

65 Bei Dahlmeier u. Arnhold (1986) heißt es vorab in der Zusammenfassung ihres Beitrags: »Unabhängig von der jeweiligen psychologischen Interpretation, können die gemessenen organismischen Aktivitätssteigerungen als physiologische Begleiterscheinungen sprachspezifischer psychischer Prozesse aufgefasst werden, die durch die Neuartigkeit und Bedeutsamkeit einer sprachlichen Stimulation bedingt sind.« Hier deutet sich die in diesem Buch konzipierte Triangulierung aus Aufmerksamkeit, Sprache und Handlung an, die denjenigen körperlichen Prozessen, die interozeptiv wahrnehmbar sind, gegenüberstehen.

66 Vgl. hierzu: Wolynn (2012).

Eng am Thema ist auch das bekannte Buch von Sabine Bode (2015).

Es findet sich ansonsten wenig Literatur zu dem Thema »Trauma und Familien*entwicklung*«. Allerdings scheint es klar zu sein, dass Kriege die Fertilität von Frauen drastisch senken können. So sank durch den Balkankrieg nach 1995 die Geburtenrate in Bosnien und Herzegowina von 1,79 (1990) auf 1,35 (2022) (Urmersbach 2024).

67 Der Zusammenhang zwischen sozioökonomischem Stress und familiären Problemen ist vielfach beschrieben worden, so in derer Studie von Bøe et al. (2013), die das emotionale Wohlergehen der Eltern mit der psychischen Gesundheit der Kinder abgleicht.

68 Eine fehlende (innere) Abgrenzungsmöglichkeit zu stark emotional konnotierten Umwelteinflüssen hat starke Auswirkungen nicht nur auf die Emotionsregulation, sondern auch auf die Fähigkeit, interozeptive Signale aus dem Körperinneren zu verarbeiten. Die *Bedeutung* der Interozeption in Bezug zur Emotionsregulation wird aktuell erforscht (Ishii a. Ohira 2023).

69 Die Herausforderung, menschliche Wertesysteme zu erfassen und im digitalen Raum der Medien, aber auch bei der Entwicklung künstlicher Intelligenz nutzbar zu machen, ist groß. Zu Letzterem forschen z. B. D'Inverno a. Osman (2023).

70 »*Inter*dependent« im Vergleich zu »independent« bezieht sich in der Sozialforschung auf Gesellschaften, in denen der Einzelne sein Selbstkonzept stärker in Bezug auf die Gruppe (Großfamilie und Gesellschaft) ausrichtet (normalerweise werden hier die asiatischen und lateiname-

rikanischen Gesellschaften genannt, im Vergleich zu den westlichen [amerikanischen, europäischen] Gesellschaften). Allerdings gibt es auch Mischformen in den mediterranen und nahöstlichen Ländern (z. B. Libanon und Ägypten).

71 Vgl. hier: McVeigh (2022). In dem Beitrag beschreibt McVeigh psychische Heilungsprozesse anhand von »internen Techniken« zur Bewusstseinskontrolle und grenzt dabei die »Interiosierung« der tiefenpsychologischen Psychotherapie und humanistischen Psychologie von den Techniken der »Exteriosierung« der Verhaltenstherapie ab (Letztere verwenden allerdings in der sog. zweiten und dritten Welle auch »innere« Techniken.) Damit ist jedoch noch wenig über die Differenzierung zwischen Intero- und Exterozeption ausgesagt.

72 Über den Zusammenhang zwischen einem Selbstwirksamkeitserleben und psychischer Erkrankung gibt es Studien, wie z. B. die von Rabani Bavojdan, Towhidi a. Rahmati (2011).

73 Neurowissenschaftliche Studien haben durch fMRT (funktionelle Magnetresonanztomografie) zeigen können, dass z. B. bei der inneren Vorstellung, ein Instrument zu spielen, die gleichen Areale im Gehirn aktiviert werden, wie beim Spielen des Instruments selbst, vgl. Tkachenko, Kononenko a. Nasmachnaya (2023).

74 Wahrnehmung [→ Wahrnehmung] und Erinnerung funktionieren vereint und getrennt. Elena Bernard (2022) schreibt: »Auf diese Weise kann das Gehirn quasi zwischen verschiedenen Eingangskanälen umschalten – ähnlich wie wir beim Radio verschiedene Sender auswählen können. Die Forscher vermuten, dass eben dieser Mechanismus uns ermöglicht, Sinneswahrnehmungen mit Erinnerungen zu verknüpfen und sie zugleich unterscheiden zu können. Betrachten wir beispielsweise ein Foto unserer Großmutter und fühlen uns dabei an den Duft ihrer Kekse erinnert, ist uns dabei bewusst, was tatsächlich erlebt und was nur erinnert wird.«

75 Die Konzeption von »Sprache« als »sekundärem Organ« der Wahrnehmung ist mehr als eine Metapher, ähnlich wie es bei Porges' Konzeption der »Neurozeption« der Fall ist. Denn die neurowissenschaftliche Forschung bestätigt, dass die Produktion und Wahrnehmung von Sprache nicht nur eine spezielle Fähigkeit unseres Gehirns darstellt, sondern über Feedback-Schleifen in unser gesamtkörperliches Verarbeitungssystem eingebunden ist (über motorische, emotionale, aufmerksamkeitsgebundene, koordinative u. a. Prozesse) (vgl. Kemmerer 2023; Ackermann 2024).

76 Der Begriff Dissoziation [→ Dissoziation] ist hier bewusst in Nachbarschaft mit dem umgangssprachlich klingenden Begriff der »Abspaltung« verwendet, der gleichwohl selbst aus dem klinischen Bereich stammt, jedoch weniger aus der Traumatherapie als aus der Tiefenpsychologie: So wird z. B. von »abgespaltenen« Selbstanteilen gesprochen. Da Sprache und unsere Sprachlichkeit durch unser »Selbst« ein

wichtiger Teil unserer Persönlichkeit sind, können wir »Sprachlichkeit« in Bezug auf die selbstwahrnehmende Körperlichkeit *und* auf die Psychodynamik der Persönlichkeit beziehen – und dementsprechend die Begriffe Abspaltung und Dissoziation unterscheiden, je nachdem, wie sich eine Belastung unserer Sprachwahrnehmung auswirkt (mehr auf Ebenen der Wahrnehmung [Dissoziation] oder auf Ebenen von sprachlich formulierten Beziehungs- und Selbstkonzepten).

77 Die konzeptionelle Unterscheidung zwischen Wahrnehmung und Denken in diesen Ausführungen mag möglicherweise als »künstlich« erscheinen angesichts des Umstandes, dass Wahrnehmung und Denken schneller ineinanderfließen, als uns in der Regel bewusst wird (oder werden kann). Demgegenüber würde ich einwenden, dass das alltagssprachliche (duale) Verstehen von Wahrnehmung und Denken auch eine Folge des in diesem Buch kritisch hinterfragten kartesianischen Dualismus ist.

78 Ein Basismodell für den Zusammenhang zwischen *Sprache und Identität* ist nach Kresic (2016, S. 127) in der Konzeption des »symbolischen Interaktionismus« zu finden bzw. im Denken seiner Vorläuferin Margaret Mead: »Symbolvermittelte, d. h. sprachliche Kommunikation bildet für Mead die Voraussetzung dafür, dass sich Denken und Identität herausbilden können. […] Nur durch die Verwendung vokaler Gesten und sprachlicher Kommunikation ist die Identitätskonstruktion in der sozialen Interaktion möglich. Vokale Gesten lösen in uns die gleichen Reaktionen und Haltungen aus wie bei unseren Interaktionspartnern, so dass wir uns in ihre jeweiligen Rollen hineinversetzen können.«

Die Entwicklung von *Identität und Sprache* in Familien im Spannungsfeld von familiärer kultureller Tradition und aktualisierendem gesellschaftlichem Umfeld ist in der Soziolinguistik noch ein (zu) wenig bearbeitetes Forschungsfeld, das vor allem in Familien mit Migrationshintergrund in Einwanderungsländern untersucht wird (vgl. z. B. Moustauoi 2022).

79 Das hier vertretene Konzept der »hyperaktiven Sprachlichkeit« beruht wiederum auf der Konzeption, dass Sprache und ihre Sprachlichkeit sich mit den exekutiven Funktionen des Verhaltens (Aufmerksamkeit, Motivation und Entscheidung) auf (nur vereinzelt erforschte) Weisen verbindet. Dabei scheint allgemein zu gelten, dass größere Flüssigkeit der Sprache mit besseren kognitiven Exekutivfunktionen korreliert (vgl. z. B. Spencer et al. 2021).

Der in diesem Buch vertretene Ansatz, »Sprache« an sich als Teil unseres Wahrnehmungssystems und deswegen auch als posttraumatisch betroffenen Teil unseres gesamten kognitiven Systems zu betrachten, ist meines Wissens neu und so in der Literatur noch nicht vertreten worden.

Bestätigt wird die Konzeption der »hyperaktiven Sprachlichkeit« auch durch Orian a. Baciu (2022).

80 Das Entwicklungstrauma unterscheidet sich von dem meist akzidentellen (zufälligen) Schocktrauma durch die fortgesetzte Beeinträchtigung und Schädigung unseres Wahrnehmungssystems, wenn auf interpersoneller und (möglicherweise auch) intendierter Ebene Kommunikation durch Ausübung von Macht, Abhängigkeit und Gewalt der schädigende Faktor ist – dabei spielt die Sprache natürlich eine andere Rolle als bei einer Traumatisierung durch einen Unfall oder durch eine einmalige Gewalterfahrung, z. B. durch einen Überfall. Will sagen: »Sprachtraumatisierung« ist ein leider zwangsläufiger Teil einer Entwicklungstraumatisierung, sofern diese auf kommunikativer Gewalt beruht (was meistens der Fall ist).

81 Die Abgrenzung der Begriffe »Selbst« und »Identität« voneinander ergibt sich durch unsere Sprachlichkeit und ihre symbolischen Ausdrucksformen. Ein »Selbst« kann auch abseits von äußerlichen (im Sinne von phänomenologisch beschreibbaren) und symbolisch zuzuordnenden (»identifizierenden«) Eigenschaften (wie z. B. Kleidung oder Körperschmuck) existieren, indem es sich durch die Fähigkeit zur Introspektion und zur Interozeption »selbst verortet« [→ Interozeption]: Selbstwahrnehmung ist auch ohne die symbolisierenden Fähigkeiten der Sprache möglich, z. B. bei Tieren, die sich in einem Spiegel erkennen.

82 Beim Thema »Beziehungssicherheit und Sprache« ist das bekannte (und mittlerweile zum Standard sogar im Schulunterricht gewordene) Kommunikationsquadrat von Schulz von Thun zwar hilfreich, indem es die Perspektivebenen der Kommunikation auseinanderdividiert und dadurch versucht, Entspannung in der »Beziehungsebene« herzustellen. Ohne die zuvor diskutierte Konzeption von Sprache als Wahrnehmungssprache und Sprachwahrnehmung bleibt das Kommunikationsquadrat aber auf den willkürlichen Ebenen der Zuordnung und Deutung stecken (z. B: »Ich weiß doch ganz genau, dass hier gerade die Beziehungsebene gemeint war und nicht die Sachebene …« Was will der andere da noch sagen?) – und lindert damit gerade nicht das in unserer Sprache inhärente Potenzial, »Gewalt« durch eine absichtliche Vermischung unterschiedlicher kommunikativer Ebenen auszuüben (»Grüner wird's nicht!« meint eben weniger die grüne Ampel als die verschlafen-langsame Reaktion meines Partners am Steuer).

83 Hier erklärt sich teilweise, warum das Konzept der »gewaltfreien Kommunikation« m. E. nicht zu entscheidenden Durchbrüchen in konfliktbelasteten Situationen menschlichen Miteinanders (z. B. bei der sog. Hochstrittigkeit von Paaren) geführt hat, sondern manchmal eher als idealistisches Credo pazifistisch gestimmter Mitmenschen »rüberkommt«. Diese Beobachtung soll aber das Konzept von M. B. Rosenberg nicht geringschätzen. Allein seine sehr große Verbreitung spricht eine deutliche Sprache.

84 Die Bedeutsamkeit unserer Sprachlichkeit zeigt sich eben in *der* »Sicherheit« (im Sinne der Polyvagaltheorie), dass die gemeinsam ge-

nutzte Sprache als »Sprachmacht« nicht missbraucht wird, sondern der gemeinsamen Beziehungssicherheit unterstellt ist. Dabei spielen Werte wie z. B. Vertrauen eine große Rolle. Vertrauen als Zustand einer Wahrnehmung in und von anderen ist aber auch an den Grundzustand einer körperlich verankerten Sicherheit gebunden: Dieser muss zuerst durch Co-Regulation und Neurozeption hergestellt werden. Erst durch die Entstehung von gemeinsam wahrgenommener Sicherheit auf neurozeptiver Ebene entsteht die Möglichkeit, stabil zwischen Situationen und Zuständen im Außen und den im Innen wahrgenommenen Reaktionen unseres Nervensystems zu unterscheiden.

85 »Sprachhandlungen« (*speech acts*, vgl. Searle 1969) beziehen sich als Konzept auf den Umstand, dass zwischen den Begriffen von Sprache, Verhalten und Kommunikation eine Lücke zu schließen ist. Indem ich Sprache auch als Verhalten mit einem kommunikativen Anlass oder Ziel auffasse, kann ich Handlungskonzepte mit sprachlichen Intentionen und kommunikativen Mustern des Verhaltens in Zusammenhang bringen.

86 Das hier beschriebene Konzept, menschliche Wahrnehmung mit Raum und Zeit in Verbindung zu bringen und dabei zwischen »innen«, »außen« und »dazwischen« zu unterscheiden, kann aus einigen Gründen bezweifelt werden, z. B. indem die Betonung der Interozeption gegenüber der Exterozeption als psychologisch »nicht bedeutsam« eingeschätzt und argumentiert würde, Interozeption sei ein hauptsächlich physiologisch ausgerichtetes Wahrnehmungsgeschehen im Körperinneren, ohne größere Relevanz für psychische Indikatoren. Da unser (kognitiv und körperlich selbststeuerndes) Wahrnehmungssystem systemisch aber sowohl als offenes wie auch als geschlossenes System betrachtet werden kann, ergibt diese Konzeption (Interozeption [nicht Introspektion!] sozusagen psychisch aufzuwerten) in meinen Augen nicht nur viel Sinn. Sie enthält (möglicherweise) auch lebenswichtige Vorteile für unser »biopsychosoziales« Überleben.

Literatur

Ackermann, M. (2024): Zwischen Kopf und Körper. Wie wir uns durch die Perspektiven der Polyvagal-Theorie selbst erzählen können und warum das der Psychotherapie helfen kann. *Psychotherapie* 29: 1. DOI: org/10.30820/2364-1517-2024-1-95.

Ackermann, M. u. C. Fiebig (2024): Über das Herz zur Polyvagal-Theorie … und wie wir uns in den Signalen der Neurophysiologie selbst wahrnehmen können. Warum unser Körper unser Verhalten steuert und was das mit der Polyvagal-Theorie zu tun hat. Lichtenau (Probst).

Adorno, T. W. (1967): Negative Dialektik. Berlin (Suhrkamp).

Ashby, W. R. (1947): Principles of the self-organizing dynamic system. *Journal of General Psychology* 37: 125–128.

Ashby, W. R. (1952): Design for a brain. The origin of adaptive behavior. London (Chapman & Hall), 2. Aufl. 1966.

Ayan, S. (2022): Leib-Seele-Problem: »Wir überschätzen die Rolle des Bewusstseins systematisch«. Ein Gespräch über Geist, Gehirn und ihre Beziehung zueinander mit der Neurowissenschaftlerin Melanie Wilke und dem Philosophen Michael Pauen. Verfügbar unter: https://www.spektrum.de/news/leib-seele-problem-was-wissen-wir-ueber-das-bewusstsein/1974235 [02.08.2024].

Ball, P. (2024): We are not machines – Welcome to the new, post-genomic biology: a transformative era in need of fresh metaphors to understand how life works. Verfügbar unter: https://aeon.co/essays/we-need-new-metaphors-that-put-life-at-the-centre-of-biology [20.07.2024].

Barnes, J. (2019): How the dualism of Descartes ruined our mental health. Verfügbar unter: https://aeon.co/ideas/how-the-dualism-of-descartes-ruined-our-mental-health [20.05.2019].

Barnes, J. (2023): The space between us. Verfügbar unter: https://aeon.co/essays/how-the-interpersonal-model-explains-and-heals-mental-pain [21.02.2023].

Bateson, G. (1981): Ökologie des Geistes. Anthropologische, psychologische, biologische und epistemologische Perspektiven. Frankfurt/M. (Suhrkamp).

Barnow, S. (2020): Handbuch Emotionsregulation. Zwischen psychischer Gesundheit und Psychopathologie. Heidelberg (Springer).

Bateson, G. (1987): Geist und Natur. Eine notwendige Einheit. Frankfurt a. M. (Suhrkamp).

Bennett, M. R. u. P. M. Hacker (2010): Die philosophischen Grundlagen der Neurowissenschaften. Darmstadt (Wissenschaftliche Buchgesellschaft). Sonderausg. 2015.

Bergen, D. (2002): The role of pretend play in children's cognitive development. Oxford (ECRP).

Bernard, E. (2022): Wie unser Gehirn Wahrnehmung und Erinnerung kombiniert. *Verfügbar unter:* https://www.wissenschaft.de/gesundheit-medizin/wie-unser-gehirn-wahrnehmung-und-erinnerung-kombiniert/ *[29.07.2022].*

Binder, T. (2016): Ich-Entwicklung für effektives Beraten. Göttingen (Vandenhoeck & Ruprecht).

Bischof-Köhler, D. (1989): Spiegelbild und Empathie. Die Anfänge der sozialen Kognition. Bern/Stuttgart/Toronto (Verlag Hans Huber).

Bland, A. M. a. E. M. DeRobertis (2017): Maslow's unacknowledged contributions to developmental psychology. *Journal of Humanistic Psychology 60 (6). DOI:* org/10.1177/0022167817739.

Bode, S. (2015): Die vergessene Generation: Die Kriegskinder brechen ihr Schweigen. Stuttgart (Klett-Cotta).

Bøe, T., B. Sivertsen, E. Heiervang, R. Goodman, A. J. Lundervold a. M. Hysing (2013): Socioeconomic status and child mental health: the role of parental emotional well-being and parenting practices. *Journal of Abnormal Child Psychology* 42 (5): 705–715.

Bojaruniec, M. (2023): Is this already violence? Defining violence and domestic violence and its impact on awareness of the problem. *Journal of Modern Science* 53 (4): 291–307.

Boroditsky, L. (2012): Wie die Sprache das Denken formt. Verfügbar unter: https://www.spektrum.de/news/linguistik-wie-die-sprache-das-denken-formt/1145804 [15.03.2012].

Bregman, R. (2020): Humankind: A hopeful history. London (Bloomsbury).

Brewer, J. A., P. D. Worhunsky, J. R. Gray, Y.-Y. Tang, J. Weber a. H. Kober (2011): Meditation experience is associated with differences in default mode network activity and connectivity. *Proceedings of the National Academy of Sciences of the United States of America (PNAS)* 108 (50): 20254–20259.

Breyer, T., M. Cavallaro a. R. Y. Sandoval (eds.) (2022): Phenomenology of phantasy and emotion. Darmstadt (Wissenschaftliche Buchgesellschaft).

Bröning, S. (2009): Kinder im Blick. Theoretische und empirische Grundlagen eines Gruppenangebotes für Familien in konfliktbelasteten Trennungssituationen. Münster/New York (Waxmann).

Burnside, J. (2019): The music of time. Poetry in the twentieth century. London (Profile Books).

Butler, E. A. a. A. K. Randall (2012): Emotional Coregulation in Close Relationships. *Emotion Review 5 (2). DOI:* org/10.1177/1754073912451630.

Cabanas, E. u. E. Illouz (2019): Das Glücksdiktat und wie es unser Leben beherrscht. Berlin (Suhrkamp).

Casasanto, D. (2009): Wie der Körper Sprache und Vorstellungsvermögen im Gehirn formt. Max-Planck-Gesellschaft. Jahrbuch 2008/2009. Nijmegen (Max-Planck-Gesellschaft).

Cannon, W. B. (1915): Bodily changes in pain, hunger, fear, and rage. An account of recent researches into the function of emotional excitement. New York (D. Appleton & Co).

Dahlmeier, K. u. T. Arnold (1986): Psychophysiologische Untersuchungen des sprachlichen Verhaltens. In: G. Kegel, T. Arnhold, K. Dahlmeier, G. Schmid u. B. Tischer (Hrsg.): Sprechwissenschaft und Psycholinguistik. Wiesbaden (VS Verlag für Sozialwissenschaften). DOI: org/10.1007/978-3-322-94350-7_3.YYY

Damasio, A. R. (2004): Descartes' Irrtum. Fühlen, Denken und das menschliche Gehirn. Berlin (List).

Dana, D. (2020): Polyvagal exercises for safety and connection. 50 client-centered practices. London (W. W. Norton).

Dawkins, R. (1976): The selfish gene. Oxford (Oxford Lanmark Science), 40th anniversary ed. 2016.

Daston, L. (2023): Regeln. Eine kurze Geschichte. Berlin (Suhrkamp).

Dennett, D. (2018): Von den Bakterien zu Bach – und zurück. Die Evolution des Geistes. Berlin (Suhrkamp).

Diez Grieser, M. T. (2022): Mentalisieren bei Traumatisierungen. Stuttgart (Klett-Cotta).

D'Inverno, M. a. N. Osman (2023): Human values in multiagent systems. DOI: org/10.48550/arXiv.2305.02739.

Emami, M., M. Moghadasin, H. Mastour a. A. Tayebi (2024): Early maladaptive schema, attachment style, and parenting style in a clinical population with personality disorder and normal individuals: a discriminant analysis model. *BMC Psychology* 12, Article number: 78. Verfügbar unter: https://bmcpsychology.biomedcentral.com/articles/10.1186/s40359-024-01564-5 [02.08.2024].

El-Sheikh, M. a. S. A. Erath (2011): Family conflict, autonomic nervous system functioning, and child adaptation: State of the science and future directions. Cambridge (Cambridge University Press). DOI: org/10.1017/S0954579411000034.

Engler, O. F. (2022): Unsichere Gewissheiten. Berlin (Matthes & Seitz).

Esser, G. (2015): Klinische Psychologie und Verhaltenstherapie bei Kindern und Jugendlichen. Stuttgart (Thieme).

Fani, N., A. Guelfo, D. L. La Barrie, A. P. Teer, C. Clendinen, L. Karimzadeh, J. Jain, T. D. Ely, A. Powers, N. J. Kaslow, B. Bradley a. G. J. Siegle (2023): Neurophysiological changes associated with vibroacoustically-augmented breath-focused mind-fulness for dissociation: Targeting interoception and attention. *Psychological Medicine* 53 (16): 7550–7560. DOI: 10.1017/S0033291723001277.

Feldman Barrett, L. (2018): How emotions are made. The secret life of the brain. London (Pan Books).
Finlay, L. (2015): Relational integrative psychotherapy: Engaging process and theory in practice. New York (Wiley).
Frank, M., G. Raulet u. W. van Reijen (1988): Die Frage nach dem Subjekt. Frankfurt a. M. (Suhrkamp).
Frevert, U. (2020): Mächtige Gefühle. Von A wie Angst bis Z wie Zuneigung. Deutsche Geschichte seit 1900. Frankfurt a. M. (S. Fischer).
Galliker, M. (2017): Das Leib-Seele-Verhältnis. Von Descartes zu Gendlin. *Gesprächspsychotherapie und personenzentrierte Beratung* 48 (2): 70–76.
Gendlin, E. G. (1982): Focusing. New York (Bantam Books).
Gendlin, E. G. (1998): Focusing. Selbsthilfe bei der Lösung persönlicher Probleme. Hamburg (Rowohlt).
Gough, J. (2021): The mind does not exist. The terms ›mind‹ and ›mental‹ are messy, harmful and distracting. We should get rid of them. Verfügbar unter: https://aeon.co/essays/why-theres-no-such-thing-as-the-mind-and-nothing-is-mental [30.08.2021].
Grossman, P. (2023): Fundamental challenges and likely refutations of the five basic premises of the polyvagal theory. *Biological Psychology* 180. DOI: 10.1016/j.biopsycho.2023.108589.
Grossmann, L., K. Luyckx a. P. Prinzie (2023): The Longitudinal Link Between Personality and Relationship Quality in Emerging Adults: Mediation by Identity? *Emerging Adulthood* 11 (4). DOI: org/10.1177/21676968231116288.
Grosz, S. (2014): The examined life: How we lose and find ourselves. London (Chatto & Windus).
Grote, L. (2023): Lera Boroditsky: »Wenn ich Russisch spreche, bin ich jemand anderes.« Denken Briten anders als Deutsche? Und warum reden wir so, als könnten wir in die Zukunft schauen? Ein Gespräch mit der Kognitionswissenschaftlerin Lera Boroditsky. *Tagesspiegel Plus* 9. Juni. Verfügbar unter: https://www.tagesspiegel.de/wissen/sprachforscherin-lera-boroditsky-wenn-ich-russisch-spreche-bin-ich-jemand-anderes-9927317.html [2.8.2024].
Guggenberger, B. (2012): Zwischen Wohnzimmer und Welt: »Virtuelle Welten« und die Auflösung der alten Raumordnung. In: U. Gehmann (Hrsg.): Virtuelle und ideale Welten. Karlsruhe (KIT Scientific Publishing), S. 199–215. DOI: org/10.25969/mediarep/12469.
Hardiyanto, S., Ishomuddin, A. Inam a. Rudianto (2023): Slum area family personality education of local tribes and Tamil in Medan City. *International Journal of Education Humanities and Social Science* 6 (1). DOI: org/10.54922/IJEHSS.2023.0486.
Hörner, F., A. Lawrenz, A.-K. Oerke, D. W. H. Müller, I. Azogu-Sepe, M. Roller, K. Damerau a. A. Preisfeld (2023): Long-Term Olfactory Memory in African Elephants. *Animals* 13 (4): 679. DOI: org/10.3390/ani13040679.

Hoffman, W., B. J. Schmeichel a. A. D. Baddeley (2012): Executive functions and self-regulation. *Trends in Cognitive Sciences 16* (3): 174–180. DOI: org/10.1016/j.tics.2012.01.006.

Hürter, T. (2011): Freier Wille: Können wir wirklich frei entscheiden? *ZEIT Wissen* 6/2011.

Hütt, M. A. (2006): Selbstorganisation. Ein Denksystem für Natur und Gesellschaft. Köln/Wien (Böhlau).

Ishii, K. a. H. Ohira (2023): Editorial: Psychological Science of Interoception. *Japanese Psychological Research*. Volume 65, No. 4, 275–276 Special issue: Psychological Science of Interoception. DOI: org/10.1111/jpr.12477.

Jackson, J. H. (1925): Neurological fragments. London (Oxford University Press).

Jahanaray, M., A. Jahanaray a. Z. Zohoorian (2022): Brain regions involved in speech production, mechanism and development. *Neuroscience Research Notes* 5 (4). DOI: org/10.31117/neuroscirn.v5i4.178.

Johnston, E. a. L. Olson (2015): The feeling brain. The biology and psychology of emotions. London/ New York (W. W. Norton).

Kahnemann, D. (2011): Schnelles Denken, langsames Denken. München (Random House), 3. Aufl.

Kain, K. u. S. Terrell (2020): Bindung, Regulation und Resilienz. Paderborn (Junfermann).

Karimova, Y., M. Lopes a. I. Rocha Pinto (2021): VigilHate – Vigilant Citizens Against Hate: How to counter bystander apathy and increase citizens' commitment against online hate speech? Verfügbar unter: https://hdl.handle.net/10216/138816.

Kemmerer, D. (2022): The Cognitive Neuroscience of Language. London/ New York (Psychology Press).

Knight, C. (2000): Play as a precursor of phonology and syntax. In: C. Knight, M. Studdert-Kennedy a. J. Hurford (eds.): The evolutionary emergence of language. Cambridge (Cambridge University Press). DOI: org/10.1017/CBO9780511606441.

Kölsch, S. (2022): Die dunkle Seite des Gehirns. Berlin (Ullstein).

Kresic, M. (2016): Sprache und Identität. In: J. Kilian, B. Brouër u. D. Lüttenberg (Hrsg.): Handbuch Sprache und Bildung. Berlin (De Gruyter). DOI: org/10.1515/9783110296358-008.

Kriz, J. (2019): »Evidenzbasierung« als Kriterium der Psychotherapie-Selektion? Über ein gutes Konzept – und seine missbräuchliche Verwendung. *Psychotherapie-Wissenschaft* 9 (2): 42–50.

Kross, E. (2021): Chatter. The voice in our head (and how to harness it). London (Penguin).

Kuch, H. u. S. Herrmann (Hrsg.) (2010): Philosophien sprachlicher Gewalt. Weilerswist (Velbrück Wissenschaft).

Kuckenburg, M. (2016): Wer sprach das erste Wort: Die Entstehung von Sprache und Schrift. Darmstadt (Wissenschaftliche Buchgesellschaft).

Kutscher, N. u. R. Bouillon (2018): Studie: Kinder. Bilder. Rechte. Persönlichkeitsrechte von Kindern im Kontext der digitalen Mediennutzung in der Familie. Berlin (Deutsches Kinderhilfswerk e. V.).

Lane, J. (2019): The digital street. Oxford (Oxford University).

Lawrence, P. L. u. N. Nohria (2003): Driven. Was Menschen und Organisationen antreibt. Stuttgart (Klett-Cotta).

Liebscher, H., R. Löther, H. Hörz u. S. Wollgast (1991): Philosophie und Naturwissenschaften. Wörterbuch zu den Philosophischen Fragen der Naturwissenschaften. Berlin (Dietz).

Loh, K. K. a. R. Kanai (2016): How has the internet reshaped human cognition? *The Neuroscientist* 22 (5): 506–520. DOI: org/10.1177/1073858415595005.

Lorenz-Spreen, P., B. Mønsted, P. Hövel a. S. Lehmann (2019): Accelerating dynamics of collective attention. *Nature Communications 10*.

Love, S. (2024): Should you confront your worries or try to banish them? Verfügbar unter: https://psyche.co/ideas/should-you-confront-your-worries-or-try-to-banish-them [12.03.2024].

Lukrez (ca. 60 v. Chr.): Über die Natur der Dinge. Neu übersetzt von Klaus Binder (2017). München (dtv), S. 149ff.

Marchant, C. a. S. O'Donohoe (2014): Edging out of the nest: emerging adults' use of smartphones in maintaining and transforming family relationships. *Journal of Marketing Management* 30 (15–16): 1554–1576.

Marcia, J. E. (1966): Development and validation of ego-identity status. *Journal of Personality and Social Psychology* 3 (5): 551–558.

Marwick, A. E. a. D. Boyd (2014): Networked privacy: How teenagers negotiate context in social media. *New Media & Society* 16 (7). DOI: org/10.1177/1461444814543995

McAdams, D. P. (2009): The person: An introduction to the science of personality psychology. Hoboken, New Jersey (Wiley), new ed. 2022.

McElhaney, K. B., J. P. Allen, J. C. Stephenson a. A. L. Hare (2009): Attachment and Autonomy During Adolescence. In: R. M. Lerner a. L. Steinberg (eds.): Handbook of adolescent psychology: Individual bases of adolescent development. New York (Wiley), 3rd ed., pp. 358–403. DOI: org/10.1002/9780470479193.adlpsy001012.

McVeigh, B. J. (2022): A brief history of the interiorization of psychotherapy. In: B. J. McVeigh (ed.): The self-healing mind: Harnessing the active ingredients of psychotherapy. Oxford (Oxford University Press), pp. 63–80. DOI: org/10.1093/med-psych/9780197647868.003.0005.

Meltzer, J. D., K. A. Spencer, J. Robin, M. Xu, M. K. Rose a. E. Bialystok (2021): Fluency in spontaneous speech predicts individual variance in executive function among seniors. *Alzheimer's & Dementia* 17 (S6). DOI: org/10.1002/alz.053070.

Mikulincer, M. a. P. R. Shaver (2016): Attachment in Adulthood. New York (Guilford).

Mohammadyari, G. (2012): Relationship between parent's spiritual intelligence, level of education and children's mental health. *Procedia – Social and Behavioral Sciences* 69: 2114–2118.
Moustauoi, A. (2022): The discourses of heritage languages: Development and maintenance within transnational maroccan families in Spain. From language to resistance. *Estudios de Linguistica Inglesa Aplicada (ELIA)* 21: 15–51. DOI: 10.12795/elia.mon.2021.i2.02.
Norton, B. (2024): Our tools shape our selves. London (aeon media).
Olsen, P. (2024): I rebuilt my self-esteem by changing the story of who I am. Verfügbar unter: https://psyche.co/ideas/i-rebuilt-my-self-esteem-by-changing-the-story-of-who-i-am [19.03.2024].
Olson, D. (2000): Circumplex model of marital and family Systems. Journal of Family Therapy 22: 144–167.
Olson, D. H a. McCubbin (1982): Circumplex model of marital and family systems. V: Application to family stress and crisis intervention. In: H. McCubbin, A. E. Cauble a. J. M. Patterson (eds.): Family stress, coping, and social support. Springfield, Ill. (Thomas), pp. 53–65.
Omoge, M. (2023): On the place of imagination in the architecture of the mind. In: E. Sullivan-Bissett, (ed.): Belief, imagination, and delusion. Oxford (Oxford University).
Orian, I. a. M. Baciu (2022): The importance of speech and language development in ADHD. *Revista Română de Terapia Tulburărilor de Limbaj şi Comunicare (Romanian Journal of Speech and Language Disorders)*. DOI: 10.26744/rrttlc.2022.8.2.05.
Plener, P. L., M. Kaess, C. Schmahl, S. Pollak, J. M. Fegert u. R. C. Brown (2018): Nichtsuizidales selbstverletzendes Verhalten im Jugendalter. *Deutsches Ärzteblatt International* 115: 23–30. DOI: 10.3238/arztebl.2018.0023.
Plutchik, R. (1980): Emotion: A psychoevolutionary synthesis. London (Longman).
Pollatos, O. u. D. Fischer (2018): Interozeption. In: C.-W. Kohlmann, C. Salewski u. M. A. Wirtz (Hrsg.): Psychologie der Gesundheitsförderung. Göttingen (Hogrefe), S. 113 ff.
Porges, S. W. (2010): Die Polyvagal-Theorie: Neurophysiologische Grundlagen der Therapie. Emotionen, Bindung, Kommunikation und ihre Entstehung. Paderborn (Junfermann).
Porges, S. W. (2017): Die Polyvagal-Theorie und die Suche nach Sicherheit. Lichtenau (Probst).
Porges, S. W. (2023): Polyvagal theory: Summary, premises & current status. Denver (Polyvagal Institute). Verfügbar unter: https://www.polyvagalinstitute.org/_files/ugd/8e115b_f8f82f01065b41dc85e7698fd4f99818.pdf?index=true [02.08.2024].
Porges, S. W. u. S. A. Furman (2011): The early development of the autonomic nervous system provides a neural platform for social behaviour:

a polyvagal perspective. *Infant and Child Development* 20 (1): 106–118. DOI: 10.1002/icd.688.

Porges, S. W. u. S. Porges (2023): Our polyvagal world. How safety and trauma change us. London (W. W. Norton).

Przybylski, A. K. a. N. Weinstein (2015): A large-scale test of the Goldilocks hypothesis: Quantifying the relations between digital-screen use and the mental well-being of adolescents. *Psychological Science* 28 (2). DOI: org/10.1177/0956797616678.

Reckwitz, A. u. H. Rosa (2021): Spätmoderne in der Krise. Was leistet die Gesellschaftstheorie? Berlin (Suhrkamp).

Rabani Bavojdan, M., A. Towhidi a. A. Rahmati (2011): The relationship between mental health and general self-efficacy beliefs, coping strategies and locus of control in male drug abusers. *Addiction & health* 3 (3-4): 111–118. Verfügbar unter: https://www.ncbi.nlm.nih.gov/pmc/articles/PMC3905536/ [02.08.2024].

Robbins, S. J. a. R. N. Ehrman (2004): The role of attentional bias in substance abuse. *Behavioral and Cognitive Neuroscience Reviews* 3 (4): 243-260. Verfügbar unter: https://pubmed.ncbi.nlm.nih.gov/15812109/ [02.08.2024].

Rosenberg, M. B. (2016): Gewaltfreie Kommunikation. Eine Sprache des Lebens. Paderborn (Junfermann), 12. überarb. und erw. Aufl.

Schneewind, K. (2021): Familienpsychologie. Einblicke in zentrale Themen unseres Lebens. Darmstadt (Wissenschaftliche Buchgesellschaft).

Schuster, G., V. Renneberg u. S. O'Gorman (2023): Quo vadis, Homo digitalis? Menschen, Medien und Marketing im digitalen Zeitalter. In: C. Lucas u. G. Schuster (Hrsg.): Innovatives und digitales Marketing in der Praxis. Wiesbaden (Springer Gabler), S. 23-41. DOI: org/10.1007/978-3-658-38210-0_2.

Schwarz-Friesel, M. (2013): Sprache und Emotion. Tübingen/Basel (Francke), 2. Aufl., S. 48.

Schulz von Thun, F. (1981): Miteinander reden: 1 Störungen und Klärungen. Allgemeine Psychologie der Kommunikation. Hamburg (Rowohlt).

Searle, J. R. (1969): Speech acts: An essay in the philosophy of language. Cambridge (Cambridge University Press).

Scabini, E. a. C. Manzi (2011): Family processes and identity. In: S. J. Schwartz, K. Luyckx, & V. L. Vignoles (eds.): Handbook of identity theory and research. Berlin (Springer), pp. 565–584. DOI: org/10.1007/978-1-4419-7988-9_23.

Sheldrake, M. (2020): Entangled life. How fungi make our worlds, change our minds and shape our futures. London (Vintage).

Simpson, J. A., W. S. Rholes, L. Campbell, S. Tran a. C. L. Wilson (2003): Adult attachment, the transition to parenthood, and depressive symptoms. *Journal of Personality and Social Psychology* 84 (6), 1172–1187. DOI: org/10.1037/0022-3514.84.6.1172.

Spencer, K. A., J. A. Meltzer, J. Robin, M. Xu, M. K. Rose a. E. Bialystok (2021): Fluency in spontaneous speech predicts individual variance in executive function among seniors. *Alzheimer's & Dementia* 17 (S6). DOI: org/10.1002/alz.053070.

Stein, M. (2013): Familie als Ort der Werteentwicklung. In: U. Boos-Nünning u. M. Stein (Hrsg.): Familie als Ort von Erziehung, Bildung und Sozialisation. Münster/New York (Waxmann).

Stephan, A. u. S. Walter (2013): Handbuch der Kognitionswissenschaft. Stuttgart/Weimar (Metzler).

Streek-Fischer, A. (2006): Trauma und Entwicklung: Adoleszenz – frühe Traumatisierungen und ihre Folgen. Stuttgart (Schattauer), 2., überarb. Aufl. 2014.

Taylor, C. (1996): Quellen des Selbst. Die Entstehung der neuzeitlichen Identität. Berlin (Suhrkamp), 12. Aufl. 2024.

Taylor, L. J., T. Charman, P. Howlin, V. Slonims, J. Green a. PACT-G Consortium (2020): Brief report: Associations between preverbal social communication skills, language and symptom severity in children with autism: An investigation using the early sociocognitive battery. *Journal of Autism and Developmental Disorders* 50 (4): 1434–1442. DOI: 10.1007/s10803-020-04364-z.

Taylor, S. E., L. C. Klein, B. P. Lewis, T. L. Gruenewald, R. A. Gurung a. J. A. Updegraff (2000): Biobehavioral responses to stress in females: tend-and-befriend, not fight-or-flight. *Psychological Review* 107 (3): 411–429.

Thompson, K. L., S. M. Hannan a. L. R. Miron (2014): Fight, flight, and freeze: Threat sensitivity and emotion dysregulation in survivors of chronic childhood maltreatment. *Personality and Individual Differences* 69: 28–32.

Trommsdorff, G. (1999): Autonomie und Verbundenheit im kulturellen Vergleich von Sozialisationsbedingungen, In: L. Krappmann, H. R. Leu (Hrsg.): Zwischen Autonomie und Verbundenheit. Bedingungen und Formen der Behauptung von Subjektivität. Frankfurt/M. (Suhrkamp).

Trost, A. (2018): Bindungswissen für die systemische Praxis. Ein Handbuch. Göttingen (Vandenhoeck & Ruprecht).

Twenge, J. M. (2014): Generation Me – Revised and Updated: Why today's young Americans are more confident, assertive, entitled – and more miserable than ever before. New York (Atria).

Tkachenko, P. V., N. S. Kononenko a. A. A. Nasmachnaya (2023): Electrical activity of the brain during the imagination of purposeful hand movements in persons playing stringed and keyboard musical instruments. *Journal of Volgograd State Medical University. DOI: org/10.19163/1994-9480-2023-20-1-24-28.*

Tönnies, F. (1887): Gemeinschaft und Gesellschaft. Abhandlung des Communismus und des Socialismus als empirischer Culturformen. Leipzig (Fues).

Urmersbach, B. (2024): Bosnien und Herzegowina: Angaben zu Demografie und Bevölkerung. Verfügbar unter: https://de.statista.com/themen/4427/bosnien-und-herzegowina/#editorsPicks [18.03.2024].

Vaas, R. (2000): Emotionen. Heidelberg (Spektrum)

Van der Kolk, B. (2015): Verkörperter Schrecken. Traumaspuren in Gehirn, Geist und Körper und wie man sie heilen kann. Lichtenau (Probst), 7. Aufl. 2021.

Varela, F. J. (1979): Principles of Biological Autonomy. New York (North Holland).

Velkoff, E. A. a. A. R. Smith (2023): Temporal dynamics of interoceptive attention and positive and negative affect in adults engaging in disordered eating and nonsuicidal self-injury. *Journal of Clinical Psychology* 79 (8):1842–1856. *DOI:* 10.1002/jclp.23508.

Voderholzer, U. (Hrsg.) (2022): Therapie psychischer Erkrankungen, State of the Art. Amsterdam (Urban & Fischer in Elsevier), 18. Aufl.

Vogeley, K. u. L. Schilbach (2013): Soziale Kognition. In: F. Schneider u. G. R. Fink (Hrsg.): Funktionelle MRT in Psychiatrie und Neurologie. Berlin/Heidelberg (Springer). DOI: org/10.1007/978-3-642-29800-4_29.

Von Essen, M. C. (2023): Identity, language socialization, and family language policies in dialect contact: the case of Argentinean immigrants in Malaga, Spain. *Journal of World Languages* 9 (1): 133–160. DOI: org/10.1515/jwl-2022-0056.

Vyshedskiy, A. (2022): Language evolution is not limited to speech acquisition: a large study of language development in children with language deficits highlights the importance of the voluntary imagination component of language. *Research Ideas and Outcomes* 8 (4). DOI: 10.3897/rio.8.e86401.

Wahl, K. (1990): Studien über Gewalt in Familien. Gesellschaftliche Erfahrungen, Selbstbewusstsein, Gewalttätigkeit. München (Deutsches Jugendinstitut).

Waskow, S. (2023): Sprache und Darstellung der *Phänomenologie des Geistes.* Weilerswist (Velbrück Wissenschaft).

Watzlawick, P. (1978): Wie wirklich ist die Wirklichkeit? München/Zürich (Piper), 5. Aufl.

Wienands, A. (2019): Einführung in die körperorientierte systemische Therapie. Heidelberg (Carl-Auer), 3. Aufl.

Willemse, J. u. F. von Ameln (2018): Theorie und Praxis des systemischen Ansatzes: Die Systemtheorie Watzlawicks und Luhmanns verständlich erklärt. Berlin/Heidelberg (Springer).

Wiltschko, J. (Hrsg.) (2008): Focusing und Philosophie. Eugene T. Gendlin über die Praxis körperbezogenen Philosophierens. Wien (Facultas).

Wirth, J. u. H. Kleve (Hrsg.) (2012): Lexikon des systemischen Arbeitens. Grundbegriffe der systemischen Praxis, Methodik und Theorie. Heidelberg (Carl-Auer).

Wirtz, M. A. (Hrsg.) (2021): Dorsch – Lexikon der Psychologie. München (Hogrefe), 20., überarb. Aufl.
Wolynn, M. (2012): It didn't start with you: How inherited family trauma shapes who we are and how to end the cycle. New York (Penguin).
Xiong, Y., P. Fries a. A. M. Bastos (2021): Which rhythms reflect bottom-up and top-down processing? In: N. Axmacher (ed.): Intracranial EEG: A Guide for Cognitive Neuroscientists. Heidelberg (Springer), pp. 389–414.
Zimmer-Gembeck, M. J. a. W. A. Collins (2003): Autonomy development during adolescence. In: G. R. Adams a. M. D. Berzonsky (Eds.): Blackwell handbook of adolescence. New York (Blackwell), pp. 175–204.

Über den Autor

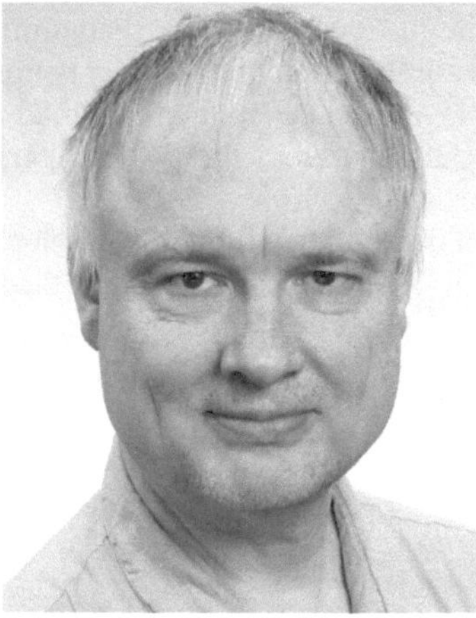

Michel Ackermann, Diplom-Musikerzieher; Systemischer Kinder- und Jugendtherapeut, Systemischer Familientherapeut (SG); Berufsschullehrer im Fach Sozialpädagogik; Dozent an der Polyvagal-Akademie; als Familientherapeut in privater Praxis und für das Berliner Institut für Familientherapie tätig, Schwerpunkt Krisenintervention/KJHG.